DK怀孕圣典

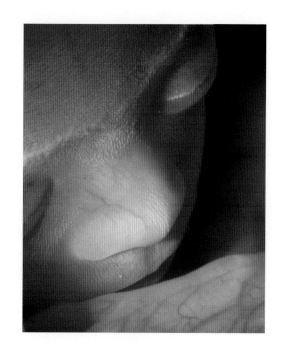

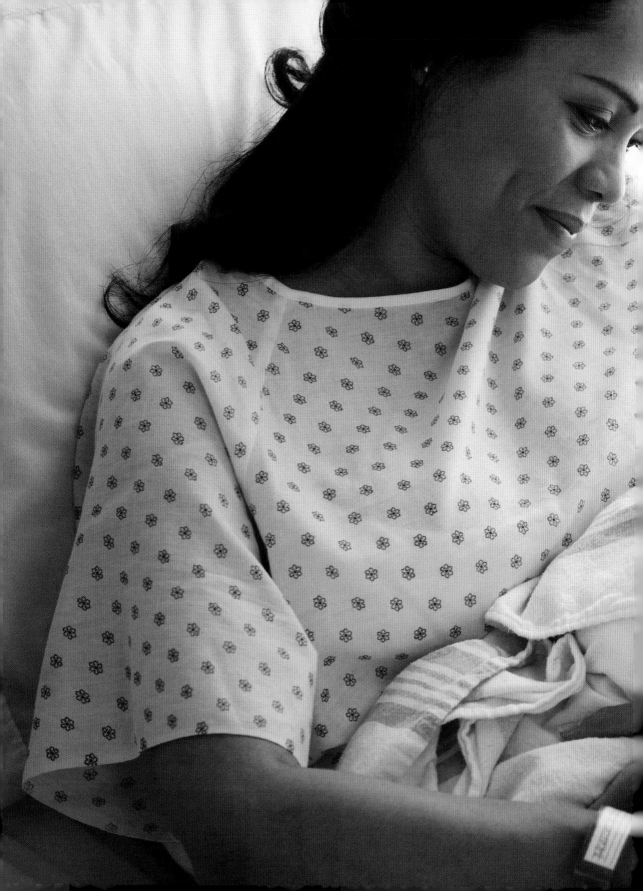

DK怀孕圣典

〔英〕莱斯莉·瑞根 著　王先哲 译

中国妇女出版社

目录

中文版序

当我拿到这本书的译稿时非常激动，因为DK所出的书内容都很经典，在科普圈知名度很高，很多妇产科大夫做科普时经常会参考其出版的书中的内容和插图。所以，当编辑找到我，问我有没有时间审校这本书时，我感到非常荣幸，立马就答应了。

我做科普已有7年，因为近3年短视频的兴起让更多的人认识了我。其实用短视频做科普只能让大众得到零碎的医学知识，并不系统。我一直想写一本"纯干货"的女性健康著作，就像这本《DK怀孕圣典》一样。这本书在我看来，是一本解决孕期健康问题的工具书，当你们遇到问题的时候，随时可以翻出来找找答案。

当你使用这本书的时候，我有如下几个建议：

第一，先看看第8~9页下面的时间轴，对怀孕的整个过程有一个直观的认知。

第二，翻一翻书里的图和表。DK的书内容经典，其中一个很重要的原因是其图文相配的形式。这些平时不容易见到的高清图片、详细数据列表十分珍贵，非常精准、直观地呈现了书中要点。孕妇在孕期长时间盯着文字看，眼睛会疲劳，翻翻书里的图和表，既能让你放松，又能快速地解决很多疑惑。

第三，按照时间轴提前预习下一阶段的内容。很多人看不完一本书是因为给自己定的任务太重了。一上来就想看完整本书，其实这是不科学的。也不要指望看完书后自己能记下来多少内容，提前预习下一阶段的内容就可以了。比如，你现在是孕10周，就安排自己预习一下10~13周的内容，看完后奖励自己一顿美食。这样这本书拿到手后才不会被"荒废"。

第四，当你顺利分娩后，不要把这本书搁置一旁，第三章的内容其实对你顺利成为新手妈妈、度过月子期有很大帮助。记得产后要看。

以上，也算是我写的一个序吧，希望对你有帮助。

我是"老吴"，希望这本书和我的科普都能对你有帮助。

"顺利符"送给你。真诚地。

吴 龙

北京朝阳医院妇产科主治医生。毕业于首都医科大学，师从张震宇教授、王淑珍教授、李媛教授。短视频科普先行者，全网公域粉丝800万。抖音搜索"老吴"，陪你一起快乐孕育。

前言

在书店里，关于怀孕的书籍早已是琳琅满目，为何我仍要提笔再写一本关于怀孕的书？原因再简单不过了——受过我照料的女性总是对我说，关于怀孕和分娩的种种问题，她们渴望得到更详细的解答。不仅如此，她们还渴望一本通俗易懂、内容详尽的书，而不是形式化的教科书或是像随笔一样的个人心得。

我对她们的需求感同身受。因为当年我怀双胞胎的时候，也读过不少有关怀孕和分娩的书籍。我是抱着惊讶和恐惧的心情读完的，因为它们总是不厌其烦地告诫读者哪些是正确的做法，哪些又是错误的。至于不同的分娩理念，此处我不做争辩，但我不希望这些书籍给怀孕的女性带去这样一种认知：如果不遵循书中的建议，或者她们的妊娠没有以书中介绍的方式发生，就意味着会在某些方面出现问题。

本书的出发点非常简单——传授知识。传授必要却非老生常谈的妊娠知识，确保您充分了解宝宝神奇的变化和您身体应怎样适应这些变化，正是我写作此书的初衷。我坚信，您若想在妊娠期间满怀信心地应对各类选择和决定，唯一的方法就是知晓可能发生的每一件事。同样，它可以帮助您实现最圆满的目标——一个幸福的妈妈和一个健康的宝宝。

Lesley Ryan

> **妊娠是您人生中一段即将发生的、重要的必经之旅……**

关于本书

　　妊娠是您人生中一段即将发生的、重要的必经之旅。为了让您尽量充分地了解这段不平凡的时光，本书根据时间顺序进行编写，自受孕开始，涵盖妊娠的每一个周期，直至分娩。本书不但向您传授所有关于怀孕的必要知识，还指导您在后期如何照顾自己和宝宝。本书的编写顺序有利于您在整个妊娠期间能顺利找到关注的内容。我也希望您可以轻松且高效地从书中寻找大多数问题的答案。我希望向您提供清晰、详尽、及时的信息，帮助您理解妊娠的相关医学术语，解答您在未来数月中可能遇到的难题。

　　本书将妊娠分为三个时期。鉴于每个人都会根据自己的标准来判断自己处于哪个时期，关于各时期的内容可能存在一定的重复。但重要的是，每个周数都对应胎儿发育过程中的某个显著时期。在阐述每个时期时，本书首先从总体上介绍该时期会出现的极具特征的事件；此后的每个阶段中，本书将按孕周提供指导。通过本书，您可以了解到妊娠期间通常会发生什么：胎儿的发育情况、自身身体的变化、身体和情绪上的觉知、这一时期的相关产前检查，以及一些需要特别注意的问题。

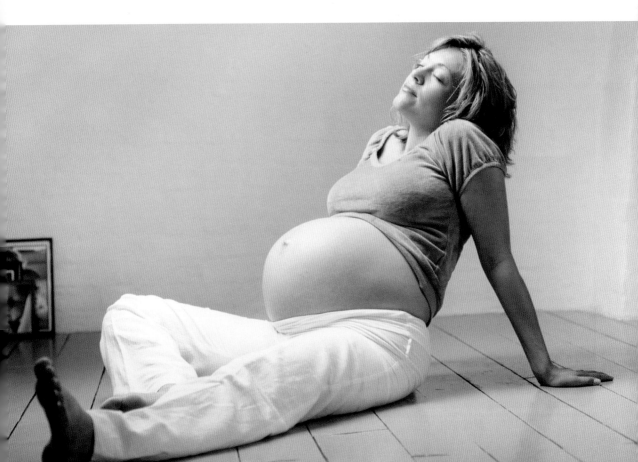

" 妊娠早期是形成胎儿器官、肌肉、骨骼至关重要的时期。 "

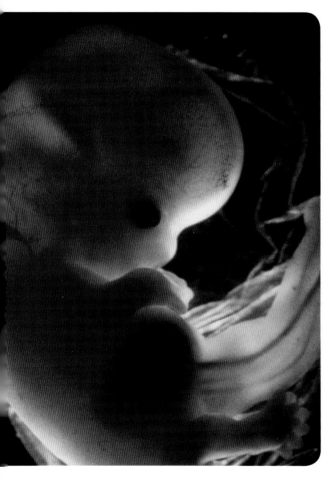

为了便于计算，您的孕龄和胎儿的周数通常从您的末次月经算起。实际上，具体的日期依据月经周期和受孕时间的差异会有所不同，因此不必计算得过于仔细。

本书将妊娠的第0～13周称为妊娠早期，因为怀孕到13周时，您会经历一个里程碑式的事件——到医院或生育中心的门诊预约妊娠检查。通常，妊娠早期是形成胎儿器官、肌肉、骨骼至关重要的时期。怀孕前8周，我们称胎儿为胚胎（embry），该词来源于希腊语"newborn"，表示器官正在形成和发展。第8～9周，胚胎变成了胎儿（fetus），意为"年轻的一员"，表示器官已成形。到了妊娠中期，胎儿此前已形成的基本器官进一步生长，胎儿迅速发育，开始有表情，能够吞咽并听见声音。准妈妈能感知胎儿在踢自己的子宫。在过去，23～24周前出生的宝宝

旅程表

三个妊娠时期均以4～6周为间隔，分为若干阶段。您可了解各阶段对应的详细信息。

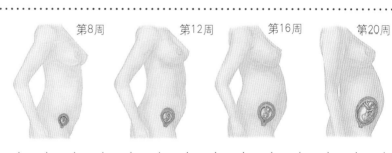

第8周　第12周　第16周　第20周

1	2	3	4	5	6	7	8	9	10	11	12	13	14	15	16	17	18	19	20

▶ 0～6周　　　　▶ 6～10周　　　　▶ 10～13周　　　　▶ 13～17周　　　　▶ 17～21周

▶ 妊娠早期　　　　　　　　　　　　　　　　　　　▶ 妊娠中期

往往难以幸存。幸运的是，得益于新生儿医学的发展，一些25～26周出生的宝宝已经可以存活了。这就是为什么我把妊娠中期定为第13～26周。

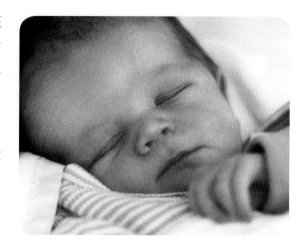

妊娠后期是胎儿生长、成熟并准备出生的重要时期。妊娠后期发生的每一件事都建立在前几个月打下的基础之上。在最后的十几周里，胎儿的体重成倍增长，发育日趋成熟，并顺利降临到这个世界上。

尽管绝大多数妊娠都可以圆满完成，但并非每个人都一帆风顺。如果出现某些不常见的问题，您可参阅本书最后一章"关注的问题和并发症"，寻求更详细的解答。

任何两次分娩都是不同的，"分娩和出生"一章是为您遇到的可能会发生的突发事件而准备的，它符合大多数读者的需要，在其中总结了正常的生产过程以及各种各样的止痛方法。那些需要得到更多特殊治疗的读者，例如剖宫产和早产的读者，可以在对应的专题里看到更详尽的信息。我希望这些知识能对您将要发生和可能发生的情况有所帮助，不打无准备之仗。

"产后生活"一章将告诉您宝宝出生后您会经历的高潮和低谷，这是一个充满感情的时刻，您会为有了孩子而高兴，也会为遇到小问题和适应新角色而焦虑。再一次希望我的建议能帮助您和您的孩子放松下来，一起度过这第一个重要的时期。

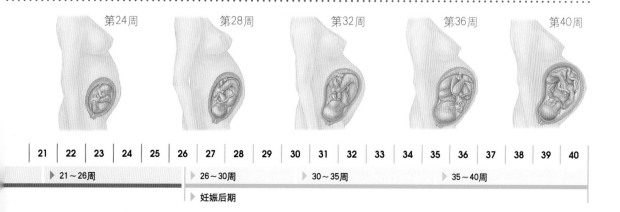

第24周	第28周	第32周	第36周	第40周

21	22	23	24	25	26	27	28	29	30	31	32	33	34	35	36	37	38	39	40

▶ 21～26周　　　　　▶ 26～30周　　　　▶ 30～35周　　　　▶ 35～40周

▶ 妊娠后期

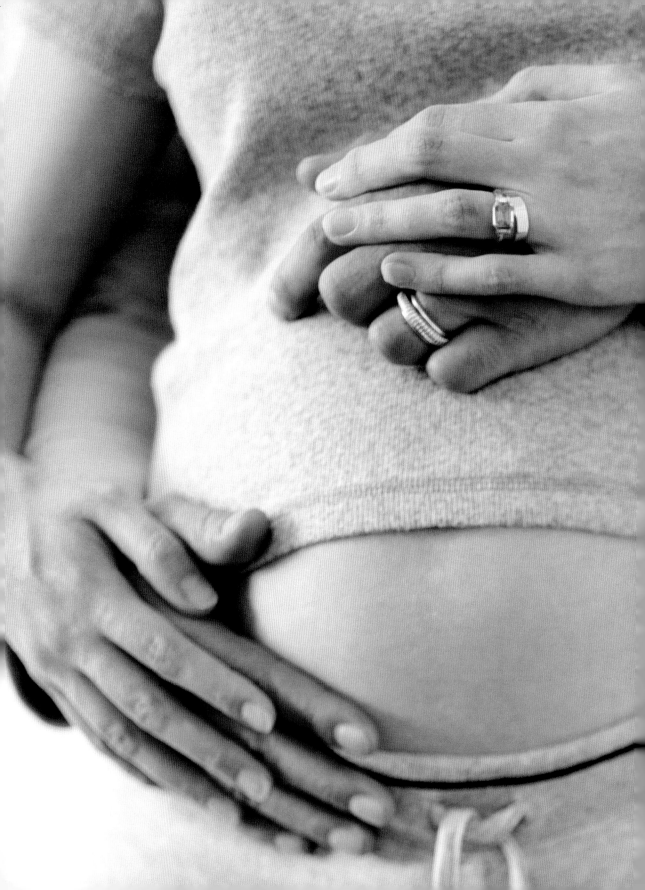

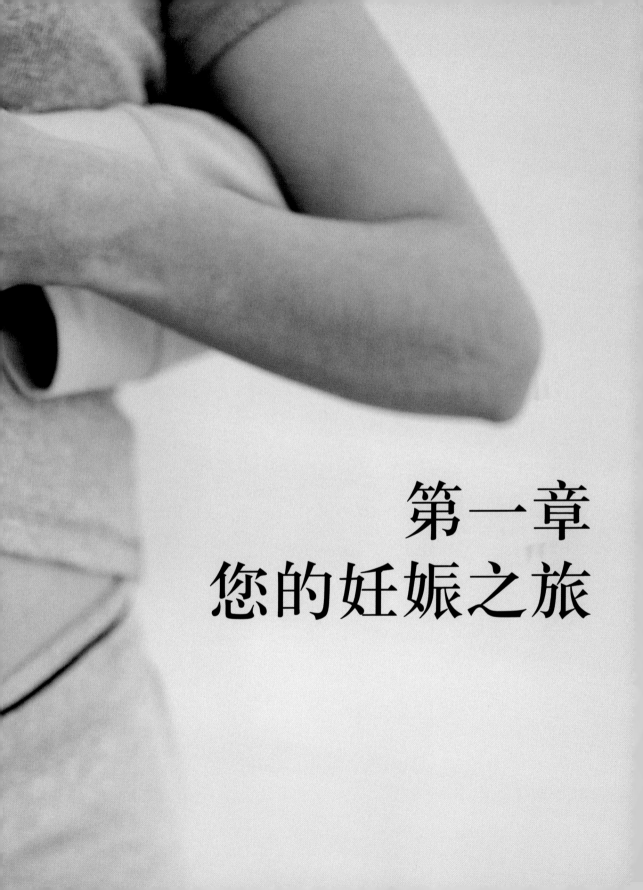

第一章
您的妊娠之旅

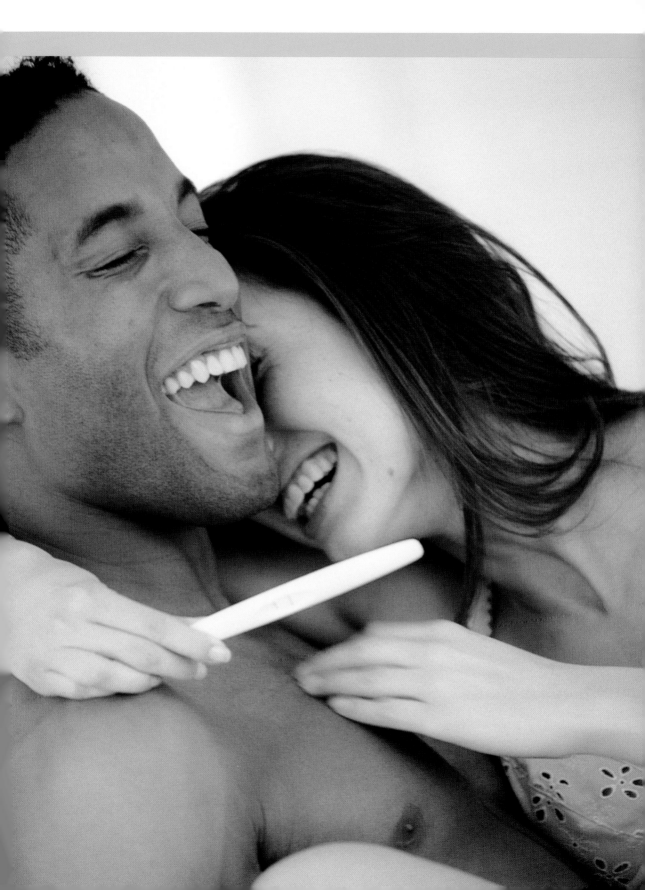

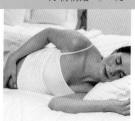

万物初始

　　无论您已有孕在身，或是打算孕育新生命，都意味着您即将迎来人生中一段最激动、但有时也是最令人不安的体验。本章将通过传授关于受孕的深入洞见，助您为愉悦的妊娠之旅打好基础。此外，本章还将解答什么样的做法在孕期内最安全，什么样的饮食最适宜，如何应对即将到来的生活，如何争取作为父母的权利和义务等问题。以下就是您踏上妊娠旅程之前必知的指南……

生命之源

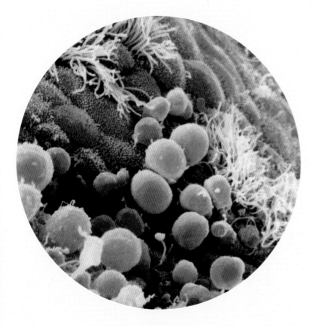

子宫内

生命的开端得益于子宫内部做好的完美准备。其中沾满黏液的（黄色）颗粒将为受精卵供给营养。

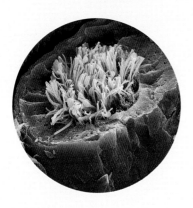

逐渐发育的精子

精子在缓慢通过附睾（盘绕在睾丸后方的管道）的过程中逐渐发育，直至准备射出时最终成熟。

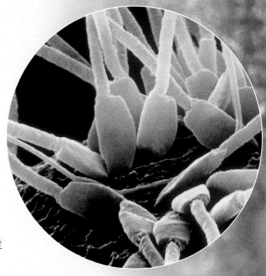

旅程终止

一群活跃的精子在输卵管内经过漫长的旅行，最终到达卵子厚厚的表面。

> **一粒成熟的卵子在输卵管中移动……形成完美的受精条件。**

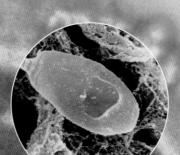

胜利者

最终穿透卵子厚厚外膜的精子会触发受精。

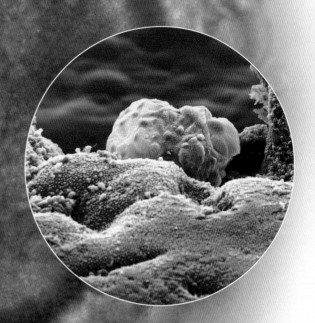

6天大的受精卵

一小串被称为囊胚的细胞在子宫壁上着床，意味着妊娠之旅开始了。

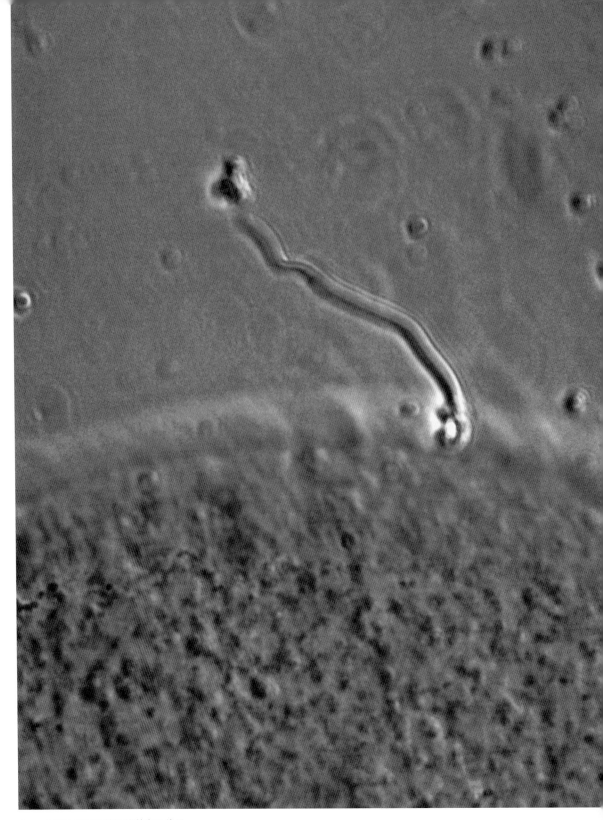

▲ 一个精子正在穿越厚厚的卵子外层。

受孕

　　要想受孕，首先需要激素在体内发生一系列相互作用的复杂变化，随后配偶的精子进入您的身体，经过漫长的旅途最终与卵子相结合。鉴于此，将受孕比作"奇迹"丝毫不为过。

　　在您的月经周期内，只有上述一系列事件都顺利地进行，妊娠才会开始。受孕如同拼图游戏，但凡出现了一小块拼图的错误就无法完成。

　　当月经结束，垂体（一个蚕豆大小的腺体，位于大脑内部、眼睛的后方）会分泌卵泡刺激素（FSH）。这种激素会进入您的血液，并对卵巢产生刺激。卵巢位于输卵管末端，其中含有数以千计的卵子。人在出生时约有300万个卵子，到青春期时将减少至40万个。卵泡刺激素的刺激作用于所有卵子，但只有少部分卵子能够发育——其原因目前尚不明确。通常每位女性在生育期内只能排放400个成熟卵子，或少于这个数量。

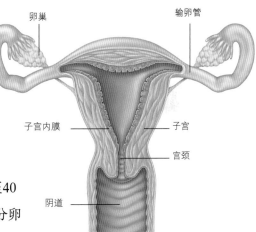

女性生殖系统　卵巢储存并释放卵子，卵子经过输卵管抵达子宫。子宫和阴道由狭窄的宫颈连接起来。

排卵

　　两个卵巢会在一个月经周期中交替排卵，一次只有一个卵巢发生排卵事件，且每次排出一个（有时多于一个）卵子。卵子被选中后，将在一个被液体充满的泡（卵泡）内发育成熟，卵泡则在卵泡刺激素的影响下逐渐增大。每月大约会有20个卵子经历这一过程，但通常只产生一个"优势显著"的卵泡能完全成熟并完成排卵；其他卵泡则会萎缩，其中的卵子也会随之死亡。卵泡的一侧生长着卵子，卵泡周围有一种特殊细胞（即卵巢颗粒），为卵子提供营养、产生雌激素。这

> **"**
>
> 受孕如同拼图游戏，但凡出现了一小块拼图的错误就无法完成。
>
> **"**

些激素同样刺激子宫内膜和乳腺组织的生长，女性在月经前常伴有乳房胀痛的原因就在于此。

血液中雌激素水平升高后将症状反馈到下丘脑（脑中的控制中枢），从而提示卵泡成熟并准备排卵。随后，下丘脑促使垂体快速、紧凑地释放黄体生成素（LH），即神经脉冲，它会促使卵子在36小时内释放。卵巢中释放的卵子约等同于1枚硬币大小。我们把过一程称为排卵，它通常在月经周期的第14天发生。

成熟的卵子有若干重要特点：含携带基因信息的染色体，在一段时间内可继续发育，允许一个精子进入并阻止周围其他精子的入侵。在精细的伞状结构的裹挟下，卵子被送至输卵管中，输卵管的伞结构像海葵的叶子。输卵管中还排列有纤毛，这是一种头发丝一般的细小纤维，旨在帮助新释放出的卵子朝子宫的方向运动。

此时，破裂卵泡中残存的细胞在卵巢中逐渐膨胀形成黄体——孕激素开始生成。子宫、乳腺、下丘脑和垂体都会受孕激素作用影响。孕激素促使子宫内膜细胞产生营养素——这是孕育胚胎所必需的。它还使子宫内膜增厚，以便受孕。

若卵子在排卵后未受精，会导致黄体生成素的分泌下降，进而引发黄体萎缩。雌激素、孕激素均下降到一定水平时，子宫内膜将无法维持可供卵子植入的受孕状态，随着充血的内膜脱落，月经期由此开始。若

通往卵子的竞赛

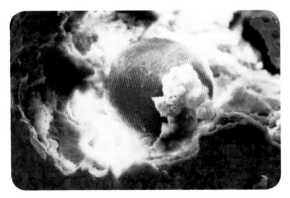

排卵即成熟的卵子从卵巢中排出，它发生在月经中期。

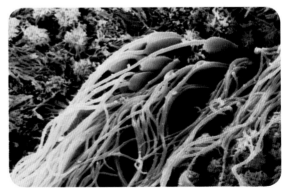

大量的精子从狭窄的子宫颈挤入子宫。

月经周期规律，月经通常在排卵后的第14天出现。月经的开始也意味着卵泡生长的新周期的开始。

受孕中配偶的作用

这个话题看似很容易回答，但是如果您得知配偶的精子与您的卵子结合的概率，一定会大吃一惊。平均而言，男人一次射精行为约产生5毫升精液（1茶匙），其中含有1亿～3亿个精子。但能够通过宫颈的精子只有不足1亿个，而完成它们在输卵管中的旅程后只剩200个幸存者，最后仅有唯一一个精子能与卵子结合。

男孩并非生来就有充足的精子。在其青春期或青春期后，精子才在睾丸里以每秒1500个的速度开始生成。每个精子约有时长72天的生命周期。睾丸把精子运送到附睾，精子到达附睾后的2～3周时间里，可自由活动并与卵子结合。精子行动的过程从附睾开始移动到输精管，输精管借助男性性高潮时发生的收缩将精子送到阴囊，再通过精囊、前列腺进入尿道。射精过程中，通向膀胱的开口关闭，精子被快速输送到阴茎，准备进入阴道，开始一段旅行。

对精子来说，阴道并不是这场障碍赛跑的终点，它们需要历经一段相当长的旅途才有可能使卵子受精。精子身处的环境是非常恶劣的：阴道的酸性分泌物。这种酸性分泌物可以防止因细菌及其他微生物接触

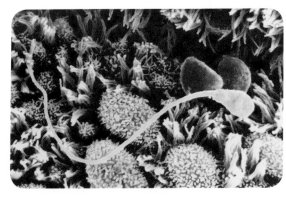

输卵管内长有纤毛，精子在其中穿梭，向卵子挺进。

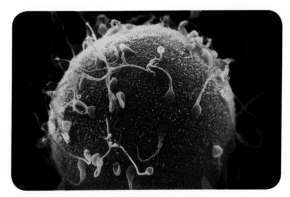

成功幸存的精子聚集在成熟的卵子周围——任务完成。

> 令人吃惊的是，甚至在您还没有意识到自己怀孕时，宝宝身体的形成就已经开始发生了。

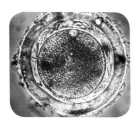

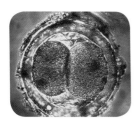

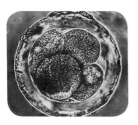

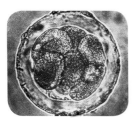

初期分裂 受孕后，受精卵迅速发生分裂。

子宫和输卵管所引发的感染。好在精液一旦进入阴道就会迅速发生凝固，凝固的状态可以帮助精子顺利到达目的地，并保护其不被阴道液体所破坏。

射精后的5～10分钟，一部分精子已经进入子宫向着输卵管移动。精子在这个过程中会变得非常活跃，最终具备充分的受精能力。这样一来，精子接近卵子时便可以脱去它们的"帽子"（顶体）同卵子相融合。接下来的72小时内，宫颈中的精子继续移动并进入子宫内。幸存的精子（此时已减少至大约200个）一旦进入输卵管，便借助子宫和输卵管肌肉收缩的张力继续向上移动。对精子来说，这是一项非常了不起的成就；与此同时，卵子也正在移动。

受精

随着精子进入卵子，与卵子融合，卵子开始发生分裂。这一过程将大约需要24小时才能完成。同时，卵子还会在输卵管中继续向下游移动。

唯有最优质的精子方能与卵子相遇，不过这场比赛的"胜利者"似乎是完全随机不可预测的。可能会有多个精子附着到卵子的表面，这个过程刺激它们脱离帽体，释放出消化酶，在外膜（层）开辟出一条通路。但是，仅有一个精子能穿透卵母细胞，到达卵子最深的部位触发受精。精子的尾巴对助推其前进功不可没，但受精后精子的尾巴会留在卵子外面并最终衰退。新形成的单个细胞便是受精卵。受精卵会立刻在周围筑起厚厚的外墙隔绝其他想要进入的精子。由此，您的妊娠正式拉开序幕！

接着，受精卵开始分裂，形成卵裂球，到第3天共分裂成12个。这些微小的新生命需要60小时的跋涉才能到达子宫。这时它们被称为囊胚，其中大约包含50~60个细胞。

囊胚包括两种细胞类型，外层具有滋养作用，发展成为胎盘；内层形成胎儿。大约受精后一周，囊胚接触到子宫内膜，然后着床。这一时期，囊胚不断分裂至约100个细胞，并且有人绒毛膜促性腺激素（HCG）产生。HCG给黄体传递信号，后者将继续产生孕激素。如果没有成功传递，子宫内膜将再一次脱落，月经便开始了。

随着滋养细胞继续向子宫内膜进发，受精后的第2周胚胎形成。虽然胚胎还相当小，但已经开始分化，出现了3个不同的细胞层（胚层），胎儿身体的不同部位将由这些细胞层发展形成。不可思议的是，在您还没有意识到自己怀孕以前，宝宝身体就已经在"设计"中了。

双胞胎的受孕过程

双胞胎和三胞胎由两种不同的受孕方式形成：

▶异卵双生——两个或两个以上的卵子被释放并受精。

▶同卵双生——一个卵子与一个精子结合，然后分裂成两个独立的受精卵。这两个受精卵的基因结构是相同的。

对这两种不同类型的双胞胎来说，每一个胎儿都有专属的羊膜囊，羊水在外部包裹着羊膜囊。同卵双生的胎儿共用一个胎盘，异卵双生的胎儿则有独立的胎盘，这是由于异卵双生是两个独立的卵子发育形成的。无论哪种类型的双胞胎，他们的脐带仍是各自独立的。

相较于过去一代人，当代人的双胞胎数量已经增加了一倍，占所有妊娠的3%左右。一

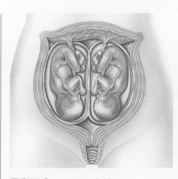

同卵双生：共用一个胎盘。

  一个受精卵分裂

部分原因在于近年来医学的进步，有更多女性尝试了试管婴儿（IVF）和促排卵药物，二者均可增加多胎妊娠的概率。另一部分原因在于女性妊娠年龄的增长。当女性的年龄达到35

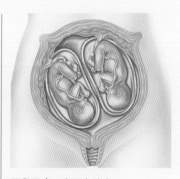

异卵双生：有两个胎盘。

  两个独立的卵子受精

岁以上，每个周期可释放不止一个卵子，因而大大增加了异卵双生的机会。另外，异卵双生有时也呈现家族性。与之相比，同卵双生的概率是不会因任何因素而增加的。

基因和遗传

人体的生长和修复皆由基因掌控。我们的身体和精神特征会通过基因所携带的密码传递给我们的孩子。受孕发生时，父母的一系列基因被宝宝继承了下来，正是这些基因让他或她成为与众不同的个体。

所有人体细胞的细胞核内都存在长长的线条状基因物质，它们组成成对排列的染色体。这些染色体中含有约4万个基因。单个基因都是从父母基因信息的独立单位遗传所得，并在染色体上占据一个特定的位置。基因内含有众多可以主导某些特定特征的微小的DNA片段，例如血型类别或细胞的特定功能。有时，基因的存在和缺失会导致人体患有或免于某种疾病。基因有显性、隐性之分。由显性基因和隐性基因组成的基因对中，显性基因占主导，它可以表现出遗传特征，如眼睛的颜色和可能导致某些潜在的遗传疾病。

孕育一个宝宝，需要母亲的卵子和父亲的精子各为胚胎提供23条染色体，从而构成46条完好的染色体。每一个卵子和精子携带的基因组合各不相同，这就是为什么每一个宝宝都是与众不同的，同卵双生的情形除外。但是，因为所有细胞都由一个受精卵产生，所以相同的遗传物质会复制到胎儿体内的每个细胞之中。

生男生女的奥秘

当一个卵子和一个精子结合，就会形成具有23对染色体的胚胎，其中第45和第46条染色体（也就是第23对）是性染色体，它决定着宝宝的性别。

▶性染色体标定为X（女性）和Y（男性）染色体。每一个卵子都携带一个X染色体，精子则携带X或Y染色体，因此决定孩子性别的是精子。

▶当携带X染色体的精子与卵子结合时，将形成XX染色体，宝宝是女孩。

▶当携带Y染色体的精子与卵子结合时，将形成XY染色体，宝宝是男孩。

有一些方法据称可决定宝宝的性别。其主要依据在于，带有X染色体的精子存活时间略长，而带有Y染色体的精子游动速度稍快。但在受孕时机方面则众说纷纭。尽管有这些所谓的方法，生男孩或生女孩的比例基本是持平的。

眼睛是褐色还是蓝色

眼睛颜色的例子最能够说明有关显性基因和隐性基因的
遗传特征。形成褐色（BR）眼睛的基因是显性基因，而形成
蓝色(BL)眼睛的基因是隐性基因，因此褐色眼睛的
基因总是占主导。

父亲和母亲双方各自携带一对决定宝宝眼睛颜色的基因，因此您的孩子可能具有4种不同的基因组合。如果您想要知道您的孩子的眼睛是褐色还是蓝色，您必须先知道您从自己父母那里遗传了哪种眼睛颜色的基因。即使你们的眼睛都是褐色的，可能你们的父母中有一个人的眼睛是蓝色，所以拥有一个蓝色眼睛的隐性基因。如果您携带隐性基因，您的宝宝将有可能是蓝色眼睛。如果两个人的眼睛都是蓝色，则意味着缺少褐色眼睛的显性基因，生出的孩子也就不可能会有褐色眼睛（褐色眼睛基因包括了淡褐色眼睛，蓝色眼睛基因则包括灰色和浅绿色眼睛）。

父母均为褐色眼睛　在这个例子中，蓝色眼睛基因被褐色眼睛基因所掩盖，因此他们的每一个孩子的眼睛都是褐色的。

父母　BR/BL+BR/BR

孩子

BR+BR　孩子眼睛褐色
BR+BR　孩子眼睛褐色
BL+BR　孩子眼睛褐色
BL+BR　孩子眼睛褐色

父母中一个为褐色眼睛，一个为蓝色眼睛　显性的褐色眼睛基因占优势，只有当两个隐性的蓝色眼睛基因组合时，孩子才有蓝色的眼睛。

父母　BR/BL+BL/BL

孩子

BR+BL　孩子眼睛褐色
BR+BL　孩子眼睛褐色
BL+BL　孩子眼睛蓝色
BL+BL　孩子眼睛蓝色

父母均为褐色眼睛　父母均遗传了祖父母的一个隐性的蓝色眼睛基因，因此有四分之一的概率他们的孩子为蓝色眼睛。

父母　BR/BL+BR/BL

孩子

BR+BR　孩子眼睛褐色
BR+BL　孩子眼睛褐色
BL+BR　孩子眼睛褐色
BL+BL　孩子眼睛蓝色

父母均为蓝色眼睛　此例中，父母双方都带有隐性的蓝色眼睛基因，因此他们的孩子的眼睛不会呈褐色。

父母　BL/BL+BL/BL

孩子

BL+BL　孩子眼睛蓝色
BL+BL　孩子眼睛蓝色
BL+BL　孩子眼睛蓝色
BL+BL　孩子眼睛蓝色

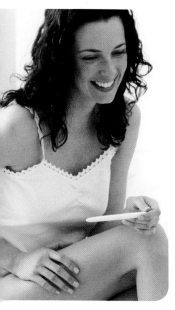

家庭妊娠自测 大多数验孕棒都简便、可靠。

确认您是否怀孕

只要您怀疑自己怀孕了，应当尽快自行确认。现有的检测方法非常便捷，如果您已经错过了一个月经期，那么只需亲自测一测，您就可以得到准确的答案。

尿检是大多数女性的选择，它可以测出人绒毛膜促性腺激素（HCG）是否升高，HCG会在受精后大约一周由囊胚释放产生。您可以去医院的妇产科进行这项检测，也可以到附近的药房购买家庭妊娠试纸进行自测。这些检测方便、准确，而且有良好的私密性。检测条或检测棒通常为塑料盒包装，形似棉签，使用前需检查保质期，并仔细阅读使用说明。大多数验孕棒的使用说明都会建议您错过月经期后数天再进行检查，这是因为如果检测时间过早，或者尿液中的HCG太少，都可能出现阴性结果。

使用妊娠试纸进行检测

如果采用该方法，您只需要到卫生间去，在试纸上留下一些新鲜的尿液。一般来说，HCG在晨尿中的浓度最高，但当前使用的新型检测试纸对其他时间提取的尿液也能做出敏锐的反应。当试纸接触尿液中的HCG，其颜色会发生变化。起初，试纸窗会出现蓝线或红圈，这证明试纸是有效的。如果您怀孕了，试纸窗几分钟后会出现另一条蓝线或另一个红圈。套装里一般都配备多条试纸，建议您在下一周或更迟的时间再进行一次检测来核验阳性结果。有时在第二次检测时，首次检测得出的阳性结果会变回阴性，这可能是因为受精卵没能顺利植入子宫，或检测时距月经周期太近。

其他检验方法

在某些情况下，您有必要通过血液检测来确定您体内的HCG水平。例如，如果您曾接受过不孕不育治疗，可能您在经期前就想知道治疗是否见效；如果怀疑是异位妊娠（妊娠在子宫外，通常在输卵管发生），也需要定期对HCG加以准确检测。

超声波扫描是诊断妊娠的另一种方法。妊娠早期一般不会频繁进行此类扫描，但如果您对妊娠日期有疑问、曾经流产过，或出现了提示异位妊娠可能性的症状或体征，您就需要借助超声波扫描。在末次月经后40天之内，通过超声波扫描并不能看见太多东西。但自此之后，通常能在子宫中发现孕囊和极小的胎儿（看起来像一个明显的方形斑点），有时甚至会监测到胎心。

在家用验孕棒问世之前，大多数女性会在一至两个月没来月经时去就诊，妇产科医生通过内部检查确定是否怀孕。有经验的医生只要观察过阴道皮肤和子宫颈的颜色变化，就能知道是否怀孕。这是因为怀孕后的子宫和宫颈会变得比平时更软，子宫会在妊娠6周时开始变大。而人体对盆腔器官的供血增加，导致这些变化发生。时至今日，内诊已不再是常规检查，但有疑问的妊娠还是能够用这种方法来诊断的。

您的情绪反应

我曾和许多刚刚发现自己怀孕的女性交谈，她们的反应各不相同，有的非常开心，有的则略感惊慌。以下是一些常见的感受：

▶我不敢相信这是真的。

▶太棒了。

▶我太高兴了。

▶天哪！我没想到这么快就怀上了。

▶瞧我自己做了什么？

▶我养得起一个孩子吗？

▶下班后，我再也不能喝酒了。

▶我的工作保得住吗？

▶上个月我为什么没按照计划戒烟呢？

▶我该去哪里生宝宝呢？

▶我能为宝宝做点什么呢？

▶我的宝宝健康吗？

上述并非全是积极的反应，这再正常不过了，因此不要因为有任何消极的想法而感到内疚。即使怀孕在您的计划之内，当您得知结果时，仍可能感到胆怯。另外，血液中妊娠激素造成的反应，会使人的情绪变得更加不稳定。毫无疑问，怀孕和生育是您人生中最重要、最无法预测的时期，所以您有时候会感到无所适从。

然而，如同您生活中的其他重要事件，只要您充满信心、掌握主动权，妊娠将成为一段有趣的旅程。想要拥有一段有趣的妊娠之旅，只能通过了解关于妊娠的方方面面这一种方法实现。我希望本书能够助您一臂之力。

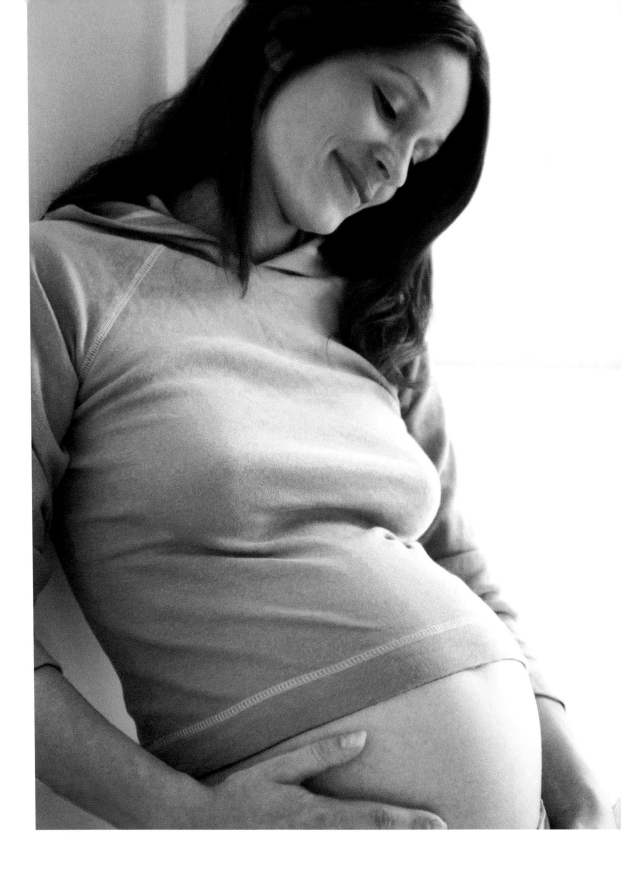

保证孕期安全

一旦怀孕，您难免会特别留意那些令人担忧的妊娠数据和骇人听闻的故事，您可能经常盘算着是否要重新审视自己的日常生活。本章将着眼于一些妊娠期共同的忧虑，但愿能帮您分忧解惑，从容应对孕期中的注意事项。

您的生活难免遇到风险，妊娠亦如此。为了使您不被压力所击溃，让我们首先了解一下真相。每100个新生儿中就有4个异常的胎儿（先天畸形），多数是由于基因问题所致，少数是因感染、药物和环境危害等原因造成的。即便您因曾接触过某些可能对胎儿有害的事物（称为致畸剂）而感到担忧，但是与这些事物相比，您外出时被公交车撞到的概率可能更高。

> 您的生活难免遇到风险，妊娠亦如此。

意外事件

当您发现自己意外怀孕了，或者说，您的怀孕不在自己计划范围内，您难免会惊慌失措。您必定会忧心忡忡，因为妊娠在您尚未得知自己怀孕的时候已经开始几天或几周了。

对此，我的首要建议就是停止担忧，不要纠结自己原本的打算，也不要懊悔当初应该怎样做。从现在开始，把注意力放在适应更健康的生活方式上：确保每天的膳食平衡，尽最大可能减少酒精和咖啡因的摄入；如果您吸烟的话，应当马上戒烟。

若您依然处于妊娠早期，应立即开始服用有助于预防宝宝神经管缺陷（如脊柱裂）的叶酸。女性在备孕时就应该服用叶酸，如果您没有这么做，现在行动起来还不算太迟。请马上开始服用叶酸并且持续服用至妊娠13周。

另一件您可能会担忧的事情是，当您还不知道自己怀孕时，可能已经面临各式各样的潜在危害。例如，您可能在派对上喝了不少酒，或在服用过某些药物后才知晓自己怀孕。抗生素是最常见的处方药，好在它们几乎不会伤害发育中的胚胎。您可能担心受孕前后服用的避孕药是否会带来麻烦。接下来，本书将解答这些担忧，不过您大可不必担心：大部分幼小的胚胎都会顺利度过妊娠期，最后变成健健康康的宝宝。

吸烟

如果您有吸烟的习惯，您必须了解吸烟给您体内正在生长的胎儿所带来的危害。在孕早期（孕期前3个月），吸烟会使发育中的胚胎植入

避孕失败

如果您在尝试避孕，却意外怀上了宝宝，您一定担心这是否会引发一些问题。大多数情况下，您的担心是多余的。

如果您服用含有激素的复方短效口服避孕药或单纯孕激素避孕药，停止服用即可。复方短效口服避孕药中的雌激素会拟制排卵，它还含有孕激素，可使精子不易通过宫颈黏液，使子宫内膜不易接受微小的胚胎植入。如果是单纯孕激素避孕药，诸如口服药物和每3月使用1次的注射剂（醋酸甲羟孕酮），对宫颈黏液和子宫内膜产生的效应相仿。既然您已经怀孕，现在大可不必考虑这些药物的影响。目前尚无证据表明，此类激素会对胚胎和胎儿的发育产生影响。

含杀精剂的避孕工具对胚胎发育是没有危害的，所以也无须担心。

如果您在同房后服用避孕药，比方说在第2天清晨服药，但是依然怀孕了，此时您可能非常焦虑，不过您也不用担心，这种药对胎儿的发育并无危害。

如果您在使用置入子宫内的避孕工具时怀孕了，那么由于子宫内存在异物，流产的风险会有所增加。而且，由于避孕工具的末端仍在阴道内，很可能会引发炎症。在阴道检查时如果能看见避孕工具的末端或避孕工具，最好选择移除它们。这么做不会增加流产的风险，反而有利于降低妊娠后期因感染而导致流产的概率。

但是，如果在阴道内无法看到避孕工具的末端或避孕工具，最好保留现状。妊娠期内，胎儿会生长在充满羊水的羊膜囊里，所以避孕工具不会对其造成伤害。避孕工具通常在分娩时随胎盘一起排出体外。

如果您采取了节育措施（输卵管结扎），却发现自己怀孕了，您需要立即咨询医生。此时您的输卵管可能发生机械性的损伤，很可能进而引发异位妊娠而给您带来风险。

子宫壁的能力和胚胎生长的能力受到直接影响。如果到了妊娠后期您还没有戒烟，吸烟会使胎儿的营养和氧气供应减少，使早产和胎盘破裂的概率增大，并且增加胎儿生长迟缓的风险和死产率。请您立刻戒烟！如果您的伴侣抽烟，也请鼓励他戒烟。您的医生或助产士会向您推荐戒烟服务。同时也请注意，如果您长期置身于吸烟场所，成为一个被动吸烟者，这种行为同样会危害胎儿健康。因此尽量避免吸烟场所，例如车站吸烟区、酒吧等。

您可以在预约医生时接受一氧化碳测试，并且随诊。这项测试属于一种非侵入性方法，可以评估您是否受到吸烟的影响。

> " ……事实上，大部分微小的胚胎都会经由妊娠变成生命。 "

酒精

孕妇长期大量摄入酒精会增加妊娠并发症的概率。怀孕初期，摄入大量的酒精会导致胎儿出现某些异常——胎儿酒精综合征，表现为胎儿在出生后发育不良，伴有神经系统损伤或儿童期生长发育迟缓等。此外，酒精会加重代谢负担，甚至会对胎儿产生毒性作用。新的研究还表明，即使是少量的酒精也会影响宝宝的生长发育。一旦怀孕，您就必须戒酒，尤其是妊娠初期的几个月。当您不知道自己怀孕时，有过一两次轻微过量的饮酒，不必过分担忧，但您必须立刻戒酒。

兴奋剂和毒品

我并不打算就摄入兴奋剂和毒品的是非发表长篇大论，但我必须告诉您一些事实：诸如摇头丸、可卡因、海洛因这类药物会对发育中的胎儿造成非常严重的危害。它们可经由胎盘进入胎儿血液中，抑制胎儿的发育，增加早产、流产和胎盘早剥的危险。胎儿出生后还可能遭遇严重的戒断症状甚至是脑损害，需要住院数周时间以接受严密的观察。因此，如果您想经历一次无忧无虑的妊娠，拥有一个健健康康的宝宝，千万不要沾染任何兴奋剂和毒品。

环境的危害

在早期妊娠阶段，需要格外注意环境中存在的潜在危害。
因为在这一时期，胎儿的主要器官和身体系统正在
迅速发育。下面，我将对准妈妈们最担忧的几类
问题进行讨论。

虽然很多环境因素都可能会引发流产及胎儿畸形，但大多数都缺乏具体的依据。下文将对那些令人担忧的问题做简要概述。

接触化学物质

我们在日常生活中往往要接触化学物质，这几乎是无法避免的。然而，您应当尽量减少接触的机会。

▶**在家中**，您应当避免吸入各种化学物质的味道，包括胶水、清洁液、汽油、挥发性颜料、家用气雾剂和烤箱清洁剂。使用任何化学物质前，请认真阅读说明；如果您不能确定它是否安全，请不要使用。在装修房子、去除旧漆时，请保持室内的通风条件良好。如果您觉得使用的是可能含铅的老式油漆，请交由他人完成这项工作。

▶**在工作场所**，当今制造业广泛使用各种各样的溶剂，如果孕妇在工作中过多地接触，可能会造成

不良影响。颜料、杀虫剂、黏合剂、清洁剂等都是含有脂溶性的有机溶剂，这些化学物质经由呼吸进入孕妇体内而进入胎盘，引起各种可能的并发症。

在以下工作场所工作的女性可能会遭遇此类危害：工厂、干洗店、实验室、药房、车库、殡仪馆、艺术画室和木工车间。不过，近期有研究表明，工作场所具有良好的通风条件，孕妇时刻穿着防护服保护自己并不涉足烟雾弥漫的区域，是避免潜在的危害的有效途径。

最后，您在怀孕时，如果您的配偶在其工作中会接触到以上任何一种化学物质，请不要处理他的外衣。此外，沾有杀虫剂的衣服也不应触碰。

X线

目前人们已知，大剂量的电离辐射可导致胎儿畸形。正因如

此，医生有理由对妊娠期间X线可能引发的问题感到担忧。不过，我们也有必要知道，相比从前，现代X光机所释放出的辐射要少得多，而且能够更准确、更有针对性地作用于需要检查的身体部位。

假定您在妊娠8周以前，做过一系列（至少8次）腹部或盆腔X线检查，那么发生胎儿畸形的概率也只有0.1%（即每1000个人中有1个）。单次的胸部和腹部X线检查不会对胎儿产生危害，即使您在怀孕时不小心照射过一次也不用担心。

另外需要指出的是，如果有些女性在孕期发现问题，且确实需要进行X线检查，这种检查也几乎不会伤害到胎儿。

如果您在医院工作，应当穿着防护铅衣后再接触X线。虽然依照安全规定严格执行，能将X线对胎儿的危害减小到几乎为零，但如果有放射科的女医生怀孕，还是有

必要对其进行岗位调整。

电脑

即使您的工作要求您每天长时间待在电脑前，您的胎儿也不会面临危险。产生紫外线和红外线的仪器，如复印机、激光指示器，甚至是厨房里的微波炉，您在妊娠期内均可安全使用。有些媒体曾报道称，居住在广播站、电磁场、电话发射塔附近的孕妇更易流产或产生其他妊娠问题，这些都是没有依据的传言，请不要理会。

移动电话

近年来，移动电话技术已经走进我们生活的方方面面，有人随之担心手机会引发各式各样的健康问题。有传言称，人的头部接触手机的射频辐射会增加脑部肿瘤的风险，好在这个说法并没有事实依据。类似地，也极少有证据表明，母亲在妊娠期间长期使用手机会使宝宝在婴儿期出现行为问题、多动症，或增加儿童期癌症的概率。

手机的辐射吸收率（SAR）指人在使用手机时其身体所吸收的辐射数量。手机释放能量的多少取决于信号的强弱。信号越强，手机运行所需的能量越小，其SAR值也越低。因此，若要减轻自己遭受的辐射，一个好方法就是只在信号较强

时使用手机。

超声波的安全性

孕妇是否应避免接触超声波是病人最常向我提出的问题之一，尤其是当她们因有早期妊娠的问题而需要反复进行超声波检查时。得益于关于超声波的多个研究，我现在可以非常确定超声波对母亲和胎儿不会造成任何影响。

尽管有人声称超声波可能会改变细胞膜，理论上可能会导致胚胎的发育和胎儿的生长受到影响，但这种说法并未得到科学证明。一

项瑞典的研究表明，进行多次超声波检查与儿童白血病之间并没有明确的关系；其他几项大型研究也表明，孕期进行了多次超声波检查的胎儿中，并不存在严重的发育异常现象。

此外，很多女性担心如果在孕早期接受阴道超声波探头检查，有可能会造成出血并增加流产的风险。然而事实并非如此，若不进行阴道扫描，许多怀孕的重要信息会与您擦肩而过。

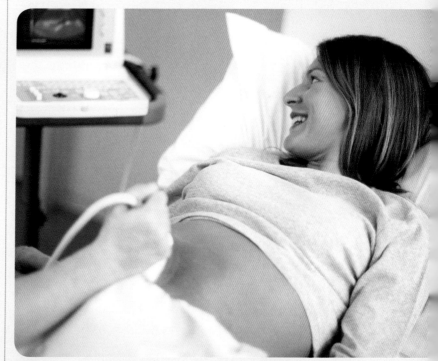

超声波检查 即使您需要反复接受超声波检查，也不会对您的宝宝造成伤害。

妊娠期间的疾病

　　健康的状态往往不由您自己的意愿掌控。当您处于怀孕期的前3个月时，应当比平时更加注意避免感染。

　　诚然，说的永远比做的简单。在怀孕期间有1/20的女性会遭遇感染，但绝大多数属于无害感染，只有少数会对胎儿和新生儿有害。

　　鉴于多数病毒感染是拜他人所"赐"，因此完全避开病毒携带者是避免被传染的唯一方法。显然这并不是具有实操性的方法。最常见的感染源之一就是年纪小的孩子，因此，最明智的做法是，尽量减少接触那些正在出疹子或不明原因发热的孩子。如果您在工作中必须面对年幼的孩子，至少应该把发热的孩子第一时间送回家中。

来自儿童的感染

　　对孕妇最具威胁的两种病毒感染都是常见的儿童感染病——水痘和风疹（又称德国麻疹）。在孕期前8周时，水痘病毒会增加孕妇流产的风险。孕妇如果在第8～20周内接触到水痘病毒，胎儿罹患先天性水痘综合征的风险为1%～2%，具体表现为胎儿肢体、眼睛、皮肤和大脑畸形，且伴有妊娠后期的发育障碍。

　　如果孕妇在妊娠早期感染了风疹病毒，会有流产的风险；继续妊娠可能对胎儿的生长发育造成严重危害，具体表现包括聋、盲、精神迟滞和心脏缺陷等。现在，英国几乎所有人要么曾遭受过此类感染，要么已经接种疫苗免疫。

　　如果您对风疹无免疫力，又决定妊娠，建议尽早接种风疹疫苗，同时还应当特别小心，尽量避免被感染。风疹疫苗是活疫苗，在怀孕前接种比较保险，我接触过几个病人几乎都是在接种后就怀孕了。不过，英国对那些接种疫苗后不久便怀孕的女性进行了记录，结果显示胎儿并未出现异常。得益于英国的多个疫苗免疫计划，现在英国女性大可不必对腮腺炎、麻疹和小儿麻痹症等问题感到担心了。

避免感染 完全隔绝所有感染现象是不现实的，特别是当您已经有了一个孩子的时候。

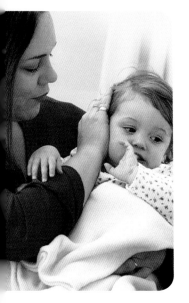

百日咳是一种严重的由细菌引起的传染病。它由普通的感冒咳嗽发端，而后恶化为痉挛性的咳嗽和气喘，导致呼吸困难。咳嗽终末会发出典型的"吸气声"，这是将空气吸入肿胀的声带时所产生的声音。婴儿和青少年的感染率较高，同时也最易出现严重的并发症。因此，建议在婴儿2月龄、3月龄和24月龄时接种百日咳疫苗，在青少年时期进行加强免疫。英国强烈建议所有孕妇在妊娠28周和38周之间接种百日咳疫苗，因为新生儿在8周前还难以形成免疫反应。母亲接种疫苗后会形成抗体，经由胎盘保护胎儿，直到他们接种第一针疫苗。

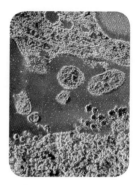

风疹 这份血液标本中，粉红色小点就是病毒。

感冒、流感和胃肠炎

如果您咳嗽或感冒了，您的胎儿几乎不会受到影响，除非您出现高热——这被公认为是引起早期妊娠流产的原因之一。医生会建议您服用安全的药物，以便您尽快退热。孕妇在孕期内患上季节性流感有可能引发一些严重疾病，因此英国建议所有孕妇主动接种流感疫苗。不过据我所知，孕妇的疫苗接种率往往是较低的，因为她们不免对孕期接种疫苗的安全性感到担忧。我可以告诉您，这类疫苗都是灭活的，几乎不会给胎儿带来危害，而接种疫苗的好处远远胜于那些潜在的风险。如果您患有诸如糖尿病、心脏病等疾病，那么您被认为是流感的高发人群，每年接种流感疫苗对保护您和您的宝宝尤为重要。妊娠期内肠胃不好或患上肠胃炎不免让人烦恼，但一般不会影响妊娠中的胎儿，最好的治疗方法是休息好，并且饮用大量干净的水。

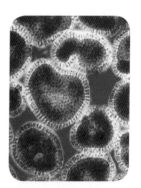

流感 流感病毒是每个病毒中心的红圈，它们黏附于宿主细胞上。

巨细胞病毒、弓形虫病和布氏杆菌病

巨细胞病毒（CMV）是最常见的先天性感染（比如会影响未出生的胎儿或新生儿）。巨细胞病毒大约会影响2%的怀孕女性，通常表现出不明显的不舒服、疲倦或者昏睡。妊娠初期是传播感染风险最大的时候，会导致严重的神经并发症和听力损伤。这种病毒最常见的传播途径是体液，如唾液和尿液。因此，建议在给婴儿换完尿布后把手洗干净，避免亲吻婴儿的嘴或与他们共喝饮料、共用餐具。

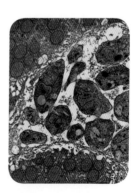

弓形虫 绿色寄生虫侵入肝组织（粉色）。

保持身边的宠物和其他动物的良好卫生状况，在妊娠期的前3个月内是极其重要的。感染弓形虫恐怕是最严重的问题，这是一种寄生虫感染，常见于被感染动物的粪便中，最常见的动物是猫。有大约80%的人曾感染过弓形虫，但他们没有察觉，因为感染症状和流感很像且通常不明显。因此，多数女性已经对弓形虫有免疫力，能够保护胎儿免于感染。但如果第一次感染发生在怀孕期间，则有可能造成胎儿流产或出现精神发育迟滞甚至失明。大多数患上弓形虫病的人，是因为将附着于猫粪中的弓形虫卵吸入所致；也可能是由于食用了没有洗干净的蔬菜、沙拉，没有煮熟的被弓形虫感染的肉类所致。即使您已经对弓形虫免疫，在接触宠物后也一定要仔细洗手。

如果您从事兽医外科或农业工作，务必要做好防护措施来减少布氏杆菌的感染概率，因为布氏杆菌会引起流产。当您怀孕后，不应该再做给牛、羊分娩或给刚出生的动物喂奶等工作。勤洗手也是至关重要的。

其他健康状况

如果您的身体或心理有其他健康状况，例如心脏问题、糖尿病或躁郁症，那么在孕期内您应当特别小心，一旦得知自己怀孕就应立即就医（您最好在备孕前就先向医生咨询）。不要在没有医嘱的情况下，私自停用医生开的任何处方药。

如果您在发现怀孕之前接受过外科手术治疗，您或许会担心麻醉药和手术对胎儿的影响。如果您的手术经历发生在妊娠最初的时候，流产的风险较高，特别是那些腹腔镜手术，或是类似使用某些器械进入宫腔或腹腔的手术。正因如此，产科专家在进行侵入性检查、诊断操作时总是小心翼翼，并且检查前往往要确认女性并未怀孕，因为就连急性阑尾切除术也会增加流产的危险。

即便很多女性有在术后才发现自己怀孕的情况，后来也未遭遇不良反应，但是如果您有在孕期接受手术治疗的经历，还是应当确保您的胎儿不会被麻醉药伤害到。

> 保持身边的宠物和其他动物的良好卫生状况，在妊娠期的前3个月内是极其重要的。

孕期用药

以下内容可作为孕期的用药指南，但应当尽量使用最小剂量，而且一旦药物不能迅速见效就应该去找医生。

止吐药：如果您在早晨呕吐严重，需要服用止吐药，您的医生会推荐最安全的药物。

抗组胺药物：在怀孕时，部分处方药和非处方药都是不允许服用的。如果您有过敏史如花粉症，当您想要使用抗组胺药物时，要先询问医生是否可用。大多数非处方药是安全的，比如类固醇喷鼻剂。

抗抑郁药：与医生进行协商之前，不得停用抗抑郁药。医生可能会建议您在孕期继续服用这类药物，以防病情复发。

止痛药：怀孕期间，如果想使用止痛药，最好使用扑热息痛（对乙酰氨基酚），避免服用阿司匹林（除非医生因一些特殊原因而开了处方）、布洛芬（或其他非固醇类消炎药）和麦角胺（治疗偏头痛的药物）。

抗生素：如果您为了抗感染需要服用处方类抗生素药物，青霉素、头孢菌素、环丙沙星和甲硝唑家族的药物对胎儿都是无害的。如果您对青霉素过敏，可以用红霉素进行替代。以下列举的抗生素如在妊娠早期服用可能引发问题，注意不能使用。

▶四环素可能导致胎儿牙齿变色和骨骼畸形。

▶甲氧苄氨嘧啶在妊娠早期相当危险，因为它对叶酸有抑制作用，并且可能导致妊娠后期胎儿发育不良。

▶氯霉素属于抗生素的一种，是常用的处方药，但孕妇服用可能导致孩子的异常血液反应，因此只有在治疗伤寒热时才会使用。怀孕可使用含有氯霉素的滴眼液或药膏。

▶链霉素在妊娠期间也很危险，会让胎儿缺失听力，应当避免使用。

▶磺胺类药物是广谱抗生素，可能导致新生儿黄疸和母亲的严重过敏反应。

抗酸剂：对于治疗胃痛和消化不良，多数抗酸剂是有效可安全服用的。但如果您需要服用铁剂，请与抗酸剂分开服用，因为抗酸剂会影响铁剂的吸收。

降压药：如果您正在服用药物治疗高血压，请在怀孕前向医生咨询是否需要更换药品。未咨询医生之前，请勿停药。

阿司匹林：如果您有增加患子痫的风险，您可能会被要求每天服用一次小剂量的阿司匹林，最理想的时间是从怀孕12周开始。

缓泻剂：若患有便秘，可以通过增加食物中的纤维素和大量饮水来缓解。如果情况严重需要使用缓泻剂、散装的纤维素类药物，如费伯格是很好的选择。番泻叶类的缓泻剂会刺激胃肠道，并可能造成宫缩，应避免使用。

利尿剂：孕期可能会出现尿潴留的情况，不过您无须使用利尿剂包括"天然"的草药来解决。但如果发现腿脚或手指肿胀，则存在先兆子痫的可能性，请立即就医。

感冒和流感药物：在服用感冒和流感治疗药物前，应仔细阅读药物说明，因为这类药物中包括抗组胺药物和咖啡因在内的大多数成分，都不能在怀孕期间服用。如果出现感冒症状，可以通过使用扑热息痛和喝热饮来缓解。

类固醇激素：少量使用含有类固醇激素的霜剂来治疗湿疹和其他皮肤病，是相对安全的；使用类固醇激素吸入剂治疗哮喘，也是安全的。但如果您使用口服类固醇激素治疗疾病，比如克罗恩氏病，应遵从医生的建议，勿擅自随意停药。促进合成代谢的类固醇激素，比如用于健身的激素，在孕期是万万不能服用的，因为它们会导致女性胎儿的雄性化。

补充治疗：如果您决定进行补充治疗，以应对某些随怀孕而来的副作用，您应事先咨询医生。

无忧出行

我曾无数次被问及关于孕期旅行是否安全的问题，这可谓是大多数女性最关心的问题。实际上，并无证据证明旅行会增加您和您的宝宝潜在并发症的风险。

不论任何时间、以任何方式出行，您都有必要做好规划。漫长的乘车出行容易让人疲劳，应当定时停靠休息，以便放松腿脚，呼吸新鲜空气。

只要您觉得开车时感觉很舒服，驾驶并不会伤害到您和您的胎儿。那些关于安全带会压迫子宫并伤害胎儿的可怕传言，请不要相信。如果不幸发生了交通事故，您系上安全带的结果会比不系好得多。不过，选择三点式安全带是最理想的，这种安全带可以让绑带从"大肚子"的上部和下部绕过。通勤往返的路途有时是最不好受的。如果您在长时间的长途汽车或火车旅行中不得不站立，应当请求他人让座。在妊娠早期，您会感觉疲劳或恶心；到了妊娠后期，您会迫不及待地想找座位坐下来。

空中旅行

抛开不寻常的意外事件和恐怖袭击不谈，我认为正常的妊娠期是可以进行空中旅行的。不过，长途飞行确实有可能加深静脉血栓形成的风险。穿合适的压力袜是减少这种风险的有效途径。您或许听说过飞机中的低气压对怀孕有不良影响，但这种说法并没有多少科学依据。厚厚的子宫肌肉和羊水包围着您的胎儿，可以保护其不被伤害到。而且，即使外界的含氧量略低于日常水平，胎儿也可以通过您的血液循环和呼吸的变化获得充足的

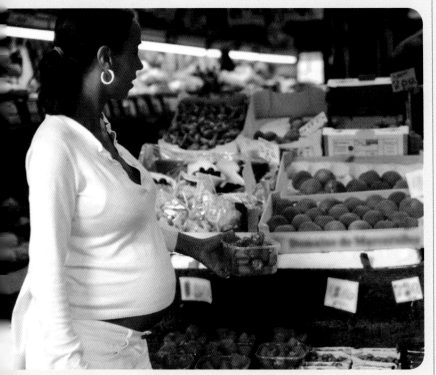

购买水果 市场上出售的水果即使再诱人，也应当削皮或洗净后再食用。

氧气及营养。

然而，有先兆流产症状的孕妇，在旅行前应该慎重考虑，尤其是乘坐飞机进行空中旅行。任何时候都要避免这种情况发生，如果您在穿越大西洋的飞行中或境外旅行中出现流产，而您又对当地语言一窍不通，处境将十分不利。

多数航空公司不接受妊娠34周以上的孕妇乘机，这一时期有10%左右的孕妇会因供氧不足在乘坐飞机时发生胎儿早产，而航空公司都不愿意处理航程中的这些问题。

国外旅行

如果您计划去国外旅行，确保自己持有有效的医疗保险，并且要知道在何处寻求医疗帮助。您可以浏览外交部的网站，了解救助热线或咨询医生，询问如果您要去旅行，是否会感染当地疾病。最好不

要去疟疾盛行的国家，这种病一旦感染会出现高热的情况，可能会增加流产的危险。处于孕期时免疫反应会发生改变，这会使您更易患上疟疾，且病情会比平时更加严重、不可预测。

如果您不能更改去疟疾区旅行的行程，务必要携带足够的抗疟疾药物，确保药量能够支持您安全离开疟疾区。市场上不断有新的抗疟疾药出现，您需要和医生确认这些药物在妊娠期间是否可以安全使用，用药的一般经验如下：

▶氯喹对胎儿无害，同时服用氯喹和叶酸也对胎儿无害。

▶甲氟喹和息疟定应避免在孕期前12周服用，但如果您服用了也不必担忧，因为感染疟疾的危害要大于您所用的任何抗感染药物的危害。

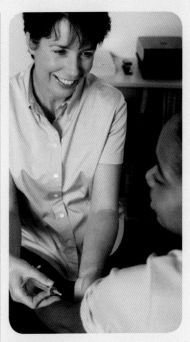

免疫接种 医生会告诉您接种哪些疫苗是安全的。

旅行的免疫

您还需要做好功课，了解目的地所推荐的免疫接种是否可以在怀孕期间进行。由于女性在妊娠期会有免疫改变，因此在这一时期进行免疫接种，会产生不可预测的结果。一般原则是，最好不要接种活性免疫病毒。孕妇接种霍乱、脊髓灰质炎、狂犬病和破伤风的疫苗是安全的，但对黄热病和伤寒疫苗接种的安全性尚不明朗。

有关抗疟疾药物和免疫接种的最新建议，请咨询医院。

安全出国旅行小贴士

▶进食前，请仔细洗手。

▶多饮用瓶装水，尤其是在炎热的季节。

▶未消毒的食物和贝类不能食用。

▶抵制诱惑，不吃街边摊贩的美食（这些食物可能经过了再循环和再加热，并且可能

含有有害细菌）。

▶削皮后再食用水果，并且避免吃西瓜，因为西瓜常被签子串起来卖，有时被泡在水里显得更饱满、更多汁。

▶不要在饮料里加冰，因为冰块可能是用自来水制成的。

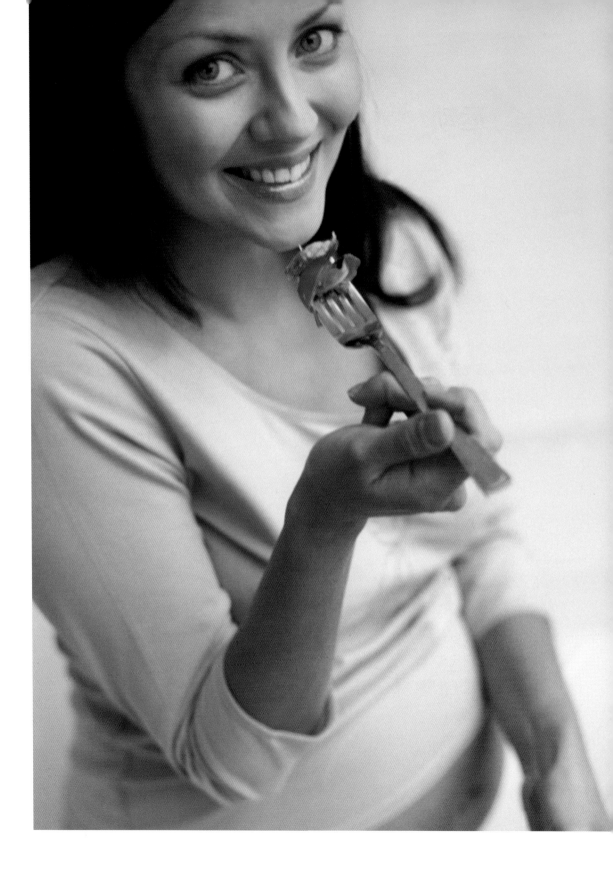

饮食与运动

目前，许多女性在备孕时都会提高自己的饮食质量并增强自身体质。您可能也会这么做，但如果您尚未行动，那么现在是时候了，这会让您和您的宝宝受益匪浅。您需要的大部分信息都能在本节找到，而本书也在关于各个孕期的章节提供了相应的饮食和运动建议。

从怀孕的那一刻起，胎儿所需的所有营养都来自您的身体。从怀孕开始直至分娩，您吃进去的食物都将先裂解成分子，被您的血液吸收，再通过胎盘进入胎儿的血液中。在孕期，您的呼吸和饮食都与胎儿息息相关。因此，您有必要尽力做到最好。我知道每个孕妇都会为怀孕期间应当吃什么而焦头烂额。您大可不必过分在意食量和配比，但您需要知道吃哪些食物能保证基本的营养需要，而哪些食物是要注意避开的。上述种种，您基本可以在本节中找到答案。

怀孕也会带来一系列关于运动的问题——是否应当安排运动，是否要经常去健身房，是否可以步行去上班，等等。您可能想知道现阶段哪些健身方式或运动是适合自己的。您会突然有各种各样的困惑：不能吃太热的食物——这会给胎儿带来伤害；不能蹦蹦跳跳——这样会流产；不能做仰卧起坐——这可能会影响宝宝的生长发育。这些传言大多出自一些奇闻怪事，它们代代相传，但极少有人质疑它们背后的道理。对于妊娠早期的运动，近十年来人们的知识和思想都在不断进步。在您母亲的那个年代，如果孕妇想在孕早期打网球，这种想法不免让人眉头紧锁。而现在，医生会建议所有孕妇在接下来9个月的妊娠期内进行适当的锻炼，因为它们有益健康。但是，您一定要避免剧烈运动，不要参加有身体接触的体育项目，更不要去潜水。

您突然会有各种各样的困惑……

孕期体重

每当谈到怀孕这个话题，许许多多关于饮食的建议就会不请自来。尽管这些建议是善意的，但大多数都相互矛盾，真假莫辨。不过，有一件事是千真万确的——在您人生中这个特殊时期，您需要吃得合理且健康。

首先您应当知道，所谓"孕妇要吃两人份"这句俗语其实是没有道理的。在妊娠早期，您每天的热量摄入不应超过2000卡路里（未怀孕的女性也是如此），这是因为您的身体一旦有了怀孕的意识，代谢就会发生变化，它能够最有效地吸收您摄入的食物。额外的热量对胎儿的发育没有好处，只能变成脂肪沉积下来，而且在产后也很难甩掉。在妊娠后期，您需要摄入更多的热量，但每天增加的热量不宜超过200～300卡路里，这大概等同于一根香蕉加一杯牛奶的热量。

> 改变任性或时髦的饮食习惯，选择食用适量的肉类，并保持健康的饮食比例。

另一个极端是，如果女性在成年后一直很在意体重并控制饮食，那么她们中绝大多数人在怀孕后需要经历一次巨大的心理转变。女性对体型的执着使得她们很难接受一个事实——未来的几个月内自己的体重会增长14千克，足足两块石头那么重。您需要明白，在怀孕后应该改变任性或时髦的饮食习惯，选择食用适量的肉类，并保持健康的饮食比例。有研究表明，非洲的孕妇和营养不良的女性所生的孩子，其智力水平明显低于正常值，这可以让那些在怀孕时还试图节食的孕妇放弃减肥的想法。请您相信：只要您饮食合理并辅以适当的锻炼，您的身材就可以在生产后复原。

如果您有麸质不耐症，在您的饮食中补充钙、铁、叶酸和维生素B_{12}很重要。如果您在饮食或体重增加方面有任何担忧，您需要寻找助产士和营养师帮助。

您的理想体重

在您备孕时，体重控制在正常值为佳，因为体重过轻或过重都会对生育产生影响。如果女性的身体质量指数（BMI）低于17，月经可能不规律甚至完全停经，这会导致迟迟不能怀孕。既然怀孕了，您应当有理由管理好自己的体重。怀孕时，低体重女性有可能遭遇贫血、早产、低体重儿或胎儿发育小于胎龄的问题。如果您的BMI低于18.5，请尽早向医生咨询如何避免上述风险。

肥胖

在发达国家，肥胖问题已经相当盛行。它对我们的健康会产生负面影响。在英国，随着肥胖症不断蔓延，超过50%的育龄女性存在超重（BMI为25～29.9）或肥胖（BMI大于30）现象。毫无疑问，不论是在孕期各个阶段、分娩时或是产后，肥胖都会增加孕妇和胎儿患并发症的风险。不仅如此，从长期来看，肥胖还会给母亲和宝宝带来健康问题。

如果您超重或肥胖，也可能迟迟无法怀孕，而且极易引起妊娠并发症，如流产、高血压、先兆子痫、妊娠期糖尿病和血栓症（大腿出现血凝块）。在孕期内，您还会越来越不舒服，而且容易感到疲劳。除了这些孕期问题之外，您的宝宝的体重也会偏大，这可能增加在分娩时出现并发症的风险。肥胖女性在生产时更可能需要引产，更有可能出现引产失败、分娩过程不顺利，有时甚至需要剖宫产和使用器具助产。与体型较瘦的女性相比，肥胖女性还有可能出现更严重的会阴撕裂。

产后，肥胖女性发生出血、子宫内膜炎、伤口感染或扩大，以及大腿深静脉血栓形成的概率更高，住院的时间也会更久一些。她们的宝宝可能会超重，这会增加肩难产和其他产伤的风险，导致阿普加评分较低，甚至需要住进新生儿病房。

肥胖可导致代谢紊乱。体内的脂肪并不是所谓的"缓冲垫"——它们会制造许多化学成分和分解产物，会对我们的身体造成种种短期或长期的伤害。您超重越多，风险也就越大。这就是为什么我们鼓励采取介入措施，去帮助超重的女性在孕前降低自己的BMI，并且在孕期控制体重的增长。如果您超重了，从这一刻开始，请您格外注意自己的饮食。这么做会带来许多益处，而且对您的宝宝的营养摄入不会有任何负面影响。

身体质量指数

要想了解您的体重是偏低还是超重，最好的办法就是在妊娠伊始就测算自己的身体质量指数（BMI）。

▶简单的计算方式：体重（千克）除以身高（米）的平方。

▶多数医生用以下数值范围来评定体重：

低重：小于18.5

正常：18.5～24.9

超重：25～29.9

肥胖：大于30

有危险的肥胖：大于40

▶假设一位女性的身高为1.7米，体重为65千克，则她的身体质量指数计算如下：

$1.7 \times 1.7 = 2.89$

$65 \div 2.89 = 22.5$

该女性的BMI为22.5，属于正常范围。

40周内的体重增加

下列指南中列举了妊娠期正常的体重增量及比率，可帮助您对照自己在每一个妊娠时期中的体重变化是过慢还是过快，尽管每个女性的体重不一样。

您的总体重增量应当取决于您孕前的身体质量指数。如果您的身体质量指数处于正常范围，您在孕期可增长11～16千克；如果您超重，则您的体重增长不应超过7～11千克；如果您肥胖，则体重只应增长5～9千克。从图表中可以看出，有一些时段体重增长尤为迅速。在妊娠早期，您的体重变化不大。体重增长主要发生在妊娠中期之后。这个图表仅供参考：不同的女性之间，以及同一位女性的不同妊娠经历之间，都存在差异。例如，孕妇怀有双胞胎的情况，体重就可能会增加16～18千克。

导致体重增加的因素

体重的增加大体由两方面原因所致。

▶胎儿的体重增加，包括胎盘和羊水。

▶您自身的体重增加。这些重量包括子宫、乳腺重量、血液容量和脂肪存积的增加，还伴有不同程度的水潴留。

脂肪过多

上述体重增加的情况大多是妊娠过程中需要的。然而，脂肪的堆积则是由孕妇吃了什么，又吃了多少脂肪和碳水化合物决定的。90%的孕妇在妊娠前30周体内脂肪大约增加3千克，而绝大部分脂肪会在哺乳期被消耗掉。但是假如您在妊娠期蓄积了过多的脂肪，这些脂肪在哺乳时不会完全被消耗掉——它们会继续留在您的身体里，日后会带来隐患。

平均体重的增加

胎儿	3～4千克
胎盘	0.7千克
羊水	1千克
母体脂肪	2.5千克
血和液体增加	1.5千克
水潴留	2.5千克
乳腺	0.5千克
子宫	1千克
共计	**11.5～16千克**

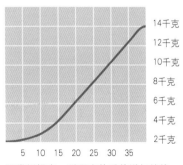

正常妊娠中，40周内体重的增加趋势

体重在早期妊娠时增加较少，大多女性只会在这一阶段的最后一两周增加0.7～1千克。此后，体重增长会加快。

理想的孕期饮食

首先要说明的是，孕期饮食实际分为两类：一类是教科书式的饮食，另一类是您在现实生活中切实可行的饮食规划。本节旨在介绍后者。

妊娠期内要做到饮食健康，需要保证碳水化合物、蛋白质、脂肪的摄入和维生素、矿物质的均衡摄入。本节列出了有营养的食物，并阐述了这些营养元素在帮助胎儿生长和保持母体健康等方面的重要性。尽管如此，我们都知道理想化的饮食和现实中的饮食之间存有一定的距离：妊娠早期由于妊娠反应所带来的恶心和不适感，使人们很难甚至无法达成已制定的饮食安排。孕妇有时会强迫自己通过吃东西来弥补饮食上的愧疚感，但此处我并不打算灌输什么想法。人们总是劝孕妇，如果她们吃过多的巧克力，或者一天中只吃烤饼、基围虾、三明治和少许腌洋葱，胎儿的健康和智力将受到损害。但我的观点是，您所需要做的就是尽可能吃不同种类的食物。

> "
> 孕妇有时会强迫自己通过吃东西来弥补饮食上的愧疚感。
> "

蛋白质

孕妇体内对蛋白质的需求量从妊娠的最初几周开始，就会比怀孕之前增加15%~20%。作为人体肌肉、骨骼、内脏器官和结缔组织基本组成成分的蛋白质，对胎儿的健康成长起到至关重要的作用。蛋白质中含有20种不同的氨基酸，在体内可以产生12种，为非必需氨基酸；另外8种只能从食物中摄取，为必需氨基酸。一级蛋白质——比如肉类、禽类、鱼类、蛋类和奶制品——中存在适当比例的必需氨基酸，它们最接近人体的需要。坚果、谷类、豆子、大豆和豆腐中也存在氨基酸，是所谓的二级蛋白质，此类蛋白质须与食物中的必需氨基酸结合才能产生营养的效果。如果您是素食主义者或者患有乳糖不耐受症，您应当多补充此类蛋白质。

富含蛋白质的食物并不意味着其有着相同的营养价值：有的食物含

有较多脂肪，有的食物含有需求外的维生素和矿物质。因此，如果把瘦猪肉作为一级蛋白质源，它所含的脂肪远远多于鸡肉。鱼肉的脂肪含量低且维生素含量高，包括鲑鱼、沙丁鱼在内的油性鱼类，含有必需的不饱和脂肪酸，非常有益于胎儿大脑的发育。但这类鱼体内含一定的污染物，因此建议每周不宜吃两份以上，尤其要避免含汞的鱼类，比如鲨鱼、枪鱼和剑鱼等。鱼肝油补充剂也不适合在怀孕期间食用，因为它含有大量的维生素A。

您每天需要吃2~3份富含蛋白质的食物，最少应摄入85克鸡肉或瘦肉、150克鱼肉、30~60克干奶酪或者125克豆类、谷类。

碳水化合物

淀粉类食物是一种有用的能量来源，怀孕期间不能只吃低碳水化合物。碳水化合物分为两类——单糖类和多糖类。一般而言，单糖碳水化合物在蛋糕、巧克力、饼干、甜味碳酸饮料中广泛存在，它们具有很高的含糖量，但没什么营养。它们能被身体迅速吸收，为身体带来能量，因此只能短时间内发挥作用。不过，水果中的果糖是例外，由于水果中富含维生素、矿物质和纤维素，您每天应摄入至少两种水果。淀粉食物，如面条、全麦面包、紫米、土豆和豆类中含有多糖碳水化合物，是健康的主食。因为淀粉必须分解成单糖碳水化合物才能被吸收，所以它

推荐的孕期食物及每天食用量

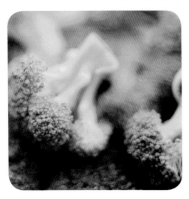

3~4份蔬菜，如西蓝花和沙拉。

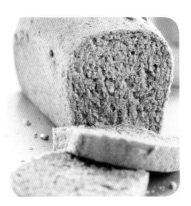

4~6份碳水化合物，如全麦面包。

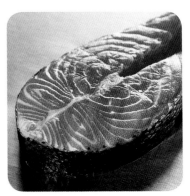

2~3份蛋白质，如鱼肉、鸡肉、瘦肉和豆类。

可以为身体提供少量且持续的能量供应。碳水化合物中的矿物质和维生素营养价值很高，其中的纤维素也可以预防便秘。碳水化合物包括非精制的全麦面粉、大米和面。孕妇每天应进食4～6次如下食物：1片全麦面包，60～125克全麦面条、糙米或土豆，60克谷物。

脂肪

虽说怀孕时应当控制脂肪的摄入，但摒弃脂肪是不值得提倡的。脂肪可以帮助人体形成细胞壁，并为胎儿生长提供不可或缺的维生素。从广义上看，膳食脂肪分为来自动物的不那么健康的饱和脂肪，以及来自植物油和鱼类的不饱和脂肪，而后者更健康，且对胎儿的神经系统发育起着重要的作用。如果摄入太多如香肠、馅饼之类富含不健康的饱和脂肪的油炸食物、肥肉和肉制品，不但会使体内的脂肪堆积增加，而且脂肪在血管内膜会出现沉积，日后患心脏病的危险也就会增加。因此，应当少吃肥肉和黄油，选择摄入健康的脂肪，多吃一些低脂肪的奶制品和半脂肪的干奶酪，而富含不饱和脂肪的食物可以尽可能地多吃。

奶制品

奶制品能为人体带来均衡的蛋白质、脂肪、钙和维生素A、维生素B、维生素D。怀孕时绝好的补品非牛奶莫属，半脱脂奶制品所含有的

> 一些脱脂酸奶和奶酪中也含有糖……

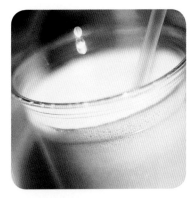

2～4份低脂奶制品，如牛奶。

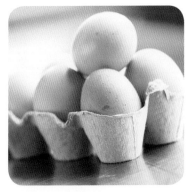

1～2份富含铁的食物，如鸡蛋和强化谷物。

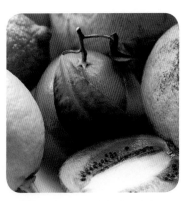

5份水果，可以为身体提供纤维素和维生素。

基本的维生素和矿物质

　　孕妇的健康和胎儿的生长都离不开有规律的维生素和矿物质摄入，而绝大多数矿物质需要从食物中获取。下表是一个最佳矿物质来源指南。应当尽可能地选择新鲜食物，以减少在烹饪和储存过程中流失的维生素和矿物质。

	最佳来源	益处
维生素A	橙类水果、桃子、西瓜、杧果、杏、胡萝卜、青椒、绿色蔬菜、蛋黄、油性鱼类（如鲱鱼）	具有抗氧化作用；有利于眼睛、头发、皮肤和骨骼的健康；有助于抗感染；过量使用可能导致中毒（不宜食用动物内脏或对胎儿有害的补品）
B族维生素	禽类、猪肉、牛肉和羊肉、鳕鱼；奶制品、蛋、干酵母；绿色蔬菜（如甘蓝和卷心菜）；干果（特别是核桃、花生和胡桃）；强化谷物、全麦面包和面条；橙子、杧果、香蕉、鳄梨、无花果、芝麻	帮助产生能量和蛋白质吸收；提供皮肤、头发、指甲所需的营养；有利于神经系统和脑功能；加速血液中对抗感染的抗体和携带氧气的血红蛋白的生成（如果您不食用肉类和乳制品，则需要补充维生素B_{12}）
叶酸	绿色蔬菜（如西蓝花、莴苣和绿色的豆类）；各种强化谷物（如豌豆和鹰嘴豆）和发酵食品	预防胎儿神经管发育缺陷；促进体内红细胞形成和蛋白质的降解（每天补充400微克）
维生素C	猕猴桃、柑橘类水果、甜椒、黑栗、西红柿（特别是皮）和土豆	帮助组织的生长和修复（皮肤、牙齿和骨骼）；促进铁元素吸收；抗氧化

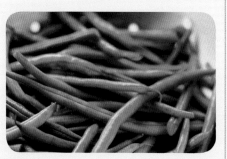

叶酸　妊娠早期宜食用富含叶酸的食物，如绿色的豆类和豆制品。

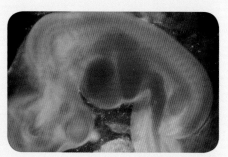

胎儿　叶酸有助于在胎儿发育的早期预防其神经系统的缺陷。

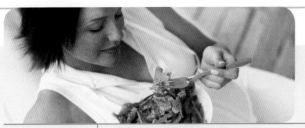

食物来源 食物中的维生素和矿物质易被吸收，过量摄入没有危险——但应当避免超量摄入。

	最佳来源	益处
维生素D	蛋类；油性鱼类（如鲱鱼、三文鱼和沙丁鱼）；黄油，人造黄油；奶酪；鱼肝油；通过自然光照射亦可获得	增加钙的吸收；增加骨骼中的矿物质沉积；晒太阳较少的女性或身体质量指数大于30的女性应当服用补品
维生素E	蛋类；坚果（如榛子、松子和杏仁）；葵花子；绿色蔬菜（如西蓝花和菠菜）；鳄梨；菜籽油	保障皮肤、神经、肌肉、红细胞和心脏的健康；具有重要的抗氧化作用——防止自由基对身体组织的损害
铁	瘦肉；蛋类；杏干、葡萄干和梅子干；罐头装的油浸沙丁鱼、蟹和金枪鱼；强化谷物；芝麻。猪下水，如肝、腰子含铁丰富，但孕期应避免食用	母亲和胎儿体内生成红细胞中携带氧的血红蛋白所必需的元素；肌肉的生成和维持
钙	奶制品；蛋类；小骨鱼（如沙丁鱼）；豆制品；多数坚果；强化谷类；绿色蔬菜（特别是西蓝花）	母亲和胎儿的骨骼、牙齿、肌肉健康发育的必需元素；帮助神经冲动传导
锌	牛肉；海产品；坚果；甜玉米；香蕉；全谷类食品（含铁丰富的食品会阻碍锌的吸收）	生长和能量必不可少的元素，支持免疫系统的工作

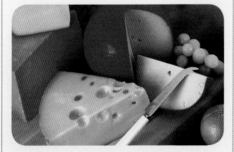

钙 孕期要增加摄入富含钙元素的食物。

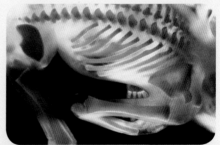

胎儿骨骼 钙有助于胎儿骨骼、牙齿的生长构建，并保证您的健康。

钙和维生素，与全脂奶一样丰富。尽管低脂奶制品比全脂奶制品更好，但一些脱脂酸奶和奶酪中也含有糖，其热量也很高，食用时需多留心。综上，建议每天食用2~4份奶食品，每份为30~60克的干奶酪或200毫升的半脂奶。

维生素

维生素对您和胎儿的健康极其重要。维生素包括维生素A、B族维生素、维生素C、维生素D和维生素E五大类。除维生素D外，其余几类维生素必须通过食物获取。每天人体需要接受40分钟的光线照射（不一定是阳光），才能获得足够的维生素D。维生素A、维生素C和维生素E都是抗氧化剂，可以保护人体不被自由基伤害。自由基是呼吸氧气产生的代谢废物，抗氧化剂可以消除自由基，并防止人体细胞被自由基伤害。

B族维生素和维生素C无法储存在体内，因此妊娠期间须保证每天有足够的摄入量，以满足身体所需。而维生素C遇热和被暴露在空气中时容易遭到破坏，这就是为什么没有加热的新鲜水果和蔬菜比烹饪过的更富有营养。同理，冷冻蔬菜所含的维生素要多于罐装蔬菜，因为大量的维生素在蔬菜装罐前的加工过程中已经损失掉了。

矿物质

饮食结构里少不了矿物质和微量元素，其中铁、钙和锌是最重要的。这些物质对维护人体的功能起到了关键作用。如同维生素一样，它们也无法在体内合成，必须从食物中获取。钙和铁可以帮助胎儿生长发育，所以孕期内必须保持高水平的钙、铁摄入量。在矿物质方面，孩子如寄生虫一般，其所有的需要都依靠您体内的储备来满足。因此，注意不要让孩子消耗尽了您的储备，而使自己感觉到疲惫不适。

铁元素对红细胞中的携氧血红蛋白至关重要，且有助于肌肉健康的维护。铁在人体内总是被很快用光，因此每天都要摄入含铁量丰富的食物。尽管每位女性对铁的需求量有差异，增加铁供应的最佳办法也尚存争议，但有一点是确定无疑的——孕期内，孕妇血液中需要的铁含量是

孩子如寄生虫一般，其所有的需要都依靠您体内的储备来满足。

平时的两倍。因此，有必要确保铁的摄入量高于日常水平，这样才能避免贫血的发生。

虽然诸如杏干和梅子干等富含铁的食物中还含有丰富的膳食纤维，也有助于防止便秘，但人体更容易吸收来自动物食品中的铁元素。过去人们总认为猪肝含铁丰富，建议孕妇大量进食，但现在科学研究发现猪肝内含有大量的维生素A，摄入过量的维生素A会导致胎儿出现生理缺陷。因此，应当避免吃内脏制成的食品，如用肝制成的香肠或肉酱等。

值得注意的是，铁和含有维生素C的饮料（如橘汁）同时摄入时，铁可以更好地被吸收；相反，牛奶和抗酸剂会使人体吸收铁的能力降低。因此，如果需要服用抗酸剂时，应该增加三餐中含铁食物的总量。

除非在怀孕初期就发现了贫血的情况或后期出现缺铁症状，否则您无须服用非处方或处方类铁补充剂。只有在血检时发现红细胞减少时，才需要服用铁补充剂，但这样就要忍受铁剂的副作用——反胃和便秘。

作为一种矿物质，锌有助于胎儿生长、发育，并有利于愈合创伤，增强消化和免疫系统功能。铁，尤其是铁的补充剂，会阻碍锌的吸收，因此不要与富含锌的食物同时食用。

补钙对骨骼和牙齿非常有帮助。妊娠期间，胎儿所需的全部钙都需要从母体获取。这一过程在第4～6周时就会出现，这时胎儿骨骼开始发育，因此您在怀孕之初就应当增加钙的摄入，并保持至孕期结束。人们常说"怀一次孕，掉一颗牙"，这是因为怀孕会使孕妇身体出现低钙现象，在产后的好几年内会使牙齿受损。您在怀孕期间应该定期去看牙医，即使您觉得已经补充了足够的钙质。优质的钙可以从所有的

素食主义者和纯素食主义者

如果您是素食主义者或纯素食主义者，或者对奶制品过敏，您需要向医生咨询，如何采取最好的办法获得充足的铁、钙和维生素B$_{12}$，因为您可能已经缺乏一种或多种元素。尽管酵母和强化谷物食品中含有少量维生素和微量元素，但动物食品中存在天然的维生素B$_{12}$。如果您是纯素食主义者，请在怀孕和哺乳期内服用补充品。

纯素食主义者的饮食，需要配合加入不同的植物蛋白，以补足所有必需的氨基酸。例如，手剥的坚果和豌豆可以配上一份米饭或甜玉米。为保证充分的铁元素的摄入，宜额外吃一些绿豆、谷类和干果（如杏干、葡萄干或梅子干）。

如果您是素食主义者，应该食用更多蛋类和奶制品，这样可以保证足够的蛋白质、维生素B$_{12}$、钙和铁的摄入量。

避免食物中毒

在使用半成品或借助微波炉烹饪的时候，人们容易
对卫生问题掉以轻心。孕妇很容易受到感染，
因此应当吃什么和怎么吃，要特别注意。

以下要介绍的内容，您再谨慎也不为过。需要强调的是，如果您自始至终都遵守基本卫生原则，例如检查食品标签上的保质期，扔掉所有可能过期变质的食物，那么您就不会被那些令人烦恼而且十分危险的细菌所感染。

有些食品本身就容易沾染细菌，它们对您和您的宝宝都会带来危害。在妊娠早期，严重的食物中毒可能导致流产，因此必须特别小心，尤其是在前3个月。您应当了解以下注意事项，并且避免食用生的贝类。

沙门氏菌

沙门氏菌大多出现在蛋类和鸡肉中。一经感染可引发恶心、呕吐、腹泻和发热，发病时间通常在食用受污染食物后的12～48小时内。虽然细菌不能通过胎盘传播给胎儿，使胎儿感染，然而一旦怀疑感染应当立即就医。

沙门氏菌可通过加热杀灭，因此应把食物充分煮熟，不要吃半生的或生鸡蛋做的食物，如蛋黄酱、芝士蛋糕、冰激凌和巧克力慕斯。请在确保蛋黄和蛋白都凝固后再吃鸡蛋。

另外要注意，保鲜期内的新鲜鸡肉同样会引发沙门氏菌感染，只是概率略低罢了。

李斯特菌感染

虽然李斯特菌感染并不常见，但它对胎儿却有致命影响。它偶尔出现在肉酱和未经消毒的软奶酪中，如法国布里白乳酪、卡芒贝尔奶酪和蓝乳酪，也可存在于其他未在严格的冷藏条件下保存的食物中。怀孕时应当避免食用这些食物，坚持食用硬乳酪和巴氏消毒牛奶制的乳酪（消毒过程可以杀死细菌），也可以食用松软干酪和意大利干乳酪。经过消毒和超高温消毒的牛奶才可饮用，以防万一，喝前请将牛奶煮一煮。未消毒的山羊奶或羊奶及相关制品不能在孕期食用。

大肠杆菌

这是另一种相对罕见的细菌感染，但它对感染者也极其危险，最终可能导致肾功能衰竭甚至死亡。大肠杆菌多见于已被烹饪但未储存在适当温度下的肉类。再次强调，应当从卫生质量达标的来源地购买熟肉。记得时常查看食品的保质期，只要怀疑某种食物不新鲜了，那就把它丢进垃圾桶吧。

弓形虫病

这种感染相对常见，只引起类似流感的轻度症状，但对胎儿却十分危险。它是一种存在于动物粪便，特别是猫类粪便中的寄生虫，也可见于生的或未熟透的肉类。孕期内，须确保食用熟透的食物，注意处理完食物后认真洗手，并且蔬菜和水果也要充分洗净。

奶制品中获得，坚果和叶类蔬菜，特别是西蓝花也含有丰富的钙。种类多样的加钙谷物和果汁也不失为孕期的良好钙源。

加工食品和方便食品中通常使用大量盐作为调味剂和防腐剂。盐的摄入在妊娠期间可以少量增加，但过量摄入是有害身体的，它可引起水潴留，继而导致高血压。

是否需要补充维生素

孕期内需要定期补充的维生素，只有B族维生素中的叶酸。孕期前3个月，叶酸格外重要，因为它能降低胎儿患神经管畸形如脊柱裂的概率。另有证据显示，叶酸可以使其他先天畸形和新生儿缺陷的发生概率降低。

一旦得知怀孕后，就应当开始每天服用400微克的片剂叶酸，一般药房都有销售。如果您是有计划地进行备孕，则可提前3个月或更长时间就开始服用。一顿正常食物中富含200微克叶酸，这样孕妇每天可从食物中摄入600微克叶酸。如果您在之前的妊娠过程出现过胎儿神经管缺陷，正在服用抗癫痫药物，或者身体质量指数大于30，则建议您加大叶酸剂量，每天摄入5毫克，而且在准备怀孕时就服用，并贯穿孕期前12周。请注意，此剂量仅可在有医生指导的情况下使用。

> **如果您的饮食很健康，那么您在饮食中能获得身体需要的一切。**

食品卫生基本准则

▶处理食物前后都要洗手，特别是处理生肉和禽类后。

▶确保生的食物（特别是生肉）与预制食品分开存放，避免污染。

▶为生肉准备单独的砧板和刀，使用后要用热水和消毒剂清洗厨具。

▶食用水果前要认真洗净。很多水果在成熟过程中都被杀虫剂和环氧乙烷处理过，还有一般被用来催熟水果的氧化乙烯，这些化学制剂均可引起流产。

▶彻底清洗所有的蔬菜和沙拉，胡萝卜要去皮、去泥沙。挑拣过蔬果后，应当认真洗手。

▶使用微波炉对冷冻食物解冻时，多翻几次面，确保彻底解冻。

▶使用微波炉二次加热烹饪好的食物时，要确保将食物热透。不要对冷冻的菜品再加热。

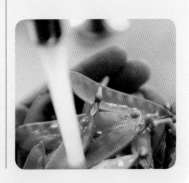

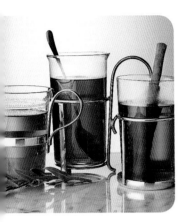

植物茶 不含咖啡因，许多女性也喜欢它们的味道。孕期内最好避免摄入咖啡因。

维生素D和铁是另外两种补充剂，但都必须得到医生的建议方可服用。您千万不要"只是为了确保自己不缺营养"，就盲目购买并服用其他维生素和矿物质。如果您的饮食很健康，那么您在饮食中能获得身体需要的一切。除叶酸外，从食物中吸收维生素和矿物质对身体的作用会更明显。服用补充品极易造成体内摄入某种元素过量，从而产生不良影响，比如，如果过量服用维生素A，会影响胎儿的发育。

喝什么

孕妇每天应当喝1升水，约等于8大杯水。如果您不愿意喝这么多白水，请尝试用植物茶代替。果汁和牛奶也是不错的备选，但它们的补水作用并不大。脱水会引起肌肉疲劳，进而使全身感到不适。所以，喝水越多疲惫感越少，发生便秘的概率也越低。可以将您的肾脏当作一座瀑布，流下来的水越多越好。

妊娠期内应避免茶、咖啡和软饮中的咖啡因。虽然适量的咖啡因在孕期是否会引发问题目前尚无定论，但一项意大利的研究显示：每天的咖啡饮用量超过6杯，流产的风险就会增加。咖啡因是一种利尿剂，它会将体内所需的很多液体排出，还影响人体吸收铁、钙和维生素C，不利于形成健康的饮食习惯。巧克力中同样含有咖啡因，您或许认为它还含有很多镁，可以促进大脑发育，但巧克力含有太多的糖和脂肪，您还是少吃为妙。

喝多少酒

饮酒是一种普遍的现象，尽管大多数人喝得并不多。人们常关心的问题之一就是，妊娠期间饮酒是否会对胎儿造成伤害？如果有个安全的剂量，可以喝多少？关于孕期内饮酒多少算安全，我们还不能确定。不过有新的研究表明，即使少量酒精也可能对胎儿造成危害，因此我建议您在孕期完全戒掉酒精。

孕妇大量喝酒会导致胎儿畸形，这是毫无疑问的。母亲有酒瘾的话，所生的孩子可能会患上酒精综合征，并引发许多严重的后果，比如，宫内发育迟缓和面部异常，日后还会出现学习和行为的困难。孩子稍微长大后，还可能出现神经和行为方面的问题。这种综合征比人们印象中的情况更普遍，同时也说明酒精和妊娠（尤其是前3个月）是不能同时存在的。不过，大自然已经在帮助我们尽量避免这种危险，因为很多女性在妊娠早期会有妊娠反应，根本碰不得酒精，甚至闻一闻都令人作呕。

孕期的运动

我在这里需要说明妊娠期间要保持健康的原因：接下来的9个月是对您身体的严酷考验，因此从现在起就让自己变得更健康，您可以更好地应对怀孕、待产和生育。

为什么我们不厌其烦地建议孕妇保持健康？应当怎样保持健康？保持健康对胎儿的好处是什么？以往的观点是，孕妇运动时子宫血流会减少，使胎儿的发育受到影响。但现在很多研究表明，剧烈运动并不会对胎儿造成危险，特别是在孕期的前半程。孕妇运动时，足够的子宫血液供应会直接流向胎盘，母体血液中的氧含量会代偿性升高来适应运动的需要。如此一来，子宫循环也能从母体的循环中获得更多氧气供应。

接受高强度的耐力训练的专业女运动员在孕期体重增量较小，胎儿也会小于预期，所以常常建议她们在妊娠后期减少训练次数。有关胎心监测的研究显示，胎儿的心率和温度会伴随母亲的运动有短暂上升，但对胎儿没有任何伤害。总之，在怀孕期间，您可承受约等于日常70%的运动量，且不会对胎儿造成任何伤害。

很多女性都担心妊娠早期进行运动会导

安全的心率

计算您的安全心率：用220减去您的年龄，再乘以70%，得出的结果就是您运动时的安全心率。

假如您30岁，您每分钟的安全运动心率为(220-30)×70%，即133次。

运动时测量心率的方法为，花20秒钟来测自己的心跳，然后将数值乘以3。或者，您可以考虑到体育用品商店买一个心率监测器。

致流产。其实，这种陈旧的观点出自西方，过去的人们认为剧烈运动会使胚胎在子宫中着床会遭到破坏。而事实是，即使孕妇用被子把全身裹住，或者干脆躺在床上不动，该流产的胚胎终究还是会发生流产。健康的妊娠必定是能抵御外界干扰的，因此，运动对妊娠早期的胚胎发育没有太大影响。如果您对此抱有疑虑，您需要知晓这样一个事实——在世界其他地区，每天都进行大量体力劳动的孕妇不在少数。在某些地方，女性在孕早期仍需要从事繁重的体力劳动，但当地人口数量依然持续暴增。

> 在世界其他地区，每天都进行大量体力劳动的孕妇不在少数。

运动的好处

孕期运动有诸多好处，这已是毋庸置疑的观点。包括慢跑、骑自行车和游泳在内的多种形式的有氧运动，可加快心跳，从而增加耐力。这也就意味着您的心脏可以更高效地把血液输送至您的全身，使您能够更轻松地承担身体的压力。在妊娠中期或之后的待产期，当您携带额外的重量去爬楼梯时，您就能见识到前期运动所产生的效果了。

无氧运动，如瑜伽、普拉提、静力锻炼或负重工作，则需要更多耐力，其目的是锻炼肌肉和提高身体灵活性。如果您在健身房运动，则可能有氧和无氧运动都会涉及。锻炼强度可以按照以下标准进行，如果您已经养成了规律地进行某种运动的习惯，在怀孕的前3个月坚持运动仍是安全的，不会出现如疼痛和出血等妊娠的并发症。您最好坚持规律的运动，而不应时断时续，或者只要出现任何疼痛或不适感就停止。您应当知道自己身体的极限，如果感觉到筋疲力尽，这表明您的身体告诉您要稍微缓一缓。

做哪类运动

如果您平时一想到锻炼身体就浑身不适，但现在希望试一试，那么您最好不要好高骛远。首先应当进行您感兴趣的运动，这样不至于两个月后就心生倦意、半途而废；其次，必须和您每周的时间安排相符合，不至于大费周折。您的安排应当现实一些，这样才可能更好地坚持下去。在这个时期，没有人会建议您从事很费力或者很困难的运动，就下

孕期瑜伽

我的许多病人都体验到了瑜伽的好处——既可锻炼力量，
又能提高柔韧性。开始瑜伽训练之前，请确认您所选的
课程是适合孕妇的。进行这些放松的技巧训练
是非常安全的。

各类产前锻炼的核心内容之一就是放松。学习各式各样的体位和呼吸运动，可帮助您缓解妊娠疲劳，并且使您掌握应对待产和分娩的策略，以便您攻克这个艰难的挑战。

任何放松运动的关键要素如下：

▶挑选一个免受打扰的地点和时间，采用舒服的体位躺下，在舒服的状态中保持5～10分钟。

▶闭上眼，抬头，放松颈部，低下颌。

▶均匀、放松地呼吸。

▶抛开脑子里的杂念和各种事情——这是需要练习才能做到的。

▶继续运动之前，深呼吸几次，转动身体，慢慢起身。

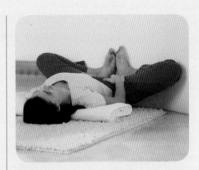

蝴蝶姿势　两脚对着墙壁，并拢在一起，双膝轻松放下，找到最舒服的宽度。

一起呼吸

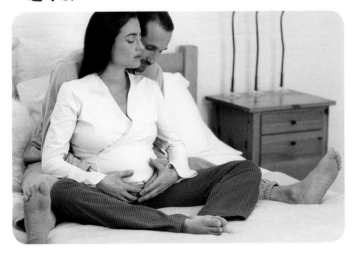

一些生育理念的核心是，不同类型的呼吸方式有助于女性应对待产时的疼痛。

联合呼吸（见左图）是一种瑜伽运动，目的是培养您和您的配偶以及胎儿之间的和谐关系。两人坐在一起，把手舒服地放在腹部，一起深而缓地呼吸，集中注意力，感受子宫的肌肉运动，同时放松其他部位的肌肉。

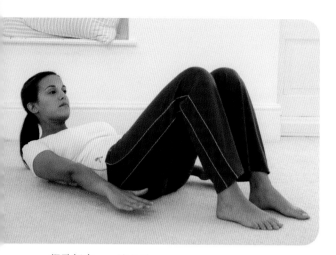

仰卧挺身 一边呈卧姿，一边抬头和肩膀，是孕期内代替仰卧起坐的好方法。

列的运动而言，您可在整个怀孕期内安全进行。无论您之前的运动是否规律，您都应当将以下运动中的某一种纳入您的健康计划中。

瑜伽可以给身体的柔韧性和健康状态带来很大帮助。注意选择专门的产前训练课程，而不是常规练习。在妊娠后期，瑜伽是很好的运动形式，尤其当预产期临近而您需要放松时。瑜伽还有一个好处就是教会您对呼吸的控制，它会在分娩当天派上用场。

游泳能够同时锻炼您的耐力、柔韧性和肌张力，可谓一举多得。许多女性都认为游泳是极好的放松途径，特别是在妊娠后期，水中的浮力能托起您所有的体重，如果您感到身体某个部位过分紧张，可在水里加以放松。不过，您重新站立走路时会有些困难，因为妊娠所产生的重量压力又回来了。

行走是一项容易坚持的规律运动。您可以先尝试着上下班多走10分钟，或是步行而不是开车去商店。您会发现，怀孕期间长距离行走的能力越来越差。

骑自行车也是一项理想的运动，因为骑行时您的下肢关节不必完全承担身体的重压。您可以通过骑自行车锻炼耐力和下肢力量，因此可以作为一项贯穿孕期的运动。

调整您的运动方案

妊娠早期是可以做仰卧起坐的，对已经习惯这项锻炼的人更是如此，但不能超出平时的运动量。如果您以前不擅长做仰卧起坐，请尝试轻抬头部和肩部来运动。

仰卧，平躺，双膝弯曲，脚掌平放与肩同宽，双臂置于身体两侧。

头部和肩部抬起大约15厘米，同时向弯曲的膝盖方向伸直双臂，连续做10次。这有助于锻炼腹部肌肉，从而支持腹部，同时缓解脊柱和背部肌肉承受的压力。怀孕第4个月时，腰围会增大，若您在做仰卧起坐时感到不适，应当停止这项运动。

松弛素这种激素会在怀孕后逐渐升高。松弛素的作用在于松弛全身韧带，尤其是骨盆区的韧带，以便为分娩做准备。全身韧带的松懈会使您更易受伤。肌肉在分娩后能够恢复形态，但韧带则不同。如果您拉伸过度，则难以在分娩后恢复。如果您需要搬运重物，请一定要谨慎。孕期的前3个月，您应当减少负重，以防过大的重力对腰部脊柱和骨盆造成损害，同时注意避免腹部受压。请避免各种形式的负重，不论是抱婴幼儿还是拎杂货店的袋子，如果不得不负重，务必安全、妥善地处理。

随着孕期的推移

诸如壁球、滑雪和骑马等运动对怀孕6个月以上的女性来说尤其不适合，因为它们容易造成严重的撞击伤害。但是，如果您过去经常从事这些运动，而且无流产史，那么您没有理由在妊娠的前3个月停下来。

如果在运动后您没有感到难受，诸如网球和高尔夫球这类运动在妊娠期间可以持续进行。或许当您肚子隆起时，您不得不停下来，但这些运动并不会给胎儿带来危险。

您应当强身健体来应对分娩和孩子出生后的巨大压力，您的宝宝也会因此受益。在各方面都很正常的前提下，您会很快恢复至孕前的身材。您现在不应该急匆匆地去健身馆锻炼到面红耳赤，浑身酸痛，而是要做好准备，提前几个月保持身体的活力和健康。同时不要忘记，尽管适度和规律对于运动来说很重要，但您也应当从中获得快乐。

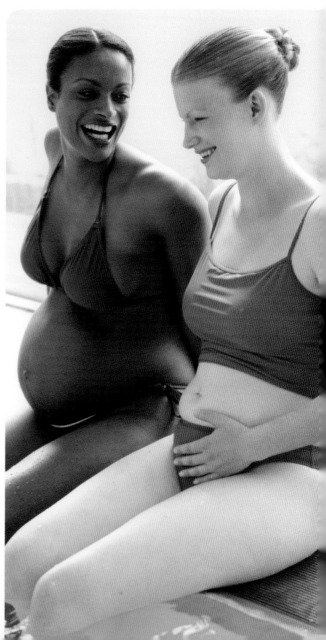

游泳　不管您是在水中锻炼、游泳还是漂浮放松，浮力都可以支撑您的体重，防止肌肉和韧带受损。

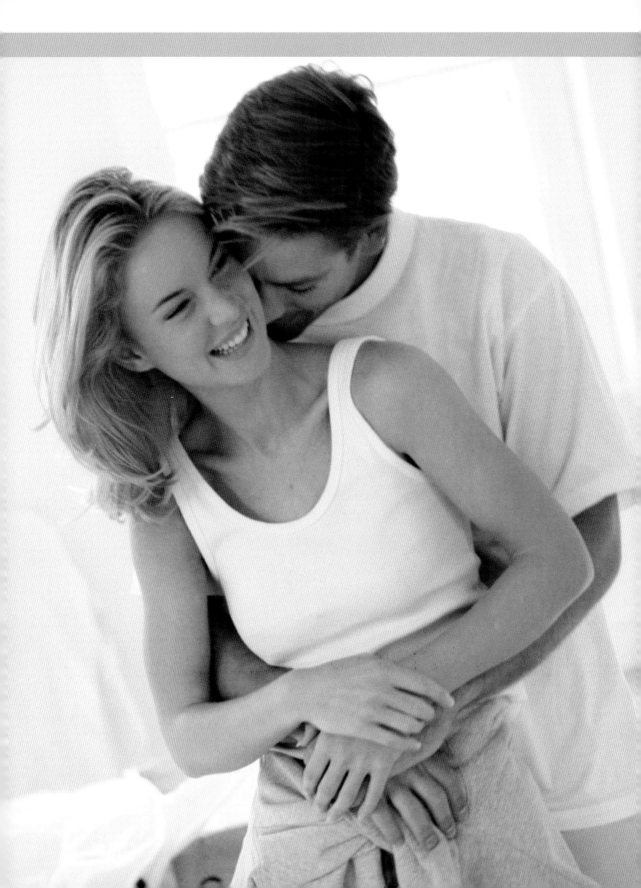

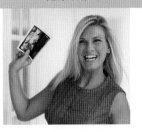

▶0～13周

妊娠早期

　　妊娠早期，您的宝宝会由一群细胞逐渐变成长约8毫米的可以观测到的胎儿。这一时期，宝宝会发育出所有的主要器官、骨骼和肌肉。在胎盘成熟并发挥作用之前，您的妊娠发展都依赖雌激素，这就会导致出现如恶心、呕吐和疲倦等早期怀孕症状。妊娠早期并不能从外表上看出您怀孕了，但您一定已经有了怀孕的感觉。

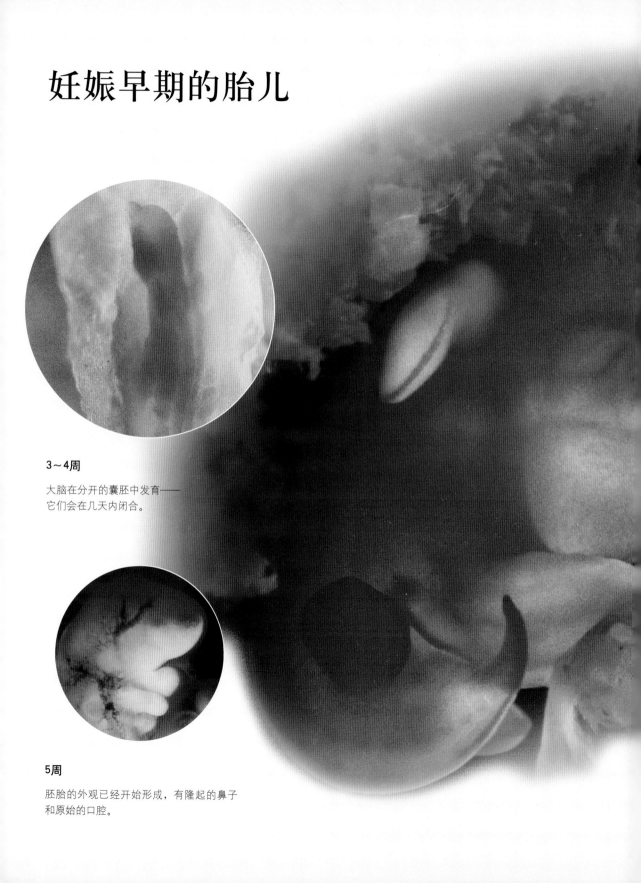

妊娠早期的胎儿

3～4周

大脑在分开的囊胚中发育——
它们会在几天内闭合。

5周

胚胎的外观已经开始形成，有隆起的鼻子
和原始的口腔。

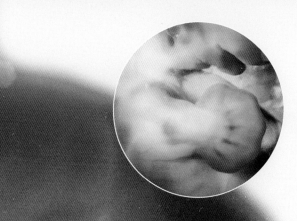

6～7周

胎儿的手形似一个简单的桨，其中的线条为软骨组织，之后会形成手指。

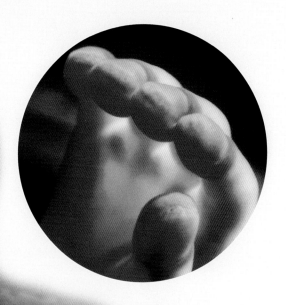

12周

手分离成为一个个手指，还可以见到细小的指甲。

> 胚胎已经有了细小的肢体，它们会在后来发展成手臂和腿。卵黄囊像一个巨大球体维持着胚胎的成长。

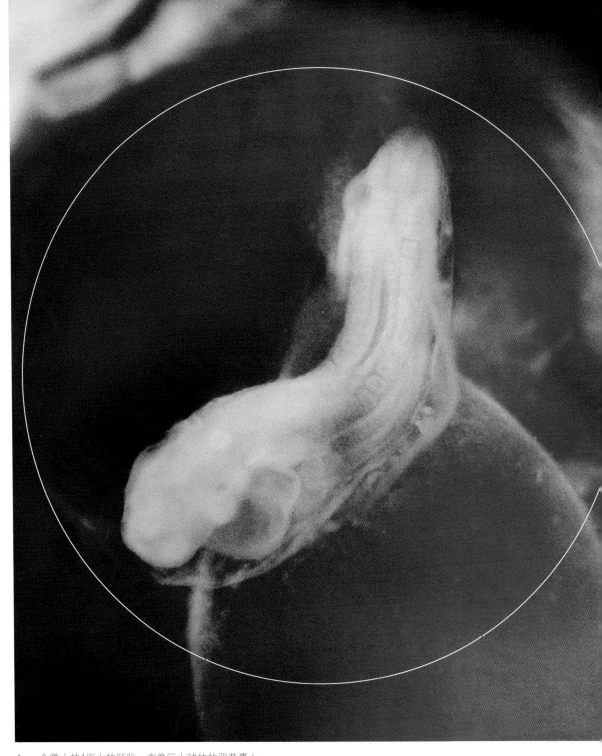

▲ 一个微小的4周大的胚胎，在像巨大球体的卵黄囊上。

1	2	3	4	5	6	7	8	9	10	11	12	13	14	15	16	17	18	19	20

▶ 0～6周 ▶ 6～10周 ▶ 10～13周 ▶ 13～17周 ▶ 17～21周

▶ 妊娠早期 ▶ 妊娠中期

▶0~6周

发育中的胎儿

妊娠前6周的时间是一段极富创造力的时期。在末次月经后3周，新的受精卵持续分裂，形成一串被称为囊胚的细胞，它一路漂浮，进入子宫并在内膜上着床。

在早期阶段，也许您自己都未意识到自己已经怀孕了，但您的身体已经为怀孕做了许多准备。体积极小的囊胚将释放化学信息，向身体传递信号，阻止接下来的一次月经来潮，并准备出发开始一段旅程。囊胚即将附在子宫内膜时，有成串细胞已经分化得更加精细，未来它们将形成胎儿身体的某一部分。

细胞的发育过程有三层，每一层都将形成胎儿身体的不同部分。外层也就是外胚层，会形成毛发、皮肤、指甲、乳头、牙釉质、眼睛的晶状体、神经系统和脑。中层也就是中胚层，会形成骨骼、肌肉、心脏和血管以及内生殖器。内层也就是内胚层，会形成尿道、膀胱、消化和呼吸系统，肝脏、胰腺、胃和肠道也包括在其中。当细胞在指令发出后形成一种类型的细胞或特定功能时，就无法再改变。

从第5周起，逐渐成形的成串细胞可被看作一个胚胎，通过超声可以看到一团微小的组织块。尽管它只比指甲盖稍大一些，但已经形成了所有塑造胎儿身体重要器官的组织。

10×实际大小　在第4周，胚胎长约2毫米，大概和图片中的大小差不多。第6周结束时它会生长至4毫米。

心脏的雏形逐渐形成并开始进行血液循环，这个阶段的心脏仅有一个简单的管状结构。与此同时，胚胎的背部将出现一排黑色细胞，这意味着脊柱的位置也确定了下来。这些细胞纵向重叠，逐渐靠近在一起，进而形成神经管。这排细胞的顶端有两个变得清晰可见的较大的组织突

| 21 | 22 | 23 | 24 | 25 | 26 | 27 | 28 | 29 | 30 | 31 | 32 | 33 | 34 | 35 | 36 | 37 | 38 | 39 | 40 |

▶21~26周　　　　　▶26~30周　　　　　▶30~35周　　　　　▶35~40周

▶妊娠后期

起，它们随后会发展成大脑。尽管距离消化系统发挥作用还有好几个月的时间，但它们也已经形成。这个消化系统从嘴贯穿到躯干底部，之后会发育成胃、肝、胰和肠道。这些器官和组织外部都覆盖着一层薄而透明的皮肤。

胚胎看起来像什么

大多数女性对这个问题十分好奇。现在，我们已经可以通过先进的超声波扫描技术，在屏幕上看到微小的胚胎的模样。孕期进入第6周，球状细胞变化显著，生长成形似一只蝌蚪或一只外表奇特的大明虾。在胚胎头部的末端可以看见腮状，这些褶皱之后会形成脸和下巴。身体的中央位置隆起的是胚胎未发育的心脏，到第6周就可以通过阴道超声波观察它的搏动，或者说是颤动，但腹部超声不一定能够发现这种现象。球状突起开始在胚胎的两侧显现，这里将会形成腿和手臂。不久之后，这些肢体芽会在末端形成小结节，之后形成手和脚。

支持系统

囊胚一旦植入子宫壁，胚胎的支持系统就被激活了。最初，它的所有需要都由卵黄囊来满足。卵黄囊是一种球状结构，通过一个蒂与胚胎相连，会在胎盘发育完全之前持续为胚胎供给营养。胚胎漂浮在羊膜囊

6周的胚胎

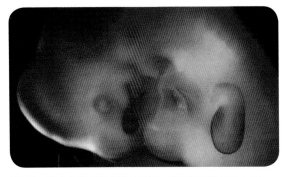

第6周，可在头部发现鼻子的雏形，还可发现隆起的心脏。

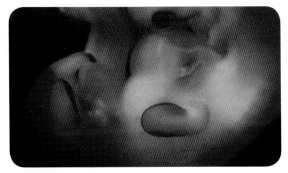

两套肢体芽会在未来发育成手臂和腿，身体末端有凸起的小尾巴。

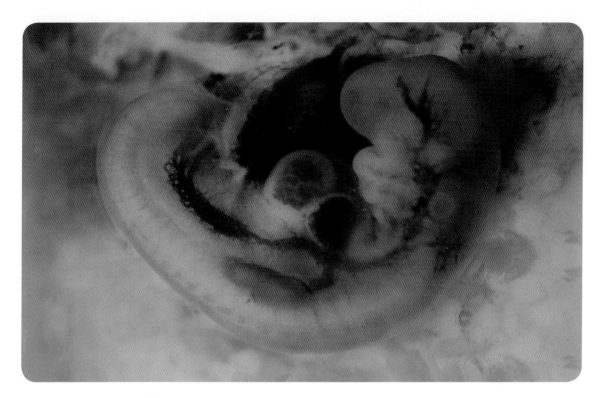

中，它看起来像一个充满液体的球形，外面有一层绒毛膜保护。早期的胎盘就是由绒毛膜的外层组成的，已有的细小绒毛将会发芽，构成未来的循环系统。它们将利用您的血液把养分和氧气输送给胎儿。

5周 胚胎看起来像是一只外表奇特的大明虾，漂浮在羊膜囊——一个充满液体的球体中。

您的体形变化

通常在妊娠最初的6周还看不出女性怀孕的身形特征，甚至她们可能自己也感觉不到怀孕。不过，由于受孕会引起孕激素的急剧增加，您的身体实质上已经发生了重大变化。

即使您不会因为自己的月经推迟一个礼拜而感到担忧，即使您并未察觉自己怀孕，您的身体正在默默地发生变化。您的体内会产生大量的孕激素，雌激素的水平也高于平时，这些变化有利于让子宫内膜增厚，为植入的微小胚胎提供肥沃的"土壤"。在人绒毛膜促性腺激素（HCG）

和孕激素的作用下，胚胎将着床。孕激素还能使宫颈黏液变稠，以形成具有保护性的栓将子宫封闭，从而避免妊娠期间发生感染。

子宫整体上会不断增大。未孕的子宫大概如一个李子那么大，到妊娠结束时它会增大约500～1000倍。妊娠第6周结束时，它大概有苹果那么大，虽然您感觉不到它的变化，但当医生内诊时却可以发现。您只有在妊娠早期结束时，才能通过腹壁摸到子宫，此时的子宫在高于骨盆边缘至腹腔部位。

代谢的增加

早期阶段妊娠的这些变化必然会引起身体机能的显著变化。事实上，您体内的每个器官都在尽力满足着怀孕带来的更多要求。代谢率会在孕期内增长10%～25%来提供足够的氧气，让妊娠期间的特殊要求得到满足。为此，您的心输出量，也就是每分钟从心脏泵出的血液量，需要在20周之前增加总量的40%。这一变化在妊娠早期就开始了。身体每个器官的血流量都会变多，子宫血液的供应量也需要加倍，供应阴道、宫颈和外阴的血液也随之变多，因此这些组织往往表现出蓝色或紫色。这通常是怀孕的征兆。在效果灵敏的妊娠试验法问世之前，医生通常会通过这一颜色的变化来诊断怀孕。对子宫、肾脏、皮肤和胸部的血流供应会持续增加，直至妊娠结束。

身体为确保任何部位都不缺血，会从大约5升的总血量增加至7～8升。这一过程是在孕期内循序渐进地发生的，但在第6周时，血浆的体积、血中水的成分就逐渐增多，在胎盘中刚形成的血管和其他的生长器官中流动。为了防止血液太稀并确保携带足够的氧气，红细胞的体积也会变大，但红细胞增长相当缓慢，一般不易被觉察到，这种情况会一直持续到妊娠中期。

一些女性对身体变化十分敏感，甚至在来下一次月经前就感知到自己怀孕了……

您的身体感觉

有些女性能够机敏地感知自己的身体变化，甚至在下一次来月经前就感知到自己怀孕了，有些女性则是在月经推迟之后进行验孕才得知结果。

人在怀孕后会感到身体平静而充实，这是一种奇特的感觉。有些人乳房会有压痛和刺痛感，这种症状比平常来月经时更加明显。不久后，您会发现自己乳房的变化更进一步：它们变大、变沉，乳头会继续有刺痛感，乳晕变深，在乳房表面的静脉更加明显。较高的孕激素会引起这些变化，孕激素水平的升高有助于给胚胎提供一个营养富足的环境。您可能也注意到了膀胱的变化，不论白天和晚上，小便的频率更高了，到妊娠早期结束前这种症状会一直持续。这个现象可归咎为两个原因：首先，供应肾脏的血液将较平时增加30%，所以肾脏会有更多的血液需要过滤，因而产生更多的尿液；其次，膀胱受日渐增大的子宫压迫储量缩小，所以要更快地将尿液排出去。

您还会感到疲劳，您的情绪容易出现起伏，这是很普遍的现象，也完全是正常的，因为您的身体正在对大量孕激素做出反应，并为未来几个月做好准备。

> 很多女性都是从嗅觉的明显改变开始，才注意到自己身体发生变化的。

嗅觉的明显变化

很多女性坦言，她们都是从嗅觉的明显改变开始，才注意到自己身体发生变化的，正是这一征象提醒她们自己怀孕了。其实，怀孕不仅会使嗅觉变得灵敏，还会让人感觉口中有奇怪的金属味道，对某些食物很渴望，同时对另一些食物很厌烦。我并不能用科学的理论解释这些症状，只能猜测，这是身体提醒我们的一种方式，让微小的胚胎远离食物、酒精和环境中存在的其他物质带来的伤害。因为嗅觉的变化通常让女性开始厌恶酒精、烟草、咖啡、茶和煎炸类食物。

没有早期征象

一些女性可能还没有来下一次月经前就知道自己怀孕了，但还有一些人并未出现怀孕的早期特征。一些月经不规律的女性甚至有可能在怀孕几周或几个月后才能意识到。排卵日过后的8～10天，受精卵会着床，可能会有一点儿出血，不少女性把出血当作月经来潮，并不知道自己怀孕。同样，有些女性在整个孕期都会按照月经周期有少量出血，这其中的原因至今还不得而知。一些女性因为在怀孕的最初几周没有看到明显的怀孕特征，而担心她们的妊娠太虚弱或有流产的危险，这不需要担心。在这个阶段没有对和错之分，胎儿并不会因为没有症状或缺少症状而发育不好。每个人的怀孕征象和症状都有很大不同，正如我所说，世界上没有两次相同的分娩，女性妊娠的开端或过程也各不相同。

体外受精

如果您接受体外受精（IVF）治疗，医生在开始治疗时会用激素刺激您的卵巢，进而产生多个卵子。第13天时这些卵子会被采集出来，在实验室中与精子结合，故称其为体外受精。之后的48小时内如果受精成功，那么在第16天时，医生会把一个（有时是两个）受精卵重新植入您的子宫。

第27天时，进行抽血化验，检查人绒毛膜促性腺激素（HCG）水平。这可以检测体外受精治疗是否成功。但是，也会出现起初检查时呈阳性，但随后的发展中受精卵没有成功植入，因而HCG下降的情况。

体外受精治疗结束的第5～6周，要进行第一次超声波检查。如果在子宫内看到一个小的孕囊，则表示情况正常；如果没有看到孕囊，就有可能发生异位妊娠。有时候，在超声波检查中能看到好几个孕囊，这就说明是双胞胎或多胞胎，但也经常会看到多余的孕囊消失（双胞胎消失综合征）的情况。多胎妊娠时，容易发生流产、先天畸形和早产，所以在体外受精治疗时应选择植入最少的受精卵。

到了第6～7周，需要进行第二次超声波检查，观测胚胎的两个端点和心脏搏动的情况。到了这一步，意味着您已经开始妊娠之旅了！

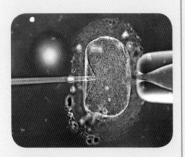

体外受精 将一个精子注射到一个卵子中就是卵胞浆内单精子显微注射技术。

您的情绪反应

怀孕初期，女性的感受毫无疑问会因个人生活环境的不同而有所差异。不过，如果您和很多女性一样，都感到情绪很不稳定，这一定是不断升高的孕激素在发挥作用。

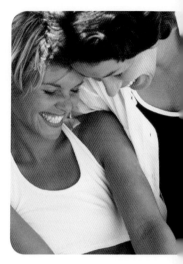

兴高采烈 一些女性乐于和他人分享怀孕的好消息，另一些女性则希望把这个秘密藏得更久一些。

如同我在前面讲到的，之所以有恐惧与兴奋交加的情感，不仅仅是因为您即将面对未来的新生活。很多孕产书籍会告诉您，脆弱不堪的情绪将逐渐平静下来，并不会因此产生很多问题。我并不赞同这个观点。这些情绪与激素息息相关，因此一定还会持续下去，但我们会逐渐和这些情绪变化和平共处。毕竟，人类是实用主义的生物，我们能够把这些变化带来的影响降低到最小。

如果您通过备孕，或费尽千难万苦才怀孕，在最初的几天里您会很激动，希望立刻分享这份惊喜。然而，也有一些女性在得知自己怀孕后，会把它视为隐私，只愿意与配偶和亲近的家人、朋友分享。更有一些有流产史的女性，由于担心出现波折，并不急于公开这个消息，而是等到妊娠中期后才会公布。

在这个阶段，您可以自行决定是否将怀孕的消息分享给其他人，这个决定不分对与错。我们都知道，每一个家庭都很复杂，只有您自己知道如何通知配偶、父母、姐妹、公婆或朋友自己怀孕的消息。总之，可以确定的是，多数家庭成员和朋友知道这个消息后，都会感到欣喜，他们也会感激您和他们分享这个消息。实际上，根据以往的经验，您的朋友和家人会积极地向您提供帮助，并给您一大堆善意的劝告。

很多在怀孕早期的女性表示，她们担心这个消息会影响到那些无法生育、失去孩子或曾经有妊娠并发症的朋友和家人，让他们感到不舒服。这种保护别人、防止他们去回想自己伤心经历的做法并不现实。而且，在我的诊所里，当流产患者得知其他人怀孕时，即使这个消息会令她们难过，但她们依然十分宽容。我对此也非常动容。当您宣布自己怀孕的消息时，他人给予的祝福也会让您格外开心。

伴侣的感受

无论您打算在什么时间、以什么方式宣布喜讯，如果您有伴侣，您都会第一时间把这份喜悦分享给您的伴侣。在这个时刻，并非只有女人面临种种复杂的情绪，很多男人也会百感交集。尽管大多数男人在听到他们要当父亲时都格外兴奋，但在怀孕早期，男人和女人有完全不同的感觉。起初，男人并没有什么特别的感觉，一直到他通过超声波看到胎儿或感知到您体内有胎儿活动时，才有可能表现出您所期望的反应。与之相比，女人因为可以感觉到体内的胎儿，在身体和情绪上都有极为不同的感觉，而且不久之后她们的外观还会发生变化。

您有必要把您的感受告诉伴侣，但想要将怀孕变成谈话的焦点并不简单。如果您发现他不愿关注您的早期症状，更愿意读侦探小说，而对那些您欲罢不能的妊娠书籍毫无兴趣，千万不要失望和埋怨。

您的伴侣 成为父亲可能是最好的消息，他需要时间接受。

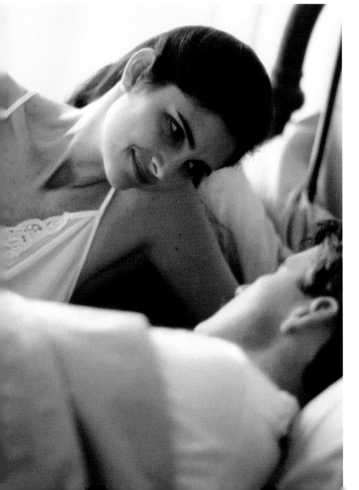

其实他和您一样，都需要一段时间来消化这个消息，同时适应怀孕对您生活造成的影响。他会对自己即将承担的责任感到紧张不安，尤其当您打算暂时依靠他的薪水来养家糊口。虽然这种态度在接下来的几个月并不会发生很明显的改观，但他一定知道自己迈入了人生的新阶段。不管对哪一方来说，心平气和地讨论你们的感受，有助于防止误会的出现。

一直以来，关于怀孕这个话题，人们更加关注的是准妈妈，准爸爸的意见容易被忽视。现在，人们普遍认为准爸爸应当陪产。同样地，父母双方都应当积极参加产前课程。如果您的伴侣乐于陪您参加，这固然是一件好事；但如果您需要用某种方法迫使他参加，或让他觉得如果不能马上适应父亲角色的转变就会让您很失望，这些都可能会为日后的生活带来矛盾。如之前所说，在这个阶段，如果他说他不会参加产前课程或者不会进产房，您不必过于烦心。相信我，大多数男人会慢慢改变主意的。如果有专为父亲开设的课程，可以让他去试试，他可能更愿意参加。

单身母亲

很明显，很多书中的讨论是建立在女性有一个伴侣或男性伴侣的基础上，然而社会有时候远比我们想象的更加复杂。一些女性或许会孤零零地开始她们的妊娠之旅，在本书中我不希望将她们排除在外。如果您选择成为一个单身母亲，您应当对未来9个月和孩子出生后的生活进行一番仔细的思考。如果是环境迫使您成为单身母亲，面对未来您可能感到很悲观，并且需要他人支持。我仅有的建议就是现在就要建立好您的人际关系，将您怀孕的消息与亲戚或朋友分享，让他们陪您度过一些像第一次超声扫描和分娩这样的重要时刻。如果不现实，请尝试寻找一些单身母亲和单亲家庭互助小组，如果您找到和您有相同经历的朋友，这会很有帮助。

您的伴侣在想什么

您的伴侣可能有以下想法：

- 我们还会有和从前一样的亲密关系吗？
- 她还可以和我一起看足球或打羽毛球吗？
- 如果我们中有一个人失业，怎么办？
- 怀孕需要多少费用？
- 她会不会变得更加脆弱？
- 如果在孕期中有问题出现怎么办？
- 她在分娩时我该做什么，她又会期待我做什么？
- 她会不会只关注孩子？
- 我能成为一个好爸爸吗？

> 一直到他通过超声波看到胎儿或感知到您体内有胎儿活动时，才有可能表现出您所期望的反应。

产前检查

　　您一旦得知自己怀孕，就应当去预约医生。最好在怀孕早期就去看医生。如果您平时身体健康而很少去看医生，现在应当行动起来。

　　理想的情况下，您应当在怀孕的6~8周时去看医生。医生面诊时的第一个问题就是您上一次的月经时间，以便推算预产期。通常，医生会从末次月经的第一天开始推算，整个妊娠周期为第37~40周，一般使用图表和妊娠圆轮表来计算。之所以使用周而不是月来确定妊娠阶段，是因为这样可以避免很多问题。预产期是否准确，取决于您的月经周期是否遵循了28天的规律。假如您的月经有提前、延迟或不规律的情况，医生会酌情调整您的预产期，并且告诉您这个日期不会太准确，等到做超声波检查时，再根据检查结果确定妊娠的时间和预产期。

　　医生也可能会安排一些基本检查，如检验尿液中含糖和蛋白质的情况、测血压等。妊娠早期结束或妊娠中期开始时（通常在10~12周）的正式产前检查会进行更多、更详细的检测。

安排您的定期检查

　　与医生会面时，你们可以就妊娠期间的护理问题进行讨论。如果您之前生过孩子或对分娩有自己的见解，您可能已经清楚要做哪些产前检查，以及到哪里去做检查。但如果您是第一次怀孕，关于哪些检查有效果，哪些有必要，您可能想获知更多详细的说明。在本章结尾，我将会全面地说明所有的产前检查和分娩方式。

　　第一次正式的产前访视应该在妊娠早期结束前进行，可以选择妇产医院或者综合性医院妇产科。您可以与助产士和医生讨论目前怀孕的情况，听取他们的建议。很多人误以为所有的产科医生和助产士都对在家分娩持反对意见，其实并不是这样，他们关注的是如何保证母亲和孩子的安全，因而要确保母亲知道如果出现问题应该采取什么做法。

> 除非您有特殊的问题需要急诊，大多数产检都可以在社区内的医院进行。

您的预产期

按照下表，找到您末次月经的月份和末次月经开始的第一天。
日期下方的数字就是您的孩子可能出生的日子——预产期。

	1	2	3	4	5	6	7	8	9	10	11	12	13	14	15	16	17	18	19	20	21	22	23	24	25	26	27	28	29	30	31
1月	1	2	3	4	5	6	7	8	9	10	11	12	13	14	15	16	17	18	19	20	21	22	23	24	25	26	27	28	29	30	31
10月/11月	8	9	10	11	12	13	14	15	16	17	18	19	20	21	22	23	24	25	26	27	28	29	30	31	1	2	3	4	5	6	7
2月	1	2	3	4	5	6	7	8	9	10	11	12	13	14	15	16	17	18	19	20	21	22	23	24	25	26	27	28			
11月/12月	8	9	10	11	12	13	14	15	16	17	18	19	20	21	22	23	24	25	26	27	28	29	30	1	2	3	4	5			
3月	1	2	3	4	5	6	7	8	9	10	11	12	13	14	15	16	17	18	19	20	21	22	23	24	25	26	27	28	29	30	31
12月/1月	6	7	8	9	10	11	12	13	14	15	16	17	18	19	20	21	22	23	24	25	26	27	28	29	30	31	1	2	3	4	5
4月	1	2	3	4	5	6	7	8	9	10	11	12	13	14	15	16	17	18	19	20	21	22	23	24	25	26	27	28	29	30	
1月/2月	6	7	8	9	10	11	12	13	14	15	16	17	18	19	20	21	22	23	24	25	26	27	28	29	30	31	1	2	3	4	
5月	1	2	3	4	5	6	7	8	9	10	11	12	13	14	15	16	17	18	19	20	21	22	23	24	25	26	27	28	29	30	31
2月/3月	5	6	7	8	9	10	11	12	13	14	15	16	17	18	19	20	21	22	23	24	25	26	27	28	1	2	3	4	5	6	7
6月	1	2	3	4	5	6	7	8	9	10	11	12	13	14	15	16	17	18	19	20	21	22	23	24	25	26	27	28	29	30	
3月/4月	8	9	10	11	12	13	14	15	16	17	18	19	20	21	22	23	24	25	26	27	28	29	30	31	1	2	3	4	5	6	
7月	1	2	3	4	5	6	7	8	9	10	11	12	13	14	15	16	17	18	19	20	21	22	23	24	25	26	27	28	29	30	31
4月/5月	7	8	9	10	11	12	13	14	15	16	17	18	19	20	21	22	23	24	25	26	27	28	29	30	1	2	3	4	5	6	7
8月	1	2	3	4	5	6	7	8	9	10	11	12	13	14	15	16	17	18	19	20	21	22	23	24	25	26	27	28	29	30	31
5月/6月	8	9	10	11	12	13	14	15	16	17	18	19	20	21	22	23	24	25	26	27	28	29	30	31	1	2	3	4	5	6	7
9月	1	2	3	4	5	6	7	8	9	10	11	12	13	14	15	16	17	18	19	20	21	22	23	24	25	26	27	28	29	30	
6月/7月	8	9	10	11	12	13	14	15	16	17	18	19	20	21	22	23	24	25	26	27	28	29	30	1	2	3	4	5	6	7	
10月	1	2	3	4	5	6	7	8	9	10	11	12	13	14	15	16	17	18	19	20	21	22	23	24	25	26	27	28	29	30	31
7月/8月	8	9	10	11	12	13	14	15	16	17	18	19	20	21	22	23	24	25	26	27	28	29	30	31	1	2	3	4	5	6	7
11月	1	2	3	4	5	6	7	8	9	10	11	12	13	14	15	16	17	18	19	20	21	22	23	24	25	26	27	28	29	30	
8月/9月	8	9	10	11	12	13	14	15	16	17	18	19	20	21	22	23	24	25	26	27	28	29	30	31	1	2	3	4	5	6	
12月	1	2	3	4	5	6	7	8	9	10	11	12	13	14	15	16	17	18	19	20	21	22	23	24	25	26	27	28	29	30	31
9月/10月	7	8	9	10	11	12	13	14	15	16	17	18	19	20	21	22	23	24	25	26	27	28	29	30	1	2	3	4	5	6	7

大多数产检都可以在社区内的医院进行，除非您遇到了特别紧急的麻烦。实际上，大多数女性只需要到医院进行超声波检查，除了曾经有妊娠问题，如多次流产、晚期妊娠并发症等的女性。如果您属于这个范畴，医生可能会让您尽快接受检查并进行一次早期的超声波扫描。如果您本身患有一些慢性疾病，如糖尿病，最好尽早开始产前检查。

在产科诊所里，一些女性失望地对我说，在见医生之前，似乎没有人关心她们——没有人告诉她们该怎么做，或者在哪里可以了解更多和怀孕相关的事情，她们会手足无措。一位首次当母亲的女性说："对我来说一切都是新鲜的，我不知道该怎么办。我庆幸自己并没有遇到什么健康问题。"这就是为什么我们要在孕期第8周左右见医生。

这也是孕妇要尽可能多地了解怀孕知识的原因。这些知识既可以增强她们的信心，也可以让她们清楚即将发生的事情。在具备医疗条件的地方，从确定怀孕开始，我们就可以有规律地进行产前检查。如果条件不允许，我建议您最好准备一本内容翔实的怀孕指南。

共同关注的问题

关于妊娠早期阶段和健康状态，您可能会有许许多多的问题。在第一次产前咨询时，您可以与医生讨论这些问题。

接下来，我将列出一些准妈妈们在妊娠早期共同关注的问题，如果您在这里没有找到答案，可在关于妊娠早期后面的部分——6~10周和10~13周查找。当您与医生交谈时，请不要犹豫，直接说出您所困惑的问题，以便尽早获得医生的建议。您需要让自己尽可能舒服地度过接下来的几周。

以前的妊娠问题

假如您以前的妊娠有过问题，如流产、异位妊娠或如产前子痫这样妊娠晚期的并发症，医生会让您接受一次早期的超声波扫描检查，或提前预约产科医生。对于曾经流产的女性，扫描可以让她们放松和平静，摆脱反复流产的经历带来的伤害。需要提醒的是，这一时期只有一个健康的孕囊在子宫腔内可见。在胎儿5~6周时，一位经验丰富的超声波医生就可以观测到胎儿的心脏搏动，但每次怀孕都不是完全一样的。在怀孕早期阶段，很少能看到子宫中有孕囊、胚胎的极（一个在囊内的微小的矩形斑点）或心脏搏动。这是因为在您估计的日期之后，胚胎才能植入子宫，所以想要看到还需要一段时间。如果您的月经不规律，受孕的日期则很难确定。

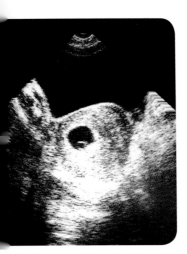

胎儿的极 微小的胚胎是可见的，卵黄上的白色斑点正漂浮在羊膜囊中的黑暗圆圈。

有宫外孕史的女性有必要进行早期的超声波扫描。宫外孕是指胚胎发育出现在子宫外，常见于发生在输卵管，也有可能在卵巢或腹腔。扫描可以看出孕囊是否处在子宫的适当位置，如果发现其不在子宫内，需要通过血液检查来确定血液中HCG的水平。假如HCG升高，但子宫内仍没有孕囊，必须采用腹腔镜或药物治疗的方式终止妊娠，保护输卵管。

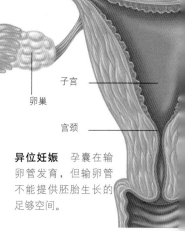

含胚胎的孕囊

输卵管

子宫

卵巢

宫颈

异位妊娠 孕囊在输卵管发育，但输卵管不能提供胚胎生长的足够空间。

尿道感染

妊娠的前几周出现尿频对孕妇来说很常见，但一定不能忽视尿道感染的可能性。如果排尿时出现刺痛、尿急、下腹部疼痛或不适，尿中有血，那么应怀疑尿道感染，应当立即去医院，用抗生素进行治疗。

妊娠期间的尿道感染较为常见，这是因为孕激素使尿道变得松弛，使得细菌很容易入侵尿道和膀胱，从而引起炎症。由于妊娠时的

饮食和锻炼

我相信您在饮食方面一定会制订最好的计划：在怀孕时吃最健康的食物，既保持营养又保持苗条。然而，我也很清楚您的计划往往会被两个常见问题所打乱，那就是恶心和疲乏。

妊娠早期的食物非常重要，因为这几周是胎儿的重要器官，诸如心、肝、脑和神经系统形成的关键时期。正如之前所说，在妊娠早期，恶心和呕吐会妨碍您的正常饮食。

少食多餐。和一日三餐相比，简单的饮食和点心可能更开胃。清晨时可以试着吃少许面包和饼干。

确保吃健康的零食，如水果、坚果和一些奶酪，以确保您的血糖水平不会降低。

不管您吃了多少固体食物，都务必要有规律地大量喝水。

如果您怀孕后不想锻炼，那么可以休息。但不要忘记怀孕早期的锻炼并不会引发问题，如果您有坚持锻炼的习惯，对您的身材和健康会很有益处。

可以肯定的是，妊娠前3个月结束后，您就会恢复活力。即使不能打羽毛球，您仍可以去游泳池里放松一下，或者参加对身体有好处的游泳课。

膀胱肌肉很松弛，炎症会从输尿管中迅速通过，最后到达肾脏，引起肾盂肾炎。一些症状会突然出现，包括体温升高、寒战、膀胱和肾区压痛感、腰部严重不适，并会扩大至腹股沟处。出现这种情况后应使用抗生素，治疗效果明显；如果不治疗，炎症会长期存在，并使肾脏受到损害。孕妇有可能存在无症状的细菌感染，这一概率为2%～5%，因此筛查与治疗能使患肾盂肾炎的风险降低。

当前的身体状况

如果您存在某些健康问题，无论症状多么轻微，一旦得知自己怀孕后都应当告知医生。他们将帮助您确定最适合您的护理。如果您需要接受治疗，他们会告诉您是否要调整药物剂量。没有寻求医生意见之前，不要擅自停止服用任何处方药。

本书结尾处会对一些身体状况加以详细说明，如糖尿病、高血压、甲状腺疾病、肾脏疾病、心脏疾病、癫痫和肠炎等。这些疾病在妊娠时都需要专业治疗。如果您患有其中一种疾病（或某种此处未提及的疾病），医生会建议您到产科寻求专家意见，并且越早越好，当您需要调整药物时，这一点尤为重要。整个孕期内，您都会接受一位产科医生和一位了解您身体情况的专科医生的监督指导。您的任务就是保持身体健康并遵从他们的建议。

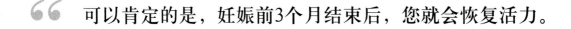

可以肯定的是，妊娠前3个月结束后，您就会恢复活力。

高龄产妇

近年来，生育模式正在发生显著改变。女性首次生育的平均年龄呈现稳步降低的态势，而35岁以上生育的母亲数量则急剧增加。

在英国，每5名生育的女性中，就有一人超过35岁，而在过去10年，40岁以上产妇生育的宝宝的数量正处于历史新高峰。如果您的年龄超过40岁并且是第一次怀孕，您会听到别人称您为"高龄初产妇"。换言之，从医学的角度来说，您的年龄被视为一种风险因素。尽管许多女性在这个年龄依旧有生育能力，并且最终有了一个圆满的结果，但毫无疑问的是，与年轻女性相比，超过40岁的女性在尝试怀孕和孕期内更有可能遇到问题，她们出现妊娠晚期并发症的概率也会更大。

尽管如此，许多此类并发症都是可以被发现或预测的，其后果也可以被减轻。因此，只要您定期产检，您也可以拥有一段顺利的妊娠之旅。

女性到了30岁后，生育能力开始迅速下降，这是因为卵子的质量会随着年龄的增加而不断下降。一方面，她们的卵子较难受精；另一方面，卵子老化更容易携带有缺陷的基因和染色体。这要么会阻碍女性怀孕，要么有可能造成早期流产，因为它所孕育的胚胎是存在异常的，难以进一步发育。例如，16号染色体三体是流产中最常见的一种原因，它会导致胎儿的生命无法继续。

一些基因缺陷并不是致命的，其中最为人知的就是唐氏综合征，即21号染色体三体，而它在35岁以上的产妇中发生的概率更高。正因如此，高龄产妇需要定期接受产前检查，诊断可能出现的胎儿基因和身体缺陷。除了早期和晚期流产以外，宫外孕、死产、新生儿死亡的风险也会随着母亲的年龄而增加。一项最新研究显示，父亲生育年纪越大，则胎儿患染色体缺陷和流产的风险也会更高。

一些严重的产前并发症，比如高血压、先兆子痫、妊娠糖尿病、早产、胎盘前置和胎儿发育不良等，在高龄产妇中更为常见。另外，随着女性年龄增加，她们在怀孕前也更有可能出现身体状况，比如高血压、糖尿病、心脏病或肥胖等，这会使得她们的妊娠前景更加复杂。最后需要指出的是，35岁以上女性在分娩时需要医学介入的概率更高，尤其是初产妇，而她们在产后期出现并发症的概率也更高。她们更有可能实施催产，需要借助产钳或吸罐，或者实施剖宫产，也更有可能患产后出血、深静脉血栓症或产后抑郁症。

产前检查和分娩方式的选择

如果您需要专业的护理，您应该到医院做产前检查。恰当的产前检查会使妊娠成为您人生中的一段愉悦的时光。

抱以开放的态度

我在怀孕时特别希望有一本书能帮我了解自己身体的非常规情况。然而令我意外的

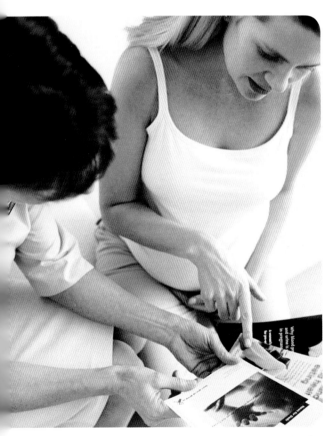

良好建议 在孕期，医生会关注您的健康，同时也会提供孕妇需要的建议和信息。

是，大多数书对一些问题有着完全不同的主张。它们大概可分为两类：一些由产科医生编写的书中，主张专业的医院是生孩子的最佳场所；另一些由支持自然分娩和在家分娩的人士编写的书中，主张医院使女性分娩时失去对自己身体的控制权，产妇们会因此感到难过和脆弱。很多读者也认为，如果医疗手段介入了妊娠，她们就是一个失败的母亲，并且有一种被抛弃或被欺骗的感觉。我的结论是，这两类书都既不现实又无帮助，因为其中的内容会让孕妇对即将开始的旅程充满不安，对自己极不自信。经再三考虑，我认为有必要写一本符合更多女性需求的书。

在您做决定之前

产前检查旨在确保您在妊娠期间的健康，尽早检查出任何可能对您身体有负面影响的问题，帮助您顺利生下健康的宝宝。在产前检查中，您也会掌握更多孕产和健康知识，为之后的分娩和母亲角色的转变打下基础。

产前检查的类型（以英国为例）

责任制团队助产

这个方法在低风险孕妇中越来越普遍，因为它可以促进孕妇与助产士的关系。

责任制团队助产已经在英国许多地区普及。该方法需要社区助产士单独或以团队的形式提供产前护理。责任制的助产士会负责照顾多名孕妇，通常是以区域为单位。您会被分配一名主要助产士，在您整个怀孕和分娩期间给予您持续的照顾。

团队助产，即助产士们轮流值班待命，当该团队负责的某位女性即将生产时，助产士会到场提供帮助，不论产妇是在家分娩，还是到生育中心或医院产科分娩。

共享医疗

对您进行产前检查的职责会被分摊，一部分由医院来承担，您需要进行产前预约检查（例如超声波检查，或者诊断病情）；其余的部分则由全科诊所或卫生中心来承担。大约在10~12周，您需要到当地医院预约一次详细的访视和检查。这是对选择在医院分娩的女性来说最普通的产前检查。

只要没有发现问题，您的全科医生和社区助产士还是会负责您大部分的产前检查。妊娠后期，您还需要去医院进行超声波检查和血检，同时还需要和医生进行一到两次会面。全科诊所通常也会有一名专门从事产前检查的医生。

您可以到医院进行分娩，当您返回家里后，全科医生或助产士会继续照顾您。

医院产前检查

如果您之前有疾病史、产科并发症或您的胎儿被发现存在某种问题，那么我会建议您到当地医院进行产前检查并在医院分娩。您需要预约专科医生（高危产科医生、胎儿医学专家、产科医生或其中多位），助产士会提供协助。

您的全科医生或社区助产士会尽快与您联系，为您提供建议。剩下的孕期检查将在您分娩时所在的妇产医院进行。

生育中心

许多国民保险（NHS）范围内的医院在院内或附近设有生育中心。这个方案适合那些希望得到"一站式"孕期服务的女性。在产前、分娩时和产后，您都会在一个放松的、仅面向女性的环境中进行检查和护理。生育中心除了提供产前和产后检查，还会开设一些孕期和育儿课程。生育中心也是多功能的场所，有舒适的房间和完备的设施，比如分娩池和单独浴室，环境良好，还建有起居室、准备餐食的厨房，以及咨询室。生育中心主要由助产士提供服务，没有常驻的产科和小儿科医生或麻醉师，所以比较适合低风险的孕妇。如果出现紧急情况，产妇会被转移到医院的产科。

单独的助产检查

还有一种方法可以确保对您护理的持续性和完整性——花钱聘请一位只对您服务的助产士。她将为您做一系列产前检查，并且陪伴您生产和分娩——不论在家里还是在医院。对于那些希望在家里分娩的女性来说，聘请专属的助产士是一个采用率很高的选择。

生育中心有舒适的房间和完备的设施，比如分娩池……

方案的变化

近年来，分娩方式的选择成为一个激烈争论的话题，这在很大程度上起源于孕妇对传统医院的护理方式不满。

在过去半个世纪里，医学技术的发展使生产和分娩变得更加可控，这也就是为什么我们现在把分娩视为一种医疗技术。但女性也开始拒绝自己被看作生孩子的机器去治疗，而不是一个有知情权的参与者。这些情绪敦促英国政府制定关于妇产科的服务的法规，并在1993年发布了《出生方式的改变》（*Changing Childbirth*），2007年又发布了最新版本《关注孕产》（*Maternity Matters*）。而且，在2016年出版了《更好的出生》（*Better Birth*），这些出版物基于以下结论，呼吁对产科服务进行改进。

▶以安全为由，倡导所有女性在医院分娩是不合理的。

▶很多女性希望在妊娠和分娩时获得持续的护理，助产士最适合提供这些服务。

▶女性希望在产前检查方面享有更多选择。

▶在英国，即使有更多在家分娩或在小型产科诊所分娩的需求，也是难以实现的。

▶孕妇待产和分娩时，会接受很多传统的治疗手段，如持续的胎儿监控、硬膜外麻醉和外阴切开术，这些治疗都是没有必要或是盲目进行的。

▶医院的环境让女性认为自己失去了对身体的控制权，对待产和分娩的过程感到失望。

▶由全科医生开的诊所和社区产前诊所若能提供更加专业的评估，则应当取代医院的产前检查。

▶在医院里，女性应当有权自己选择护理人员。

▶女性和护理人员的关系很重要，应当得到重视。

这些报告确实引起了公众对这一问题的关注，更使得医院的妇产科变得更加友好和舒适，而不再像从前那样给人冷漠的感觉。尽管家庭分娩的人数并没有大幅增长，但医院在女性分娩时提供了更好的服务。现在，医院更强调灵活性，注重一对一的助产护理，在可能的情况下将医疗介入降至最少。

如果我们想让更多想法成为现实，除了需要大量财力和教育资源，还需要更多训练有素、经验丰富的助产士。我认为，在大多数情况下，产科医生应当与助产士配合工作，只有在出现医疗风险和产科并发症时才作为主导。为此，关键在于寻找更好的办法来确定那些存在较高风险并需要医疗介入的女性。

> 医院的妇产科变得更加友好和舒适，而不再像从前那样给人冷漠的感觉。

如果您认为在这个阶段就决定分娩的场所还为时尚早，那么目前最紧要的是确定您的产前检查，因为在妊娠早期结束前必须做第一次产前检查。

做决定之前，请搜索不同来源的信息。可以与朋友和邻居交谈，查阅医生提供的健康宣传册。网络上也能看到大量的信息，不过其中大部分都不是专业的权威观点，请注意辨别。最后要记住，您可以随时按照您自己的想法改变分娩场所。

在英国生孩子

在英国，目前大多数的孩子都在医院里出生。根据近期的一项统计，大概有97%的孩子在医院里出生，而只有2.3%的孩子在家里出生。相比之下，在1954年，在家里出生的孩子约有35%。1970年的《皮尔报告》使得分娩地点的选择发生了变化，这份报告得出如下结论：对母亲和孩子而言，在医院分娩的安全性高于在家里分娩。报告建议所有的女性都应该选择医院作为分娩场所。到1985年，在家中出生的孩子已不足1%。

近来，有人认为《皮尔报告》提到的在医院分娩安全性更高并不是在医疗事实的基础上提出的，而依据的是这几年大幅下降的围产期死亡率。毋庸置疑，产前检查的普及和生活质量好转正是死亡率下降的主要原因。正因如此，在这10年间出现了关于妊娠和分娩的另一种不同的观点。

如今，女性们大多已详尽了解怀孕的过程，她们的健康程度和生活标准普遍得到了提升，因此可以对产前检查和孩子出生的地点做多种选择。尽管一些女性分娩时依然需要借助高科技的医疗手段，但大多数人都可以顺利妊娠，并自然而然地开始正常的阴道分娩。基于此，有很多女性和她们的助产士认为，选择在家里分娩至少对那些低风险的孕妇来说是一个值得考虑的选项。近期也有研究指出，在家分娩和在生育中心分娩都是安全的选项，尽管如果您是初产妇，您很可能会被转移至医院。

选择出生地点

对于孩子的出生地点，有以下几个选项：医院、生育机构或自己家里。您在选择时应当考虑两个因素：您的个人偏好以及您和孩子的安全。有时，妊娠中会出现问题或并发症，使这两个因素不能兼顾，但通常可以妥善地解决，然后随着时间的推进，考虑更多因素，达到最终的目的。千万不要固执坚守某种观点。

在医院分娩

如果您是初产妇，或目前有健康问题，又或者以往的妊娠中出现过并发症，您很可能会被建议选择在医院分娩这种方式。但是，您依旧可以在当地的诊所做产前检查。您居住的区域可能有很多家医院，在选择医院时应尽量查明每一家医院是否设施齐全、可以做哪些产前检查。例如，如果您分娩时有社区助产士提供帮助，她们往往是在医院提供服务的，会指导您做决定。一些医院可以提供针对孕妇保健的助产士团队。

现在许多医院的分娩室与诊所完全不同。这些分娩室装有柔和的灯光，播放悦耳的音乐，提供舒适的椅子和宽大的地垫，还配备分娩球和马桶。一些医院还设有分娩池，可供产妇进行水中分娩。

在由助产士负责的生育中心分娩

现在许多妇产医院都下设有由助产士负责的生育中心，它们有的隶属于大医院的妇产科，有的则是当地或社区医院的一个独立的部门。生育中心的员工通常是助产士，在整个妊娠、待产和分娩过程中，她们可以为产妇提供不间断的服务，这里指的是正常的妊娠以及低难度、非紧急情况下的分娩。下设有生育中心的医院的妇产科往往是最优的。它既可以提供不那么严肃的环境和连贯的产前检查，也具备专业支持，一旦分娩出现问题需要向专家求助时，产妇能够立刻获得专业的医疗服务。

在家分娩

如果您希望在家里分娩，您首先要告知您的全科医生或助产士。如果这是您的第一胎，大多数医生和助产士会向您说明在家分娩的安全性。无论您的妊娠过程多么一帆风顺，都没有人可以料到分娩时会出现什么意外。如果您患有一些疾病或曾有过妊娠并发症，医生们也会担忧您选择在家分娩的安全性。

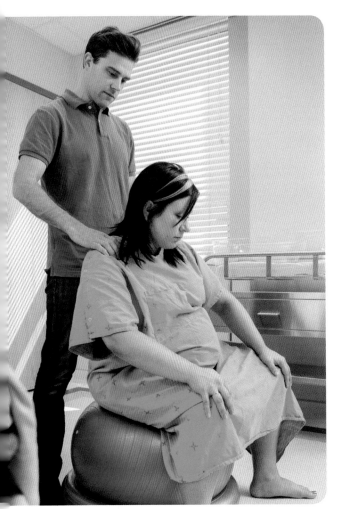

医院分娩 在医院可以找一个积极为您提供帮助的助产士，产科的环境不同于一般的医院科室。

　　如果您生过孩子，而且是顺产、无妊娠并发症，那么您可能会被建议考虑家庭分娩。即便如此，也不能确保两次怀孕一样。一旦感觉这次妊娠有任何问题，应当考虑改变计划。

　　如果您计划在家分娩，隶属于当地医院的社区助产士会为您提供产前检查。有一些地区，助产士会在妊娠期间定期对您进行访视，和您讨论需要进行哪些准备工作，以及具体在哪里进行分娩。到了预产期，助产士会陪在您身边。即将分娩时，会有另一名助产士来到家里为您提供帮助，直到您顺利生下宝宝。如果出现并发症，助产士会陪同您到医院。英国有完备的转诊制度，保障您顺利转诊。不过当您计划在家分娩时，应当考虑转诊所需的时间。

　　一些助产士并不在英国国民保险的范围内，您可以通过独立的助产士机构聘请助产士，以帮助您完成所有产前检查和在家分娩。

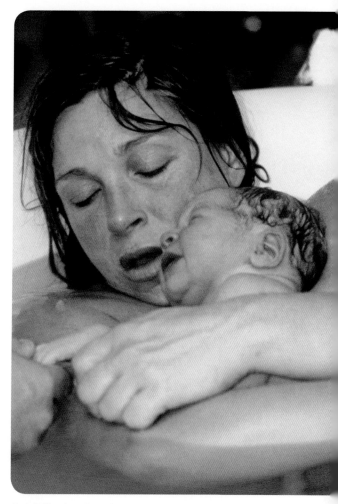

家庭分娩　如果您生过孩子，而且分娩过程很顺利，您可以考虑在家人的陪伴下在家分娩。

了解更多

　　在做决定之前，首先了解一下附近的几家医院，与您的配偶、助产士和医生进行讨论。最好亲自去看一看，考量那里的环境是否能让自己舒适。分娩时，这种舒适的感觉不仅仅来自仪器、设备和房间装饰等硬件设施，也包括医生和助产士的服务态度。很多女性去医院都会感到很紧张，因为医院常常勾起人们关于疾病的悲伤的、不愉快的记忆。但是，产房和产前检查诊所的氛围与医院其他科室截然不同，这里的患者都是健康的，其态度都十分乐观。所有的医生和助产士都会各司其职，帮助您获得一段愉快、顺利的分娩经历。

探访医院妇产科应当询问的问题

要了解当地医院妇产科怎么样，最好的办法就是实地考察一番。以下问题可以帮助您选择您青睐的产科护理和分娩类型。

一般问题

▶产科和生育中心有何特长，提供哪些特殊的服务？

▶医院针对各类产前检查和分娩护理有何政策规定？例如，是否可以和您的全科医生配合，或者是否实施责任制助产？

▶是否可以选择女医生？这个问题通常取决于医生数量和值班情况。

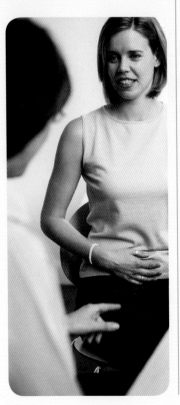

▶是否有全天候的麻醉镇痛服务？

▶医院产前门诊是否需要预约？

▶是否开设产前课程，是否允许参观产房和产后设施？

▶他们对分娩计划有何看法？

待产和分娩的问题

▶在对待特殊要求和不同类型的分娩时，助产士是否可以随机应变？例如，是否愿意鼓励女性以任何舒适的方式，如躺着、站立或蹲下的方式进行分娩？

▶助产士多久更换一班岗？如果12小时换一次班，您有可能全程都由同一位助产士照顾。

▶分娩时，医院对引产、破膜、镇痛和常规电子监测有何措施？

▶分娩室是否允许配偶、家人和朋友进入？人数是否有限制？

▶是否设有用于水中分娩的池子或者是否可以租用分娩池？

▶产钳、吸罐和剖宫产的使用率是多少？专科医院或医学院附属医院的使用率比普通的小型医院高，因为他们可以对

出现并发症的女性提供更好的照顾。

▶医院对会阴切开术和阴道撕裂有哪些修补的措施？助产士通常有能力缝合，但如果撕裂严重，偶尔也需要当班的医生亲自动手。

产后

▶是否可以提供舒适的床（单人间）？如果有，有多少床位，花费又是多少？是否有浴室？是否为难产女性保留床位？普通病房有多大？每间病房有多少床位？

▶孩子出生后一般要在医院住多久？（初产妇住院时间相对较长）

▶在产科病房是否有专门的母乳喂养顾问？这对您尝试母乳喂养很有帮助。

▶探视的时间是几点钟？

▶是否有特殊饮食供应，例如清真食品或素食？

▶到医院是否需要带日常用品如枕头、毛巾和尿布等？

提供产妇护理的人士

在怀孕、待产和分娩过程中以及产后，您会与各类专业人士打交道。下文将简单描述他们各自的职责。

助产士 是医院和社区的孕产妇护理系统的关键人物。她们有的接受过专业的助产士培训，有的原先则为护士。她们将在正常分娩前、分娩中和分娩后对您和您的孩子负责，一旦出现并发症，她们会向产科医生寻求帮助。一些医院的助产士擅长照顾一些特殊的孕妇，如糖尿病、高血压、感染等和其他的妊娠并发症患者。如果您打算在家中分娩，分娩开始时助产士就会来到您家里，并在必要时陪同您去医院。

还有一些是个体经营的独立助产士，您可以花钱聘请她们。她们会提供持续且个性化的服务，陪伴您度过产前和分娩的整个过程，不论您选择的是在家或在医院分娩。

全科医生 可在您被诊断为潜在高危孕妇时，安排您在医院妇产科建档登记，如果一切顺利，他们会为您分配社区助产士，并对您进行产前访视或产后6周访视。

产科医生 是专门负责孕妇的医生。当您首次到医院登记时，医院会安排有一名产科顾问医生，他的名字会在您的产前病历中出现。产科顾问会带领一群资历尚浅的产科医生，有时也会与助产士团队合作。如果您的妊娠过程没有什么问题，可能与他见面的次数非常少。如果您的情况比较复杂，您可能要成为他们的常客了。

产科内科医师 与产科医生、麻醉师和助产士配合，为患有复杂疾病的孕妇提供护理。

儿科医生 是专门治疗婴儿和幼儿的医生。妇产科医生会与儿科医生密切配合，以保证孩子的健康，并确保他们可以接受相应的医疗服务。对于双胞胎和高危的多胎分娩，通常在有儿科医生在场的情况下进行器械辅助分娩（如产钳）和剖宫产。在每个婴儿回家之前，儿科医生或专业助产士都会给他们做体检。

新生儿专家 是专门对有问题的新生儿进行治疗的儿科医生。他们负责新生儿重症监护室和特殊婴儿护理科室。假如您发生了早产或您的孩子有其他问题，新生儿专家就会给孩子进行治疗。

健康随访员 一般是接受过专业训练的家庭护士或助产士，他会在孩子出生后定期到您家里进行访视。

麻醉师 是在麻醉和镇痛领域接受训练的医生，这包括全身麻醉、脊柱麻醉和局部麻醉。许多孕产科室都配有产科麻醉师，专门为孕妇提供服务。

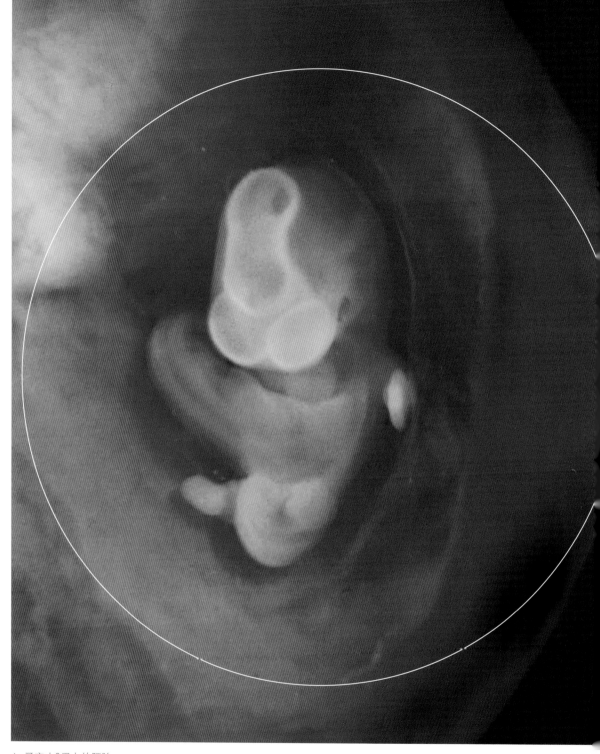

▲ 子宫内6周大的胚胎。

1	2	3	4	5	6	7	8	9	10	11	12	13	14	15	16	17	18	19	20

▶ 0~6周　　　　　　▶ 6~10周　　　　▶ 10~13周　　　▶ 13~17周　　　　▶ 17~21周

▶ 妊娠早期　　　　　　　　　　　　　　　　　　　▶ 妊娠中期

▶6～10周

发育中的胎儿

未来4周，您的宝宝继续发育，体型将长大4倍，外观发生显著变化。到第10周时，胚胎会发育成胎儿，开始逐渐显现人形。

通过超声波，可以看到胎儿的一些面部特征。同时，胎儿的身体正在伸直，四肢正在发育。相比于身体的其他部位，胎儿的头部生长得更迅速，这样才能适应大脑的发育。头部后侧的发育速度快于前侧，这使得胚胎向身体的前侧卷曲，好比向着自己突出的心脏点头一样。身体不再是早期似"逗号"的形状，胎儿开始出现颈部和背部，尾巴退去。

胎儿的头部有高高的额，随着原始面部骨骼的发育、融合，可以辨认出眼、鼻、耳和嘴。在6周的时候，原来头部几处凸起开始迅速发育成眼睛和耳朵。到第8周结束时，眼睛变大并有一些色素沉淀。至第10周时，可以很容易地辨认出眼睛，但眼睛会一直藏在闭合的眼皮中，且不具备视觉功能，这种状态会一直持续到妊娠后期，神经系统完全形成的阶段。头部两边的低洼深陷变成耳道，意味着内耳开始形成。中耳形成于第8周时，它是负责平衡和听力的器官。到了第10周，外耳道部分（耳郭）开始在胎儿的头部朝下方生长。鼻孔和上唇显现，嘴里可见小舌，味蕾已出现。牙床在发育中的下颌骨形成，为将来生长乳牙做准备。

2×实物大小 第6周结束时，胚胎为长4毫米，重不足1克。到第10周，胎儿从头顶到底部（顶到臀）的长度为30毫米，重3～5克。

未来的肢体

随着宝宝的肢体成形，出现了许多令人惊叹的变化：覆盖于肢体上的皮肤皱褶变得平展，之后发展为硬骨的软骨开始形成。这些软骨的肢体芽生长速度很快，过不了多久就可以分辨出手腕和桨状的小手。手臂变长，至第8周时发育出肩、肘，上肢向前突出。蹼状的手进一步发育成分开的手指，到第10周时，粗短的指尖上会发展出感觉垫。下肢也会经历相同的生长过程，但股、膝、腓、踝和脚趾的分化过程较为缓慢。大部分肌肉已经形成，可以通过超声波扫描，观测到微小的反射运动。

体内的变化

中央神经管在体内分化成大脑和脊髓。在支撑细胞（即胶质细胞）的帮助下，神经细胞成倍速增加，经由通路到达大脑与其他部分相连接，使人具有活动的能力。神经网络由此发端，随后信号将从大脑传递信息到身体。胎儿已具备最基础的感觉，虽然还需要一段时间您才能感觉到它的运动，但他对触觉已经有反应了。

到第10周时，胚胎心脏已经发育成有两个心房和两个心室的独立的四腔心脏。两个心房接收来自胎儿循环系统的血液，而心室则将血液输送到肺部和胎儿身体的其他部位。4个腔的出口都有瓣膜，用来保证血液始终朝一个方向泵出，并且不会回流至心脏。胎儿的心跳是成年人的两倍：每分钟可达180次。

消化系统发育迅速，但还需要一段时间才能正常运转起来。胃、肝和脾都已经在各自的位置形成，生长迅速的小肠形成了肠襻，在某段时

10周的胎儿

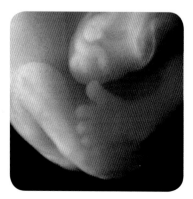
胎儿的肠道从腹壁向外凸起。

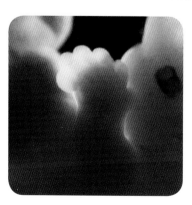
肩和肘部发育，手臂伸向前方。

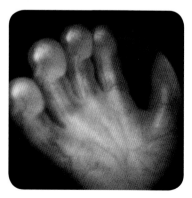
蹼状的手发育成手指，手指带有感觉垫。

羊膜囊

胎儿在羊膜囊内漂浮。羊膜囊由两层膜包围，内层被称为羊膜，外层被称为绒毛膜。两层膜之间的间隙被称为外体腔，其中包含着卵黄囊。

绒毛是从绒毛膜长出的指状组织，它们集中在子宫壁上形成一个循环区域，不久后会发育为胎盘。在此处，绒毛渐渐发展形成血管并沁入子宫内膜，将胎儿与您的身体循环相连通。

别处的绒毛会消失，形成光滑的绒毛膜（即平滑绒毛膜）；妊娠中期，当胎儿进一步成长把子宫腔撑起来时，它将和子宫壁融合。脐带在这时随之形成，尽管胎儿此时仍主要依靠卵黄囊吸收营养，但体循环开始通过脐带进行。

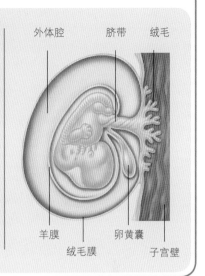

间中，其中一些会通过宝宝的腹壁凸显出来。

在胚胎末期，胎儿已发育出所有主要的器官和身体系统，而大脑和脊髓的发育将会持续整个妊娠期。在胎儿身体结构发育的关键时期，其极易受到各种药物、病毒和环境因素的影响。这段时间过后就会很少再出现先天畸形的胎儿。

您的体形变化

您增大的子宫在接下来的几周将愈发明显。第8周时，它已经有了普通橘子般大小，而第10周时会增至像小柚子那么大。孕妇并不能通过腹壁感觉到子宫的变化，因为此时子宫位于骨盆的内部。

仅仅依靠血流不断增加就可以实现子宫的长大。未怀孕时，子宫每分钟受到心脏泵出的血液总量（心输出量）的2%；妊娠早期，该比例显著增加，至妊娠早期结束时，将有25%的血液总量会直接输送到子宫为胎盘和胎儿提供营养。血液总体输出量（每搏输出量）的增加是通过增加每次心跳泵出的血液量来实现的，而在妊娠期间心率（每分钟心跳的次数）增量并不大。在妊娠激素的作用下，厚的心肌壁会变得松弛，这样心脏如果想要增加每次心跳泵出的血量，不用通过增加收缩期泵出血液的压力就能实现。为了保证您的血压不会因为心脏输出量和血容量增加而变得太高，妊娠激素（特别是黄体酮）的作用再次显现：它会使全身的血管容量扩大，从而可以收纳更多的血液。这就解释了为什么自妊娠早期起，您的收缩压降低并不明显，而舒张压却显著降低。在接近分娩时您的血压才又恢复到正常水平。

明显的影响

您会察觉到身体功能会有明显不同，这是循环系统出现剧烈变化的结果。您可能已经注意到，您必须频繁地上厕所，这是因为肾脏需要卖力地工作，从而有效过滤血液，同时也因为您不断增大的子宫压迫到了膀胱。如果您的乳房在早期尚无变化，现在由于乳腺导管要为下一步泌乳做准备已经变得肿胀，乳房必定会变得更大、更沉、更柔软，同时乳头周围的乳晕颜色变深，面积也变得更大了。乳晕上的汗腺（称为蒙哥马利腺）像丘疹一样，会比原来更大，并分泌出液体。乳房的上述变化是首次妊娠最明显的象征，由于它们并不能在妊娠后完全恢复，所以当第二次妊娠发生时，就不宜再凭它们来做诊断了。乳腺上开始显现出浅颜色组织外环，这被称为第二乳晕。由于血流增加，更多的静脉血管也会显现。

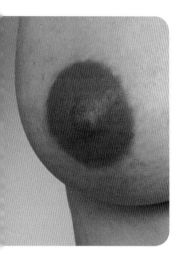

变黑的乳晕 乳头周围的区域变得更大、颜色更深。

皮肤的变化

随着孕激素水平的升高，您的皮肤会长出许多红斑，而且比平常更加干燥，这或许是您最早发现的现象之一。很多女性的腿部、胸部会有类似蜘蛛一样的红线，这就是蜘蛛痣。雌激素增加导致皮肤小血管扩张使它们产生，但通常在妊娠后就会消失，不必担心。皮肤增加了血量的供应会使静脉扩张，这种情况下皮肤比原来更容易把热量散出

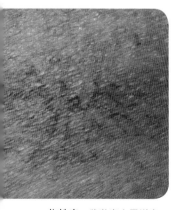

蜘蛛痣 雌激素水平增高，皮肤出现微小、像蜘蛛一样的红线。

去。您可能发现自己忽然无法忍受这一轻微的增温，但适应它是很关键的，因为代谢和血流增加产生了大量的热，而您必须把热量散发出去。

　　生殖器周边皮肤的颜色变深，阴道出现大量的分泌物，同时有夹杂着细胞的水样物质的分泌物排出。通常，这些黏液呈现出清稀的状态或带有奶黄色。它会附着在内裤上，但不会造成不适。但是如果分泌物变成黄色，有恶臭或引起瘙痒、疼痛感，您就要尽快去看全科医生。

您的身体感觉

　　在妊娠早期，有些女性既无疲劳感，也无恶心感。事实上，她们根本没有意识到自己怀孕。但对大多数女性而言，妊娠早期出现恶心、呕吐和乏力的现象再正常不过了。

　　关于怀孕最初几周的感受，没有人能够准确预测。由于每位女性的妊娠各不相同，同一位女性的几次妊娠也可能差异显著。至于这些症状何时到来，也同样没有人说得清楚。一部分女性从发现怀孕之后到妊娠中期都会感到疲惫，而另一部分女性不适时间较短。恶心可能会让您十分难受，然后又会迅速消失。这种感觉也可能会一直折磨您好几个星期。

孕期恶心与呕吐

　　恶心和呕吐无疑是最广为人知的妊娠早期症状，也是人们谈论最多的，70%～80%的孕妇都有过不同程度的经历。我一直认为用"晨吐"来描述这种症状是不严谨的，因为很多女性并没有感到不舒服，但她们确实会觉得恶心。此外，这种感觉不仅限于早上，而是可以持续一整天，有的女性还可能只在晚上恶心呕吐。即使没有恶心的感觉

> " 很多女性并没有感到不舒服，但她们确实会觉得恶心。 "

也不必担心，您也许就是众多孕妇中的"幸运儿"。我在诊所碰到的很多孕早期的女性，她们担心这个迹象是在提示她们的妊娠可能岌岌可危，或者有流产的危险。我可以确定，您不必非要每天经历像闹钟一样准时的折磨，才能完成妊娠之旅。

至于在妊娠时为什么会发生恶心和呕吐，没有人可以详细回答。如同很多复杂的医学问题，恶心可能有很多种原因。有一种说法是，呕吐是由高水平的HCG引起的，从妊娠早期到第13周，HCG的水平持续增高，这就是恶心通常在16～20周时就会自然停止的原因，但不排除有部分女性在20周后仍然有恶心的感觉。

另一种说法是，恶心是低血糖导致的，因为它通常发生在早上还没吃饭的情况下，或者是因为疲劳想要休息和吃饭等时间。

还有一种说法是，妊娠时血液中的孕激素不断释放出来，影响了消化道的平滑肌，使得胃肠蠕动减慢，您摄入的食物和消化酸会在胃中长时间停留，导致您感到恶心和想吐。

无论原因如何，对于恶心呕吐是多么痛苦和不舒服，我自己也感同身受，更别提它给我们的生活带来的诸多不便。另外，您也会担心自己饮食不理想让胎儿出现危险。我必须说明，事实并不是这样的，不管您吃了多少、喝了多少，胎儿都会摄取其中的精华并正常地生长。您可能

> 在妊娠早期，孕妇会对某种食物非常渴望，或对另一种食物极其厌恶。

如何减轻恶心和呕吐

对此，目前并没有神奇的秘方。您可以尝试各种方法，看看哪种对您有效。我经常向病人请教她们所采取的止吐方法，以下是一些她们经常推荐的方法。

▶少食多餐、食用易消化的食物，避免在一天中吃一两顿大餐。如果实在没有胃口，可以用面包、各式各样的茶点、米糕和饼干替代。当您的饮

食恢复正常后，尽量少吃点心，否则您会发现自己变胖了。

▶尽量少吃富含脂肪的食物，它们会给您带来问题。

▶吃温和的食物，比如添加脱脂牛奶的玉米糊，这对补充铁和维生素也很有帮助。如果您不想吃饭，可以用它们来替代。

▶如果早上起床就感到恶心，可

会忧心忡忡，胎儿则会一切安好。

更严重的呕吐

有的女性会长时间（持续数周，而非几天）频繁呕吐，她们难以进食和喝水，进而出现脱水和虚弱，这种情况被称为妊娠剧吐。每200～500名孕妇中会有1例这样的病例。如果您遇到了此类麻烦，可能需要就医，通过静脉注射补充足够的液体、葡萄糖和矿物质，摆脱虚弱的状态。如果您需要住院接受治疗，医生可能会给您开一些片剂或通过静脉注射的止吐药。人们普遍认为这些药物在妊娠早期是可以安全服用的，对胎儿无害。但20世纪五六十年代发生了沙利度胺（反应停）灾难事件后，医生开始谨慎地给孕妇开止吐类药物的处方。现在的止吐药已经非常安全了。如果医生同意，您大可放心服用，它们会帮助您克服呕吐这个难题。

厌食和食欲亢进

孕期内，厌食和食欲亢进往往伴随恶心和呕吐一同发生，虽然它们也可以单独出现。我们依然不明白它们出现的原因，也不清楚为什么在早期妊娠阶段女性会渴望吃这么多种食物，或者什么胃口都没有。记得

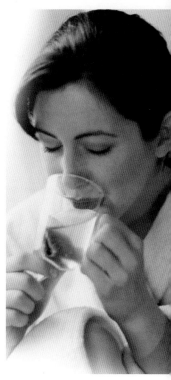

薄荷茶　薄荷茶的清香一定程度上可以减轻伴随恶心而来的金属味道。

以在床上吃一些饼干。

▶一些女性强烈推荐按摩腕带（通常用于防治旅行期间的呕吐）。它们可以帮助您按压身体的某些穴位，从而缓解您的不适。

▶草药茶也是许多患者经常推荐的，尤其是薄荷茶。它们味道清新，可以消除口中难闻的金属味道，而这种味道往往是恶心的罪魁祸首。每天

多刷几次牙也会达到同样的效果。

▶试着吃一些生姜，不管是姜啤、姜茶、生姜胶囊、姜晶、姜根或是生姜点心。

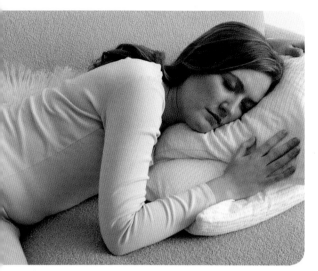

小憩 没有人知道为什么女性在妊娠早期会感到疲倦。当您疲倦时，不妨打个盹儿。

我当初怀孕时，突然发现自己无法忍受平时常喝的咖啡，连橙汁的味道都会觉得太过强烈，如果夜间小酌一口，那么自己会难受得像要大病一场一般。我不能闻任何烤肉的味道，尽管我从小就爱吃奶酪，当时却只要一看到它就会有恶心的感觉。我感到非常忧虑，因为我能吃下的唯一食物就是稀释过的柚子汁，或是一个酵母三明治、一个苹果、一小罐龙须菜，好在我的父母很体谅我这些对食物的怪癖。

在早期妊娠反应和厌食的影响下，大多数女性很早就无法饮用咖啡和酒。白天或夜里的特殊时间段，对咸食（如酵母、腌制的洋葱或腌黄瓜等）的渴望也是相当正常的，也许我们的身体正以这种方式告诉我们急需盐分。与之相类似，有一些妊娠女性会突然食用平常不吃的东西，如粉笔、煤、青草，或者非常钟爱卫生球的气味。我虽然没有这样的体会，但我能告诉您，没有证据可以证明上述现象会对妊娠造成危害。只有少数食物（如肝脏和巴式乳酪）在妊娠期间是具有潜在危险的。本书关于饮食的章节会介绍更多信息。

感觉疲倦

疲倦是妊娠早期的一个明显感受。最初的几个月中，疲倦甚至严重到无法克制。记得当初我工作了一天回到家时，只有拿钥匙开门的力气了，但这并非不良症状。没有人可以对这种疲劳给出确凿的科学解释，尽管关于这个问题的理论很多。一些医生认为黄体酮水平的升高，会让人体产生催眠效应；一些医生则认为这是由于女性身体巨大的生理变化引起的——心脏供血输出量、血容量和氧耗量都增加了。另一种说法将其归咎于胚胎生长的速度，一个小到能握在掌心的胎儿却导致您的体能产生巨大的改变，这着实让人难以理解。

如同所有的孕期现象，疲倦的感觉终究会告一段落。我在文中特别指出它，是因为疲倦经常让您的伴侣和其他家庭成员表达对您的关切。当他们看到一位平时精力旺盛的女性现在经常喜欢打瞌睡而且昏昏沉沉时，他们必然会很担心。不过，如果准妈妈们在几个月里多补充睡眠，困倦感会有所缓解。所以在这段时间，您完全可以听从自己身体的指挥。

您的情绪反应

如果您的情绪十分容易波动，这必定是妊娠早期激素改变的结果。您会突然间对未来的生活无限憧憬，又突然在某一刻为了一些生活琐事而泪流满面。

您会察觉自己对伴侣的几句无伤大雅的话而反应强烈，会时常指责他无法理解您的感受。但是，既然您自己都不明白为什么变得如此脆弱，也就能理解他此时难熬的感觉了。告诉对方自己也感到很困惑，使他相信这并不是长期的性情转变，这是唯一行之有效的办法。虽然剧烈的情绪波动使您感到无力，并无法控制自己的感情，但还是要相信这些都是转瞬即逝的，且是妊娠带来的完全正常的副作用。

您或许对将来、对分娩，或者对您自己能否胜任母亲的角色而感到焦躁不安。这个孩子将给您的生活带来如此多的变化，不管您做了多么充分的准备，当您感到疲倦和恶心时，您仍然可能会对未来感到发愁。

共同关注的问题

在妊娠期的这个阶段，流产恐怕是所有人最关心的问题了，毕竟它多发于早期。但是，出现了令人担心的症状并不代表一定会流产。随着时间的推移，妊娠会更加稳定、安全。

不少女性在怀孕前3个月里都出现过不同程度的出血，可能是褐色

> **在最初的几个月，疲倦的感觉相当强烈。**

或亮红色的污点，也可能是较大的血块。通常来看，这些情况并不意味着妊娠会遭遇波折，多数女性都将孕育一个健康的孩子。尽管如此，我能理解出血会让人多么惊慌。

通过妊娠早期的超声波检查，可以帮助您判断宫腔内的孕囊、胎芽和卵黄囊等情况。这是一项确保安全的措施。很多女性担忧超声波将增加出血的可能，同时害怕超声波检查带来不乐观的结果。这种想法可以理解，但超声波检查是值得信赖的，尽早查明胎儿的状况总是有好处的。

我在孕8周时经历过一次严重出血，当时我情绪之沮丧，至今都难以忘记。当时我静悄悄地和一群医院同事坐在一起开会，事情毫无征兆地发生了。我忽然间感觉到自己的座位又湿又潮，我意识到自己正在出血，但既不疼也没有其他感觉。我第一反应是自己流产了，衣服上到处是血迹，我小心翼翼地离开了会场，回家后一直止不住泪水。我几乎要取消第2天的超声波检查，但我的丈夫说服我去了解真相，他总是保持理智和乐观的心态。幸运的是，超声波扫描显示两个胚胎安然无恙。如果妊娠早期出血，应当去查明真相。即使出血严重，也不代表妊娠难以继续。

逐渐下降的流产风险

流产是妊娠最常见的并发症，理论上任何孕龄的女性在孕期的24周内都可发生。不过，大多数流产常见于妊娠早期，甚至在通过超声波扫描确定怀孕之前。

距离末次月经已过去6周时，流产的风险会降至15%或1/6。这一阶段，在超声波下可能会看到子宫内的卵黄囊和胎芽。

第8周，风险会下降不少。如果在这一阶段可发现胎心搏动，则流产的风险可降至3%。从积极的角度看，97%可检测到胎心的孕妇都可以期待在第8周之后继续妊娠之旅，并最终迎来自己的宝宝。

在第12周之后，流产的风险降至不足1%。随着妊娠的发展，流产的风险会显著下降，到妊娠早期结束时，您就几乎不可能经历这一令人难过的事情了。

❝ 如果妊娠早期出血，应当去查明真相。即使出血严重，并不一定意味着妊娠的终止。 ❞

腹痛

在妊娠早期，大多数女性都有过腹痛的经历。这类疼痛不免让人恐慌，但请记住，大多数情况下它们只是盆腔器官——特别是您继续增大的子宫出现重大变化的反映。所有生长都在联系着子宫的韧带和肌肉的末端发生，因此这种由拉伸导致的阵痛和不适是在所难免的，完全不必担心。

此外，如果您的腹痛一直持续且越来越严重，则应立即联系医生，因为这可能预示着发生了异位妊娠，需要去急诊就医并进一步检查。这一阶段，大多数异位妊娠症状会表现出来。如果您感到腹部非常疼痛，您将接受超声波检查，以确认宫腔内是否有孕囊。如果子宫内未见孕囊，需要接受更全面的检查。

感觉眩晕

在妊娠早期，眩晕、虚弱或头晕也相当常见，大多数情况下不会带来危害，但如果这种情况连续发生则应当重视。如果您静坐时也伴有虚弱或头晕的感觉，有可能是血糖过低导致的。很多女性在怀孕前期的3个月内无法正常吃饭，低血糖现象较为普遍，规律地食用少量碳水化合物类零食可以缓解这种问题。如果您在久站或突然起身后产生眩晕或头晕的感觉，可能是由于大脑在瞬间供应的血液量不足引起的。妊娠期间，您的血液供应总量是在增加的，但突然起身时体位的变化会使脑供血量急剧减少，这时眩晕在所难免。

应该考虑的事情

在孕期这个阶段，暂时没有太多棘手的问题需要考虑。您应该在这个时期调整好心态，因为您的身体内部正在孕育一个新的生命，现在应该做一些安排，以便日后的生活更顺利。

拜访牙医

未来的40周里定期拜访牙医会让您受益匪浅。怀孕时产生的大量孕激素会使得牙龈变软，容易出现出血和感染的情况。在用牙刷和牙线彻底清洁牙齿的基础上，让牙医为您的牙齿进行清洁和去斑，可以预防牙齿的蜕变和牙龈疾病。

妊娠期间，牙医会尽量不让您接受牙齿和下颌的X线检查。但如果您的牙齿有很严重的问题，令您无比疼痛，您应当了解，口腔离您的胚胎距离还很远，而且牙医会使用一些设备让您免受射线的辐射。局部麻醉是安全的，您大可不必忍受疼痛。

孕妇胸罩

随着乳房渐渐增大，一些女性会感到不适甚至疼痛。您应该去准备一些好的孕妇专用胸罩，乳房下垂会让您觉得背部疼痛，身体不舒服，您还会为自己的外形烦恼。我曾经认为我的胸部会不断增大，因此即使这一时期买了新的胸罩也会很快就穿不下。事实上，妊娠的前3个月内，乳房会持续增大，直到孩子出生后都不再变化，因而乳房需要一种完全不同的支撑。想要买到尺码准确的孕妇胸罩，您可以找一家有专门销售孕妇胸罩的商店。孕妇胸罩会全方位地支撑起腋下和后背等部位。在孕期，不能把普通胸罩当作孕妇胸罩来用，因为普通胸罩会勒入乳房，影响后期乳管的发育。如果在怀孕前您的乳房就比较丰满，那么您在晚上睡觉时，也需要穿戴胸罩。

乳房中含有整形植入物的女性会感觉到胸部非常疼痛，因为随着乳房组织的生长，乳房表面的皮肤会绷紧，引起不适感。如果您想要哺乳，要看植入假体的切口位置。如果乳头和乳晕周围有切口，就会切断乳管和神经。如果乳房下方有切口，就不会受影响。

告诉其他家人

如果您有其他孩子，您有可能担心再次怀孕会影响他们：他们会怎样对待自己的弟弟或妹妹呢？对于家里即将迎来新宝宝的消息，年长的孩子往往很激动，而年龄较小的孩子则不然。在早期阶段，我建议最好先等一阵子再把消息告诉您的孩子。

然而，如果您需要去医院解决早期的妊娠问题，正在蹒跚学步的孩子会对您的离开感到奇怪。妈妈对于孩子来说是可靠的保障，您"不健康"的外形和短时间的突然"消失"会让他们焦躁。如果您有类似的问题，最好对他们坦诚。您可以根据孩子的理解能力来告诉他们具体情况，但无论您说了什么，都应该告诉孩子很快就能好起来。

我应该怎样去关爱其他的孩子

有些女性担心自己不会像关爱现有的孩子那样去关爱新的宝宝，也无法想象这位新成员如何才能被现在的家庭成员所接纳。我可以向您保证，您会发现这些想法在宝宝出生一年以后会变得很荒谬。您甚至无法想象在宝宝到来之前您是怎么生活的，并且您对这个宝宝的关爱将和其他孩子一样。

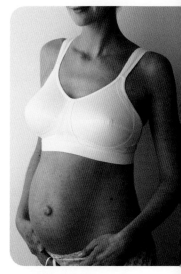

孕妇胸罩 想要选一个有支撑作用的好胸罩，尺寸也是至关重要的。您的乳房从怀孕开始就在变大，到了妊娠中期以后就不会再增大了。

> "
>
> 您对这个宝宝的关爱将和其他孩子一样。
>
> "

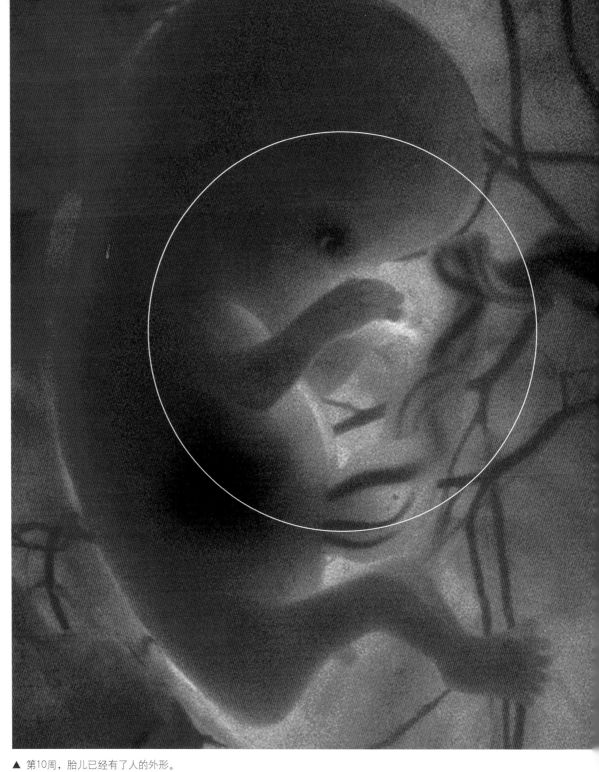

▲ 第10周，胎儿已经有了人的外形。

1	2	3	4	5	6	7	8	9	10	11	12	13	14	15	16	17	18	19	20

▶ 0～6周   ▶ 6～10周   ▶ 10～13周   ▶ 13～17周   ▶ 17～21周

▶ 妊娠早期   ▶ 妊娠中期

▶10～13周

发育中的胎儿

在这个时期，胎儿所有主要器官都形成了。由此，胎儿的发育将与这些主要的身体系统的生长和成熟密切联系。

今后的几周里，胎儿将稳定地以每周10毫米的速度生长，同时体重也日益增加。通过这一阶段的超声波扫描，您会惊讶地发现孩子已经像一个小人儿了，身体的不同部位也可以清楚地辨认出来。

胎儿的头部占从头到脚长度的1/3，仍然相对较大，但身体其余部分的生长速度也赶上来了。一个清晰可见的脖子支撑起头部，面部特征因头骨形成而更加清晰，具有明显的下颌线和鼻子，32颗牙蕾也已经形成。眼睛分得很开，距脸的前部越来越近，眼睛已完全形成，眼裂闭得很紧，还没有发育完全。胎儿的内耳和中耳也都已完全形成了，位置从头骨的底部上升至更高，外耳也越来越清晰可见。胎儿的皮肤呈透明状，仍然很薄，对羊水具有渗透性，全身被一层胎毛覆盖。

胎儿的肢体

相比几周前，现在胎儿的身体看起来更加笔直。四肢生长得很快，肩膀、肘、手腕和手指都可以清楚看见。下肢也在生长中，但相比同期的其他身体部分，发育速度较缓。手指和脚趾都变成分开的状态，并长出指甲。大约在12周时，胎儿骨骼开始骨化。钙在这些骨化中心持续沉积，使得骨骼逐渐钙化并变得坚硬。骨化的过程会持续相当长的时间，从胎儿出生一直持续到青少年时期。胎儿在羊膜腔内有力地活动，上肢

实物大小　在第10周，胎儿长30毫米，重3～5克。在第13周，胎儿长约80毫米，重25克。

21	22	23	24	25	26	27	28	29	30	31	32	33	34	35	36	37	38	39	40

▶21～26周　　▶26～30周　　▶30～35周　　▶35～40周

▶妊娠后期

> **胎儿现在在羊膜囊里非常活跃地移动，产生非常微小的抽动……**

摆动，还会制造一些小动作，但您还无法察觉。随着胸壁的肌肉开始发育，胎儿开始练习呼吸，会出现打嗝和吞咽。值得欣喜的是，胎儿可以对外界刺激做出反射动作。例如，如果您触摸腹部，胎儿会远离肚皮外的手指。如果胎儿的手或脚擦过自己的嘴，他会出现吞咽反射的最初征象——噘起嘴，皱起前额。同样，如果触碰到眼皮，将有早期的眨眼反射出现。但这些仅仅是反射运动，在妊娠24周以前，胎儿尚不具备感受疼痛的能力。

在胎儿的身体里

在胎儿的体内，卵巢或睾丸已完全形成，外生殖器从一个两腿之间的小突起，发育成易于辨认的阴茎或阴蒂。经验丰富的超声波医生能够在早期阶段判断出孩子的性别，但如果您寻求这种诊断，在出生时恐怕就缺少惊喜了。胎儿心脏的功能发育健全，以每分钟110～160次的速度跳动，将血液泵往身体各处。这个速度要慢于几周前的心跳速度，随着胎儿的日渐成熟，心跳速度还会进一步放缓。借助声学仪器，可以在您下腹部骨盆的上方监听到胎心音。声学仪器是采用多普勒超声波来探测的，对胎儿完全无害。妊娠早期是由卵黄囊制造胚胎的血细胞，但卵黄囊到12～13周时快速消失，交由肝脏继续完成这一重要任务。妊娠中期，胎儿的骨髓和脾脏将在造血中发挥至关重要的作用。

胎儿的胸腹渐渐变直，在羊膜腔中，肠道几周前还盘绕在脐带周围，但如今已逐渐进入封闭的腹壁内。胎儿的胃连着口和肠道，这一相当重要的进步意味着胎儿可以吞咽少量的羊水了。当胎儿的肾脏具备功能后，还将开始排尿。

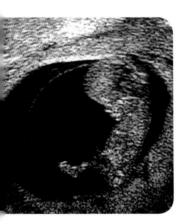

10周的胎儿 通过二维超声显示出的一个胎儿正在羊膜腔内自由漂浮。细的白线是羊膜腔的外层，称为绒毛膜，它与子宫壁仍是分离的。

　　在第12周时，羊水大约是30毫升，约不足一杯水的量。羊水除了提供诸多保护功能外，还能作为一个无菌的游泳池，保持恒定的温度（略高于母体），让胎儿在其中无拘无束地运动。随着胎儿的继续发育，代谢废物随尿液排到羊水里，再通过胎盘进入母体循环。

13周的胎儿 胎儿的手臂迅速长大，手肘、手腕和双臂在三维超声中清晰可见，胎儿产生反射反应时会用手擦脸。

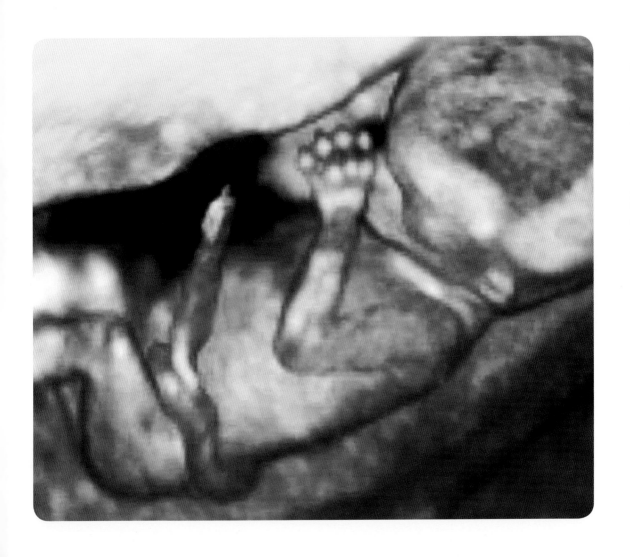

胎盘

发育完全的胎盘是支持胎儿生命的系统。这个生化系统
非常复杂，一方面，胎儿的营养支持通过胎盘从母体血液
中获得；另一方面，胎盘也可以抵御感染和有害物质。

胎盘自怀孕起一直迅速发展，在12～13周就已经成形。在孕期内，它还将继续生长。胎盘可谓是一个复杂的过滤系统，胎儿在它的帮助下呼吸、进食和排泄。它也充当了屏障的作用，保护胎儿远离感染和有害物质。胎盘不断产生的维持妊娠所需的激素，帮助您的身体为分娩和哺乳做准备。

胎盘需要消耗大量能量才能进行活动，其代谢率与成人的肝脏和肾脏的水平接近，妊娠期间的充足供血保证其功能正常发挥。吸烟以及高血压、先兆子痫等疾病会减少胎盘血流量，对胎盘功能和胎儿生长带来负面影响。

树状网络

要了解胎盘，您可将它想象成200个树枝交织而成的网络结构。它们可分成树干、树枝和末梢，被广泛的绒毛网络覆盖，而绒毛大多漂浮在母体血液（即绒毛膜间隙）内。一些较长的树枝可向下延伸至子宫的蜕膜，还有一些走得更远，穿透厚厚的子宫壁，与母体血管相连接。这些锚状的绒毛形成了蜕膜间隙的下部边界。

运输氧气和养料

血液伴随心脏的搏动，从动脉流入绒毛膜间隙的底层（蜕膜层），如泉水般涌进绒毛膜间隙中。血液首先冲击着上层的绒毛层，随后向下流过绒毛，从蜕膜穿过，进入血管。通过绒毛膜间隙时

脐带

现在，脐带已经完全形成。它包含3条血管：一条大静脉，在子宫中通过胎盘向胎儿运送富含氧气和营养的血液；另外2条是小动脉，把胎儿的代谢废物和静脉血运输至母体。3条血管均为螺旋形，像弹簧一样，这种形状可以确保胎儿在羊膜腔内的运动自由。血管的表面被一层相当厚的保护性物质——"华生氏凝胶"覆盖。

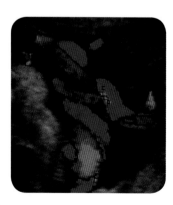

多普勒扫描显示血液通过一条大静脉（红）和两条动脉（蓝）流动。

生命支持系统

胎盘位于蜕膜腔内，被母体血液包裹着。尽管营养和代谢废物能自由通过绒毛膜（一层包裹着绒毛的黏膜），绒毛依旧可作为一层屏障，保护胎儿免受感染和外界干扰。

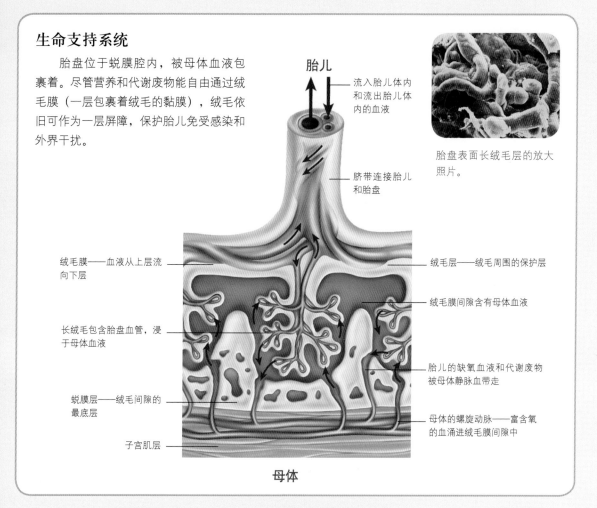

胎儿

流入胎儿体内和流出胎儿体内的血液

脐带连接胎儿和胎盘

胎盘表面长绒毛层的放大照片。

绒毛膜——血液从上层流向下层

长绒毛包含胎盘血管，浸于母体血液

蜕膜层——绒毛间隙的最底层

子宫肌层

绒毛层——绒毛周围的保护层

绒毛膜间隙含有母体血液

胎儿的缺氧血液和代谢废物被母体静脉血带走

母体的螺旋动脉——富含氧的血涌进绒毛膜间隙中

母体

的血流相对缓慢，为氧气和养料进入胎儿的血液提供了足够的时间。同时，胎儿排出的二氧化碳和其他代谢废物进入绒毛膜间隙，由母体的血液带走。

分离的循环

无论母体与胎儿的血液循环在绒毛膜间隙中的距离有多近，二者仍旧各自独立，没有交叉。它们由只有一层细胞厚度的薄膜分隔开，胎儿在其保护下可免受感染及其他有害物质（如杀虫剂、酒精和一些药物）的危害。妊娠期间的任何出血都是母亲的血液，而不是胎儿的。即使当胎盘受损时，胎儿的血液循环也不会被伤害到。

您的体形变化

妊娠早期结束时，您的腰身会比之前略粗一些，体重也有所增加。您的肚子渐渐隆起，但这不是因为胎儿生长而引起的，您体内肠道的膨胀和运动量减少才是主要原因。

12周时长成接近一个柚子大小，待到14周时像一个小西瓜那么大。

妊娠第10周，您的子宫约有一个橙子那么大，12周时长成接近一个柚子大小，待到14周时像一个小西瓜那么大。11~14周，医生将通过骨盆上方的腹壁感受到子宫，具体要取决于您的体重增加和骨盆尺寸。如果您孕有双胞胎或多胞胎，子宫在变大后将更早地升至骨盆边缘的上方。实际上，这是在进行超声波扫描前用来判断多胎妊娠的第一个重要征象。

您的乳房受到孕酮（黄体酮）和其他激素的影响，会持续增长。到怀孕12周时，一些胸部较小的女性或许会惊讶地发现，自己的乳房比平时大了3~4号。如果这一情况也在您身上发生，千万别担忧，要知道在怀孕前3个月，激素的水平是稳步增长的，之后乳房的增长就会很快停止，到孕期最后一个月或生产前，乳房只比平时略大一些罢了。如果怀孕前您的乳房就较丰满，请在睡觉时佩戴胸罩以支撑乳房。如果感觉乳房有些疼痛感，可以在乳房组织和乳头表面涂一些甘菊和金盏草霜。

耗氧量的增加

不少女性发现，她们在妊娠的前3个月里偶尔会喘不上气。这种症状很可能贯穿于整个妊娠期间。心血管系统的变化意味着您体内的每一个器官都要更卖力地运转，这使得您的耗氧量增加了15%~20%，其中约一半被不断增大的子宫、胎盘和胎儿所消耗，另一半用于提供心脏和肾脏的能量，还有一些作用于呼吸肌、乳房和皮肤。

您的肺部需要进行自我调整来满足这些额外的供应，这样才能够在每次呼吸时吸入更多的氧气，排出更多的二氧化碳。在妊娠期间，潮气量会增加40%。在进行运动时，潮气量和耗氧量都将比孕前的水平高出一截。虽然身体机制还不能被我们完全掌握，但我们已经意识到了孕酮的重要作用，肺部通过它有效地进行深呼吸和换气，所以您会有气短的感觉。

您的身体感觉

到妊娠早期结束时，您将恢复活力，并且感觉到自己的状态与从前无异。但是，没有任何一段妊娠之旅是完全相同的。关于您应当有何感受，并无固定的规则。

大多数孕妇会发现，在10～12周前经常出现的恶心和呕吐症状渐渐有所缓解，只有少数人还会经历一段更长时间的妊娠反应，毕竟我们没办法精准地预测怀孕的经历。随着恶心和呕吐症状的缓解，您的食欲又恢复了，如果您担心之前没有给自己和孩子摄入充足的营养，现在就是您弥补的好时机。

子宫继续变大，使得连接子宫和骨盆间的韧带被拉伸，会让您感到阵痛和肌肉疼痛，这是正常现象。但是如果持久疼痛且愈发严重，就应该及时就医。此时您的子宫已上升到腹腔，膀胱承受的压力比之前小了不少，因此尿频的现象得到暂时缓解。

您可能依然感到些许疲倦，但妊娠早期那种严重疲倦感已经没有了，您会喜出望外地发现，自己的精力又回归了。在这个阶段，某些女性在身体上会感觉很舒适。不论您正在经历什么，请结合自己的实际情况来度过这个转型期，一步一步地迎接自己的新生活。

您将惊喜地发现自己的精力又回归了。

您的情绪反应

如果您一直被起起伏伏的情绪所左右，那么为了适应妊娠，您有必要花些时间对身体和心理进行调整。当然，有些时候您还是莫名其妙地觉得忧虑或焦躁。

随着妊娠前3个月过去，您不必再为流产和妊娠终止而提心吊胆了。我们已知，大多数流产发生在孕10周前，孕12周以后发生流产的概率不足1%。

很多女性透露，这是她们孕期内的一次转折，她们的伴侣终于意识到自己要当父亲了。即使他的反应和您的预期有差别，也是一种进步，因为有他人开始分享您怀孕这个事实了。也许您和您的伴侣之前还无法面对您怀孕这一事实，但从现在开始，你们一定不会再纠结了，尤其当您进行预约产检并在超声波扫描中见到宝宝第一眼之后。如同生命中其他的重要关头，应对确定的事情比应对那些难以预计的事情要更容易。

在妊娠早期，不少女性已经开始和她们未出生的宝宝进行交流，而有些人直到妊娠后期才这么做，尤其是初次怀孕的女性。只要您享受这种感觉，那么对这个时时刻刻都陪伴您的宝宝说说话，把宝宝融入自己的日常生活，并不是什么古怪的事情。但如果您无法想象您体内的小胎儿将成为一个人，这也可以理解。您的想法没有对错之分，毕竟每个人都有自己的理念。

> 这是她们孕期内的一次转折，她们的伴侣终于意识到自己要当父亲了。

告诉人们您怀孕的消息

随着您对怀孕越来越有信心，您身边的人一定也注意到了您形体上的改变，您也许是时候把好消息传递给他们了。亲朋好友得知这个消息后通常会送上祝福，当然也会有人认为怀孕是一种煎熬。您自己知道应该告诉谁，以及如何控制事态发展，这件事就像决定婚礼上邀请哪些宾客一样还是需要三思而行，毕竟这个消息会使有些人感到心烦。

在把怀孕的消息告诉上司之前，您需要清楚自己享有哪些权利。

产前检查

通常接下来的几周，您将预约第一次详细产前检查。检查的目的在于查找潜在的隐患，建立各类医学档案，详细描述您目前和过去的病史。

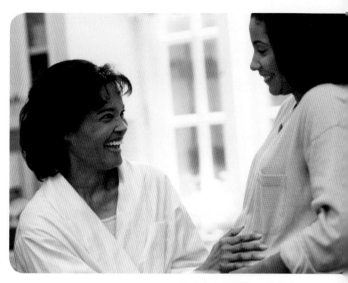

激动人心的消息　当大多数女性已经度过妊娠早期，她们开始感觉安全了，并且做好准备把消息分享给其他人。

您应当安排充分的时间，因为医院会向您询问大量信息，包括您的身体健康情况、饮食和生活方式，以及您过往的医学和妇科学病史的详细情况。您的回答将录入档案。您可以利用这个机会，与助产士及医生讨论您的产前检查，并对接下来将要进行的检查作出规划。大多数孕期检查会建议您在整个妊娠期间携带您的病历资料，以便您需要医生协助时派上用场。对于大多数孕妇来说，这些资料会证明您的孕期并发症概率低，孕产可顺利进行。

除了讨论您的病史，您还会和产检人员谈及生活的方方面面，比如生活方式、社会背景等。不幸的是，每4位孕妇中就有1位遭受过家庭暴力，所以助产士可能会在和您独处时问您一些敏感的问题，并询问您是否需要帮助。

以前的妊娠

您过往的产科病史很有价值，因为之前妊娠的结果以及您所遇到的任何问题，都有助于评估您的妊娠危险系数，并由此确定您需要哪类的产前护理。您将被问及每次妊娠的孕周、婴儿的体重、顺产或是助产、产前和产后的并发症等问题。如果您以前的妊娠经历比较坎坷，而且是在另一家医院分娩的，您需要提供在该医院生产时的详细病历。

一些女性对上一次妊娠终止感到难过，她们不希望病历上记录这些信息。这种做法在情感上是可以理解的，但您还是应该在评估时详细介绍您的病史，以确保接下来能够及时发现或避免任何潜在的并发症。

产前预约检查中会问及的问题

以下清单并不详尽，但可以为您提供大致参考，让您了解产科护理者需要知道哪些信息。

▶**您的末次月经是什么时候？** 根据这一时间，可计算出您的预产期，因此最好在检查之前进行测算。

▶**您是否曾有受孕问题，如果有，这次是如何成功受孕的？** 辅助受孕措施有可能增加多胎妊娠的可能，需要特殊的护理。

▶**到目前为止，这次妊娠是否有问题？** 这些问题主要包括出血、腹痛或其他症状。您也可以提出一些不是很棘手的问题，比

如阴道分泌物等，医生将对您进行适当的检查和治疗。

▶**您是否吸烟或使用消遣性药物？** 如果您还没有戒除，可以借此机会寻求帮助。

▶**您有内科病吗？** 如果您患有某些疾病，比如糖尿病、哮喘、高血压、血栓症、肾脏和心脏疾病等，您应当在妊娠期间去看专科医生，确认是否需要调整用药的类型和剂量。

▶**您服用什么药物？** 确保自己没有遗漏任何您接受的治疗和服用的药物，不管是处方药、非处方药或是营养补品。

▶**您是否有过敏史？** 您非常有必要记录下任何过敏现象，例如枯草热（花粉症）、哮喘，以及任何对药物、食物、塑料和碘类的过敏反应。

▶**您有精神病史吗？** 您可能觉得这个问题有些冒昧，但妊娠可能对某些精神疾病患者产生重大影响。一定要告诉医生您以前曾经发生过的问题，这样才能帮助您减少未来的问题。例如，抑郁症在产后有一定的复发性，但如果能迅速确诊并治疗，就会取得好的效果。最好的办法就是防患于未然，提前发现潜在

您的第一次身体检查

您在第一次产前检查时将接受身体检查。不过，检查的细致程度取决于当地医院和诊所的水平。在我还是一名产科见习生时，一次全面的身体检查（包括心脏、肺、腹部、腿、皮肤和乳房）和常规的骨盆阴道及宫颈涂片检查通常由一名医生完成，助产士会把结果记录下来，在之后一周内向您反馈。如今，体检倾向于进行更少的侵入性检查，一部分原因是如今孕妇的身体普遍都比较健康，而且我们明白了产前护理者并不是全科医生，特殊的医学问题还是应该求助于专家。

如果平时您的身体并无大恙，而且是首次妊娠，身体检查可以只测量身高、体重、血压，并检查您的手、腿和腹部。如果您是高危孕妇，您还需要接受心和肺部的检查。

的风险。

▶您曾做过腹部或盆腔手术吗？ 以前的外科手术史将决定您的分娩方式。如果您曾接受过腹部或盆腔手术，例如类似从子宫中取出纤维瘤的手术，剖宫产会是一个优先的选择。另外，如果您接受过胃肠或膀胱手术，留下了疤痕，选择阴道顺产则更好。不管手术多么小，一定要告诉医生您经历过的手术。

▶您有输血史吗？ 以前的输血将提醒您的护理者，在您的血液中可能产生了非典型抗体，或者有血液传播如肝炎或艾滋病

病毒的风险。这种情况在英国是极不可能发生的，因为英国的输血项目被认为是世界上最安全的。但是这种情况可能发生在一些其他欧洲国家或美洲国家。

▶您有过感染史，特别是性传播疾病史吗？ 所有的产前检查者都将检查您对风疹是否有免疫力和是否感染了梅毒。您将接受艾滋病病毒检查，如果您生活在内陆城市地区，则还将接受乙型肝炎和丙型肝炎的筛查。您一定要向医生提供所有可能被感染的信息，接受所有检查，这样做的意义会在随后的章节中讨论。忽

视这些检查对孕妇来说不会有任何好处。必要的筛查有望帮助您和您的胎儿减轻或避免这些感染所带来的危害。

▶您曾有过双胞胎、糖尿病、高血压、血栓症、结核病、先天性异常或血液病的家族史吗？ 如果您有一种或多种的家族病史，这并不代表您将因此而在妊娠期间遭罪，它们会提醒医生密切注意这些潜在疾病的征象。

身高

如果您的身高在1.5米以下，医生会认为您的骨盆也小于平均水平，并且可能会在分娩时遇到麻烦。同理，鞋子的尺寸也将被记录。事实上，身高和鞋子的尺寸未必和骨盆的容量成正比，分娩的能力在生产时才能见分晓。因此在妊娠的这个阶段，不必对身高过分担忧。我看过很多矮个子的女性顺利产下宝宝，而身材高、骨盆大的女性分娩时却困难重重。

预约检查 将既往妊娠和内科病史坦白地告知您的护理者，她会帮助您安排适合您的产前检查。

体重

您的体重是很有价值的测量指标，体重过轻或超重都更有可能在怀孕或生产时遭遇麻烦。此后的每次产前检查中，孕妇都将测量体重，因为过轻或超重都提示宝宝可能有某种问题。如果您在妊娠早期超重、有糖尿病或有妊娠期糖尿病，您的护理者将密切关注您的体重并建议您控制饮食。

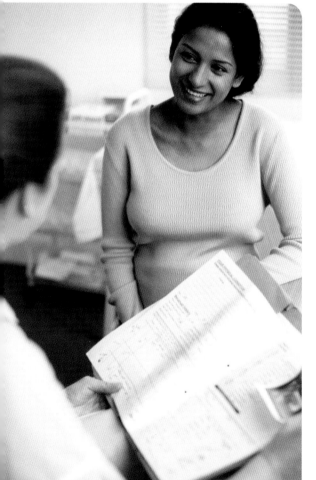

腿和手

腿和手也是有价值的基本测量指标。部分医生和助产士仍会定期检查孕妇的手和腿。指甲的颜色和状况对评估您的健康也很有帮助，因为它们能反映您的饮食情况，以及您贫血与否。孕妇身上有时会出现蜘蛛痣，手掌和足底也会出现红斑，这些都是正常的，但如果有静脉破裂或瘀斑过多，则表明您需要做血液涂片等其他检查。

手指、脚、小腿的肿胀也值得注意，这将表明您是否水肿。在妊娠晚期，特别在忙碌了一天

需要特殊检查的原因

下列因素将意味着您需要接受特殊的产前检查：

▶早产史（37周前）

▶习惯性流产

▶有先天性异常的孩子

▶以往妊娠时发现先兆惊厥和高血压

▶糖尿病或妊娠糖尿病

▶既往患血栓症

▶既往出生的孩子体重超过4千克或低于2.5千克

▶确认怀有同卵双胞胎

下列危险因素提示您在生产时需要特别护理：

▶剖宫产史

▶长时间的器械生育史（产钳或吸罐）

▶流产史

▶出生的孩子体重超过4千克或低于2.5千克

▶分娩后大量出血（产后出血）

▶存在与麻醉剂相关的问题

▶产后有泌尿系统或肠道问题

▶目前确认怀有双胞胎

之后，这些部位常会出现一定程度的肿胀，但任何突发的肿胀都需要引起警惕，这可能是惊厥的预兆。

腹部

助产士或医生将测量您增大后的子宫尺寸，并检查您的腹部是否有手术后的伤疤及其位置。为了让您的宝宝更顺利地出生，应向医生详细地说明既往腹部和盆腔手术史，因为这会决定您的分娩方式。例如，切除阑尾是一个无并发症的小手术，您的右下腹会留有一个小的伤疤。但如果阑尾穿孔，转为腹膜炎，就需要一个大的急诊手术来治疗，在腹部会有大的伤疤，腹腔内也会有严重的粘连。同理，疤痕有多大以及是否平整、折叠也应当引起重视。既往的手术并发症，如伤口感染等同样也都需要被记录下来。

在妊娠后期，孕妇腹部通常会显现出妊娠纹或细沟。但如果在早期就突然冒出紫色的妊娠纹，这可能代表您服用了类固醇药物或有潜在激素问题，医生或助产士将安排您向相关专家问诊。

身高和鞋子的尺寸未必和骨盆的容量成正比。

> "
> 每次产前检查都会测量您的血压。
> "

阴道和骨盆检查

如今，阴道检查已不再是产前检查中的必查项目，但如果您有不正常的分泌物或是经常出血，助产士将用棉签在您的子宫颈处取样，检查是否感染，有时会进行宫颈涂片检查。

在早期阶段判断骨盆的容量并无太大的意义，但如果您由于坐骨棘过于突出，导致耻骨弓过于狭窄，以致胎儿无法通过，或是有非顺产史，则有必要进行内诊。

乳房

40岁以下的女性患乳腺癌的并不多见，但它确实会发生。这种肿瘤通常具有雌激素依赖性，因此怀孕会促使肿瘤细胞在局部生长并扩散。鉴于早期诊断和治疗将显著提高预后水平，虽然助产士和产科医生无法百分百查明可疑的乳房肿块，但总比什么也不检查要好。孕妇会获得关于孕期乳房变化和乳房自检的建议及信息。

尿液检查

每次产检时，您都需要采集一份尿液标本。医生可通过某些仪器，立刻检测出您尿液中的糖、蛋白和酮体。我们的肾脏通常在排尿时，会滤出尿中的糖和蛋白，孕期由于血流量增加，肾脏负担加重，所以在孕期女性的尿液中会含有少量糖和蛋白，需进行更细致的检查。一般能在糖尿病患者的尿液中测出酮体（由脂肪代谢产生的化学物质），如果健康女性代谢紊乱，例如没吃饱或者刚呕吐过，那么其尿液中也能测出酮体。如果您感到身体不适，异常口渴或排尿比以往更频繁，则应当检查尿液中的酮体。

糖尿——尿液中含糖

在妊娠中后期，约半数孕妇的尿液中偶尔可以测出糖分，但在妊娠早期出现糖尿则是不正常的。如果在后期的产前检查中，仍然持续发现糖尿，这表示您有可能患上了妊娠期糖尿病，这一情况存在于大约5%的孕妇中。如果查出糖尿，您需要接受监测，目的是将胎儿并发症的风险最小化。您的当务之急就是减少甜食（特别是蛋糕、糖果、巧克力、鲜榨果汁和香蕉、菠萝及西瓜等水果）的摄入。如果后期检查又发现了糖尿、您的BMI超过35、有家族糖尿病史（包括东亚、南亚和中东地区的人）、上次妊娠中得过糖尿病或是胎儿过大，您也会被建议进行糖耐试验，以确诊您是否患上妊娠糖尿病，还是只是尿检之前吃了太多含糖食品。

蛋白尿——尿液中含蛋白

妊娠期间出现蛋白尿可能是多种原因导致的，所以医生和助产士将对您进行更全面的检查。如果在产检时发现您有蛋白尿的现象，则需要

监测血压

第一次产前检查时，有必要测量和记录您的血压，因为这一测量结果将作为之后妊娠期间所有相关测量结果的参考基数。不论在哪里进行产检，每次产检都应该测量血压。

▶对于大部分女性而言，120／70毫米汞柱是常见的测量值。第一个值（120）是您的收缩压，表示心脏收缩时主要血管内的血压。第二个值（70）是舒张压，是动脉血管弹性回缩时产生的压力。收缩压和舒张压同等重要，如果您的舒张压高于90，您应该去找专科医生就诊。

▶舒张压和收缩压中的一个或两个持续升高15～20，通常都是一个警告信号：这代表您的身体可能存在问题，例如子痫。当然，女性在妊娠期间的血压变化也各异，这一数字还需要借助经验进行判断。

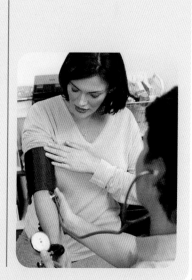

采集您的中段尿液。您应该在清洗外阴后到便池排出前段尿液，然后收集中段尿标本，将其送至实验室检查。

引起蛋白尿的最普遍原因是肾脏和泌尿系统感染。连接肾脏和膀胱及连接膀胱和尿道的管道因孕激素的影响而松弛了，这使得有感染性的生物体进入肾脏和膀胱的机会大大增加。尿液感染的早期征象是排尿时疼痛不适，但这种症状在妊娠期间并不明显，在引发严重的肾脏感染（肾盂肾炎）之前，并无太多的先期表现，但后果是极为严重的。由于尿道感染会增加子宫的敏感性，如果不及时治疗，可能会导致流产或早产。不仅如此，尿道感染反反复复会给肾脏带来永久性"疤痕"。如果确诊，将予以适当的抗生素治疗，一周后还要进行其他检查，直到确认感染不再扩散。

蛋白尿可能是潜在肾脏疾病的征兆，尽管这并不多见，但您最好到肾内科接受治疗。潜在的肾脏疾病有时是在产前常规尿检中被发现的。在妊娠后期，蛋白尿是子痫的重要指征。如果在早期阶段就有蛋白尿出现，而且并不是因为感染和肾脏问题，为谨慎起见，医生和助产士会将您归类为高危妊娠患者，因为这可能会导致子痫或晚期的其他疾病。

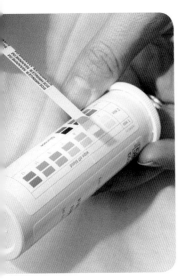

尿液检查 用试纸来测试尿液中的糖分。试纸的尖端通过化学处理后，遇到含糖的尿液会变色。

第一次超声波检查

超声波检查通常在妊娠大约10～12周进行，目的是测量胎儿的大小，有时还会在11～14周时进行背部超声波扫描来排除早期的唐氏综合征。

如果您怀有双胞胎，在12周前就应该确定是哪种类型的双胞胎。这项检查宜尽早完成，因为这关系到您是否需要产前保健和特别护理。如果您怀的是双胞胎，发生流产、宫内发育迟缓（IUGR）、患糖尿病以及子痫前期的风险更高。您更可能会提前分娩，因为死产的风险略有增加，并且在妊娠后期很可能会有并发症。

　　首次超声波扫描提示存在异常的孕妇，应在18～20周进行超声波二次扫描。在这一阶段，胎儿脏器和身体各系统进一步发育，测出的图像更清晰，大多数胎儿结构异常都能通过扫描检测到。如果发现问题，您需要进行更加专业的扫描，但是大多数女性不需要走到这一步。

超声波扫描　在妊娠早期进行超声波扫描是一项很有意义的检查，通过它可以知道您妊娠的准确时间。

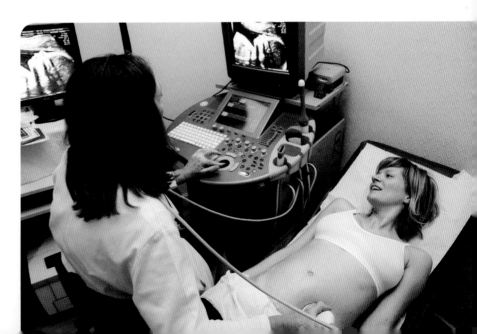

预约超声波扫描

第10～14周的超声波扫描可测量胎儿的大小，
这样后续的产前检查才好依照胎儿的胎龄进行。
检查越早，测量结果越有价值。

扫描是怎样进行的

5～8周 检查子宫内是否有孕囊；6周之后可探测胎芽和胎心，测量值用CRL表示。

10～14周 预约超声波扫描用CRL和BPD数据表示，确认胎儿的生长、心跳和大脑发育情况。

11～14周 颈后透明带扫描，筛查唐氏综合征，确定胎龄。

20周 检查胎儿的心脏、肾脏、膀胱、脊柱、大脑和四肢是否存在异常；检查头部、身体和四肢的生长情况；检查胎盘位置。

28周以上 检查胎盘是否存在问题、胎儿是否宫内发育迟缓和羊水体积。

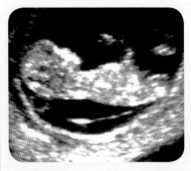

第10周的扫描 胎儿上肢和手正在发育，头部下方可见卵黄囊。

▶**超声波扫描**是指利用传感器放射出高频率声波对人体进行扫描。用超声波扫描时，声波会扩散出去，遇到胎儿的身体组织后反射回来在电脑上呈像。超声波中没有放射性物质，因此不会伤害胎儿。

▶**在进行腹部超声扫描之前的1小时**，您需要喝好几杯水，让膀胱充盈。您也许会略感不适，但这是必要的。当您的膀胱充盈时，超声波通过充满水的膀胱，遇到子宫和胎儿身体表面立刻反射，这样产生的图像更清晰。

检查者（通常是医生或助产士）会要求您躺下来，并在您的下腹部涂上润滑剂，以便探头更顺利地接触身体。检查者会缓慢地前后移动，并观察计算机屏幕上的图像。

▶**阴道扫描**是用一只管状的探头插入阴道中。您可能需要排完尿，以便探头和子宫接触并产生清晰的图像。很多女性担心阴道扫描会很疼痛，并会对胎儿有害，这是不必要的忧虑。即使您之后发现阴道出血，那也并非探头所致。

▶**关键的测量值**在第12周测量，这时进行的超声波扫描会测量底径（CRL）——从胎儿头部顶端到底部顶端的距离，以及双顶径（BPD）——胎儿头部两块顶骨之间的距离。当胎儿蜷曲在子宫内时，无法准确测量肢体的尺寸，因此在妊娠中期之前，无法得知准确的腿骨或骨节的长度。

▶胎儿的心跳也将接受监测。您会惊奇地发现，胎儿的心跳快速且激烈。如果测量值和孕周不符，要么是孕周计算错误，要么是妊娠出现问题。日后您会被要求再进行一次扫描，以确认是否一切正常。

▶双胎妊娠最早能在第6周的检查中看到，但直到12周时，才能清晰地看到子宫中有两个孕囊。通过检测子宫内分离的两个孕囊的黏膜厚度，可以确定是同卵还是异卵双胞胎。如果宫腔内有两个独立的薄薄的羊膜，则为同卵双胞胎。如果宫腔内有更厚的黏膜构成了两层羊膜和两层绒毛膜，将双胞胎分开，则是异卵的双胞胎。

第12周的超声波扫描

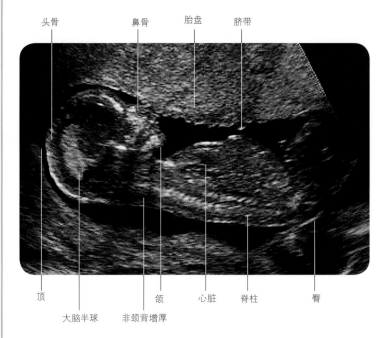

头骨　　鼻骨　　胎盘　　脐带

顶　　　　　颌　　心脏　　脊柱　　臀
　大脑半球　　非颈背增厚

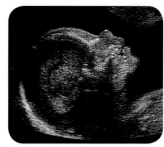

侧面　可以清楚地看到大脑半球。锐利的侧影表明鼻骨已经形成。

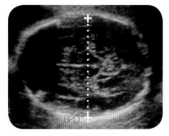

BPD

双顶径　超声图上的基准测量值之一，用于监测胎儿生长。

解释超声图　白色为高密度的组织例如骨骼，黑色为充满液体的区域。在12周时，胎儿头骨和脊椎骨已经形成。胸腔内的小的高密度影像是胎儿的心脏，可以看到它在有规律地跳动。胎盘和充满血液的脐带连接，因为血细胞反射了声波，看起来像一个白色的海绵体。

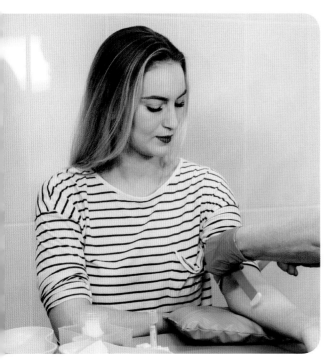

血液检查 产检时，您会被要求提供血液样本以进行多项血液检查。

血液检查

在产前检查中，还需要在征得您允许的情况下，进行一系列的血液检查。包括一些针对妊娠女性的常规检查，以及另一些根据您的内科、产科病史进行的特殊检查。

您的血型

您的孩子会是4种人类血型之一：A型、B型、AB型和O型。O型最常见，A型和B型其次，AB型最罕见。这些血型还分为Rh阳性或阴性，大多数人是Rh阳性，您需要确定自己是Rh阳性还是Rh阴性。Rh血型对妊娠有不寻常的意义，因为一个Rh阴性孕妇如果怀有Rh阳性胎儿，则可能产生对胎儿有害的抗体。

妊娠早期很有必要确定血型。您的一生中可能会遭遇大出血而需要输血，怀孕就可能是其中一次，因此必须确定血型，并记录在病历中以防不备之需。在西方造成产妇死亡最常见的原因曾是出血和失血过多，在没有血液供应的国家至今仍是如此。当然，大多数女性都不会经历这种大规模的出血，也没有输血的必要，然而一旦需要输血时，确切的血型记录能够帮助实验室人员节省交叉配型的时间，这就是为什么您每到一家医院都需要被采血。

血红蛋白水平和血细胞计数

血液中血红蛋白的高低取决于血细胞的携氧能力，女性血红蛋白的正常值范围是10.5克/升~15.0克/升。如果低于正常水平，则提示贫血，医生会建议您多吃富含铁的食物或服用补铁的药物。贫血会让您产生疲劳感，如果在分娩时失血过多，贫血会加剧这个问题。

通过对血细胞计数可以判断红细胞、白细胞和血小板的值，从而进一步了解您的健康状况。例如，它可以提示您贫血可能不是单纯由于缺铁造成的，而是因为缺乏维生素引起的，您应当进一步诊断和治疗。

性传播疾病

妊娠女性需要接受例行的梅毒筛查，若确诊感染，则需要抓紧时间进行青霉素治疗。由于梅毒感染的病例已相对较少，部分临床医生认为不必再进行梅毒筛查，而侧重于检测其他疾病。但是我们必须知道，如果患梅毒但没有在妊娠期内测出，可能导致孩子出现严重的先天性疾病和发育疾病。鉴于梅毒的治疗较为方便，我的观点是，女性在妊娠期内应当继续接受这种常规筛查。

梅毒在东欧、俄罗斯和非洲的发病率较高，假如您在上述任何地区居住过，就很有必要进行筛查，从而防止梅毒侵害您和您的孩子。

另外两种性传播疾病——衣原体和淋病——将会使女性患上不孕症。衣原体感染还会导致新生儿患严重的眼疾。如果您认为自己有可能患有以上疾病，尽快告知助产士和医生，他们会给予您适当的帮助。

镰状细胞贫血和地中海贫血

来自非洲或地中海地区的孕妇应当接受特殊的血红蛋白检查，以确定是否有镰状细胞贫血或地中海贫血。在英国的一些地区，所有怀孕的女性都将接受镰状细胞贫血的检查，而在其他地区，可能只有在您属于高危人群时才需要接受这种检查。红细胞是在遗传背景下，以不同形式制造出来，这些不同类型的血红蛋白是进化形成的，其中一些类型让您避免某些疾病的伤害。例如，某些

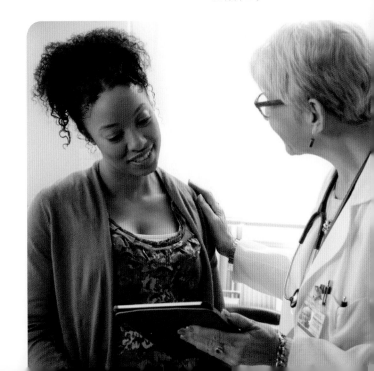

镰状细胞贫血症筛查 如果您是高风险的镰状细胞贫血症携带者，您应该进行筛查。

Rh阴性的妊娠

如果您的血型是Rh阴性，而您的孩子遗传了您的伴侣的Rh阳性的血型，就有可能在妊娠中出现问题。在初次妊娠中，Rh血型很少出现问题，但如果您在分娩的过程中和孩子的血液进行了接触，就会因此产生抗体，在之后的妊娠中发生问题。第二个宝宝会被血液中的抗体攻击，出现胎儿贫血和宫内窘迫，并在出生后患新生儿贫血和黄疸。

所有母亲（包括Rh阳性和Rh阴性）都应该检查抗体。28周时再重复检查一次。

如果您已经产生了抗体，您需要以4周为周期进行更多项的检查，需要仔细监控您的孩子的情况，防止其出现贫血或心衰的危险。

即使您还没有形成抗体，医院会在初次妊娠的28周提供一种常规的防护性抗-D抗体注射剂，用来去除母体中Rh阳性的胎儿血细胞，从而避免母亲体内出现破坏性的妊娠抗体。

Rh阴性的母亲生出Rh阳性的孩子后，应在72小时内注射抗-D药物。通过血液检查可以明确母体的循环内有多少胎儿的细胞，如果含量过高，需再次注射抗-D抗体。

Rh阴性的女性有以下情况的，应在72小时内注射抗-D抗体：羊膜穿刺、绒毛膜采样、外部胎头倒转术或阴道出血和妊娠期腹部外伤。经历过流产、子宫手术、终止妊娠或异位妊娠的女性也应使用抗-D抗体进行治疗。

图示
－ 母亲的血液

＋ 胎儿的血液

▲ 抗体

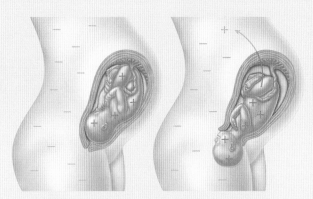

初次妊娠 在妊娠期间母体和胎儿的血液不会接触到，但在分娩时母亲将接触到胎儿的血液。

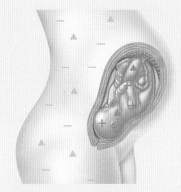

随后的妊娠 如果母亲的血液中形成了对胎儿红细胞的抗体，将在第二次妊娠中出现问题。

国家疟疾泛滥，如果您的血液中有少量的镰刀状血红蛋白（指血液中有这个特点，不一定是疾病），那么您的红细胞较不稳定，不易使疟原虫存活，您便能更好地对付这种感染。

如果检查表明您的血液显示出镰刀状细胞的特征，您有必要尽早确认您的伴侣是否也携带镰刀状细胞特性，因为孩子有可能遗传双倍镰刀状细胞，进而发展为镰刀状细胞贫血。类似地，如果您的血液中有A型或B型地中海贫血的特征，您的伴侣也需要进行相应检查。患有地中海贫血的孩子会被严重的贫血和铁超载所伤害，严重者会出现多器官功能衰竭。

……必须确定血型，并记录在病历中以防不备之需。

乙肝和丙肝

此类病毒感染会引起肝脏疾病。但是，它们在初次妊娠的女性中并不常见。如果您使用静脉注射毒品，性生活混乱或曾经接触感染的血液，那么就有很大可能被感染到。乙肝病毒不会在怀孕期间通过胎盘传染给孩子，但如果您是病毒的携带者，孩子在出生时会有可能被感染。

乳汁并不会传播乙肝病毒，但如果母亲的乳头上有伤口并出血，病毒就有可能通过血液传染给婴儿。约50%的孩子被传染了乙肝后，未来会患有肝硬化或肝癌，这也是在妊娠期间检查乙肝病毒的原因。如果您属于这一情况，您的孩子将在出生时接受IgG型免疫球蛋白的保护，并在不久之后接种乙肝疫苗。

丙肝感染在世界范围内都是引起肝病的一大祸患，但它很少会通过怀孕或分娩传染给孩子。然而，如果您是HIV阳性，那么就很危险了。

您的血液检查结果

您大约可在两周之后获取血检结果，结果通常会记入您的个人病历。下次产检的日期应当遵循您的产检安排。如果您在医院进行产检，那么各家医院之间的产检日期会有较大的差异。通常在16～17周时，看

人体免疫缺陷病毒（HIV）

所有孕妇都会接受HIV病毒筛查。若结果为阳性，
您会获得最佳建议，并与您的宝宝一同接受最佳的治疗；
若结果为阴性，您将会安心度过孕期。

HIV是一种在遗传代码中有逆转录能力的病毒，特别是针对用来抗感染能力的白细胞。近年来，全世界范围内都有HIV感染，HIV阳性最终一定会发展为自动免疫缺陷综合征，也就是艾滋病（AIDS）。但现在，情况发生了巨大改变，HIV阳性的患者通过服用抗逆转录的药物，可以控制HIV不至于发展成艾滋病。

妊娠期间的HIV

孕妇确诊HIV阳性后，服用新药，更容易使他们生存下来，同时也明显降低她们的孩子被感染的可能。剖宫产和避免喂奶是能够大大降低风险的有效途径。应用这种围产期抗逆转录药物，可以使孕期胎儿被感染的概率从20%减少至不足2%。

对筛查的反对

三十年前，我参与了伦敦圣玛丽医院试图引入HIV常规检查的活动。病人、助产士和医生认为HIV阳性的结果如晴天霹雳，不应该作为产前检查的一部分。英国皇家学院的助产士们认为HIV检查实际上是在侵犯孕妇的隐私。

态度的改变

因为一些事件的发生，人们改变了对筛查的态度。首先是研究表明，上述措施能够减少母亲传染给孩子HIV的概率。其次，随着抗逆转录药物单独和联合应用被推广，人们也知道这种药物可以大幅减少从HIV发展为艾滋病的概率。

我们医院曾上演一出悲剧，两个6个月大的孩子感染了艾滋病病毒，他们的生命受到严重威胁，因而入院接受治疗。他们的母亲在孕期并未在当地医院接受HIV检测。经历这件事之后，HIV筛查的重要性才得到有关部门的重视。

这两个孩子的母亲在怀孕期间并没有在当地医院检查是否携带HIV病毒，在目睹了两个孩子恐怖的感染之后，医院想要支持引入HIV作为产前的常规检查。

积极的措施

在此之后，我们的产前诊所中，艾滋病筛查率从30%提升至95%以上。

这一成果要归功于两位专业助产士，正是这两人大力推广了这项检查。他们乐观和支持性的措施改变了患者乃至医生和助产士同行的态度。现在HIV检查已经是产前的常规检查之一。

到怀孕女性的检查结果后才进行讨论并采取必要的行动。对于被确定为高危妊娠的女性，任何异常结果都将被记入医院病历档案。

共同关注的问题

在这个阶段，您或许没有什么需要担心的。流产的概率正在降低，早期妊娠的一些不适已经成为过去，还未遭受到过多的妊娠后期的痛苦。

现在尽管您流产的可能性已大幅降低，但如果有经常性的出血，流产仍可能发生。以前曾发生过流产或在妊娠早期遇到麻烦的孕妇应当格外小心。如果您有阴道流血的情况，应当尽早就医，并接受超声波检查——出血并不严重的情况下，您的妊娠大概率仍是安全的。如果妊娠没有问题，最好让医生进行一次内诊检查，仔细检查子宫颈。在妊娠早期，宫颈的表面因大量激素的作用而变得非常脆弱，易发生出血，特别是您出现例如阴道炎等轻度感染时。如果您的宫颈存在任何可疑的情况，医生都将为您做宫颈涂片检查。

静脉曲张

虽然静脉曲张多见于妊娠晚期，但那些过往妊娠中已有静脉曲张现象的患者，在早期就会出现不适和疼痛。如果您也面临这种情况，请确认自己每天都穿着有良好支撑力的紧身衣。早期就对静脉曲张加以警惕有利于降低日后出现危险的概率。

您的性生活

有的女性发现，怀孕能增添性生活体验。毕竟阴道分泌液明显增多，生殖器血液流动增加，都会使性生活的体验比以前更加有趣。很多伴侣们在采取避孕措施多年后，再次过上了无保护的性生

在早期妊娠中，宫颈的表面因大量激素的作用而变得非常脆弱，易发生出血……

活，这会带来性爱情趣。另外，您和您的伴侣理应更亲密了，因为你们一同创造了一个新生命，对一部分夫妻来说，这种想法会使性生活更具快感。

但对不少孕期女性而言，性带来的是折磨。虽然报纸或杂志上经常会刊登很多知名女性妊娠晚期的性感照片，但事实是很多准妈妈由于身材的改变，并不觉得自己在怀孕期间性感，尤其是第3个月以后。怀孕后，您可能会改变对自己的感觉，您的伴侣对您的感觉也会发生变化，加上种种情绪和身体原因，孕期的性生活跟以前相比会大有不同，频率也降低了。在孕期的前3个月，许多女性都处于性欲低潮期，毕竟怀孕会带来身体不适或疲倦。女性要么是乳房变得太软，要么担心阴道流血或流产的可能，要么根本就没有性爱的欲望。接下来的一段时间，出于胃痛、消化不良、疲倦、无快感等原因，性爱的次数可能越来越少，过程也越来越无趣。这种性欲缺乏是相当普遍的，伴侣双方或许都会因此而受到打击。

如果您被这个问题所困扰，理想的解决办法是向您的伴侣倾诉。您需要告诉对方，你们之间的感情没有改变，仅仅是因为其中一方或双方对性爱失去兴趣。

衣着和发型

当您穿衣服时，您可能感受到腰部比以前紧了。但是在早期阶段，一定要对购买很多孕妇装的欲望加以控制。如果您是第一次怀孕，可以找一些现有的、较为宽松的衣服来穿，比如松紧腰设计的裤子或裙子。把您伴侣的牛仔裤拿来穿也是一个不错的选择。如果您以前生过孩子，

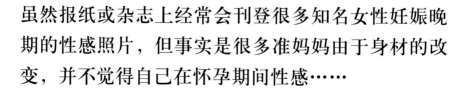

虽然报纸或杂志上经常会刊登很多知名女性妊娠晚期的性感照片，但事实是很多准妈妈由于身材的改变，并不觉得自己在怀孕期间性感……

登记产前课程

您可在妊娠第6或第7个月开始产前课程的学习，但是应该提前几个月预约，所以现在就可以开始研究一下在您家附近有哪些可以利用的课程资源。一些课程的名字是"父母培训"而不是"产前课程"，但两者内容大部分都相同。

好的产前课程将解释妊娠引发的生理改变，教您最实用的分娩呼吸技术，告诉您如何让自己变得积极乐观。您的班级导师将坦诚地与您就分娩进行交流，并对缓解疼痛的措施做详尽的描述。他将为您提供一些孩子出生后会用到的基本护理方面的建议，比如如何喂养孩子，一些班级还有孩子出生后的后续班。

几乎所有产前课程都鼓励准父亲参加，但不应当强迫他们去听每一堂课。一些课程会集中安排准父亲参加一堂课，好让他们敞开心扉，讨论彼此的感受，以及学习怎样在分娩中提供更多的帮助。

如果您计划在医院里生产，您有很多机会向助产士和其他妇科医护人员提问，这会让您更加熟悉产科病房里的工作程序。这样您到生产之前，周围的环境会使您觉得更加轻松。

许多机构开办独立的产前课程，您可根据需要自行选择。

即使这不是您的第一个孩子，参加产前课程也是一个好主意。关于多年前分娩和正确呼吸的细节，您有可能已经淡忘了。

参加产前课程的好处之一是有机会遇到其他与您情况相似的女性。许多女性能在产前课程中建立良好而持久的友谊。

您换上宽松的衣服的时间一定会比第一次怀孕时提早很多。因为怀孕使腹壁的肌肉被拉伸，就不会如以往那样紧实了。

理发是一个提振心情的好办法。很多女性对我说，她们担心染发用到的化学物质会对胎儿造成伤害，但这是没有证据的。如果您有所顾虑，可以跟发型师强调，染发剂不要接触头皮，只染在头发上即可。如果您准备自己染发，要确保戴上手套操作，并选择通风良好的环境。

产前筛查

筛查和诊断胎儿异常是产前检查中的最大难题。我可以肯定，如果您曾经有怀孕的经历，这将是您感到最难的部分，但是我还是希望您能了解一下。但愿以下信息有助于您了解自己即将进行哪些检查，使您在充分掌握各类信息的情况下做出选择，在决策时更有信心。

筛查和诊断胎儿异常不是必选项，没有对或错之分。在斟酌了所有信息之后，每一对伴侣会做出他们的决定。虽然大多数婴儿生下来都安然无恙，但是如果确实有问题，那么大多数会在胎儿发育时出现，要么是因为遗传基因的条件，要么是出于其他获得性问题，例如感染、药物。但是，有些问题也会找不到原因。如果筛查发现有异常，不论从情感上还是基于现实条件，您和您的伴侣都需要为未来照顾一个有问题的孩子做好准备，或者你们也可以决定结束妊娠。

我需要检测吗

生出一个不健康宝宝的可能性发生在所有女性身上，这些危险因素包括：

- 您上一次妊娠时出现胎儿异常。
- 您或您的伴侣有基因异常或家族遗传病。
- 您已超过35岁。

- 您正服用或曾经服用已经明确对胎儿有害的药物。
- 您之前患有疾病，例如癫痫症或糖尿病。

哪些是有用的

在过去几年中，早期的妊娠筛查发生了很大的变化，无创DNA产前检测（NIPT）被引入。许多医院都试图在妊娠早期就筛查出高危产妇，但不是所有案例都能被筛查出来。NIPT仍然被认为是一个筛查试验，并且筛查和诊断性试验之间有重要的区别。

不是所有的孕妇都需要接受联合筛查，联合筛查针对的是可能出现异常胎儿的怀孕11～14周的高危人群。筛查并不能够准确无误地诊断出某个问题，而只是提供一个危险系数。孕妇们将根据筛查的结果来决定是否接受进一步检查。筛查包括一系列的血清检查和超声波扫描，还包括一项特殊的扫描——颈背部扫描（NTS）。对于那些已经错过最佳时机检查的孕妇，将会进行联合筛查，这是一种四重试验，面向怀孕14～20周的孕妇。

就每项筛查而言，您都需要关注检出率和假阳性率。假阳性指的是出现阳性结果但后来被证实是阴性的。一个阳性的筛查结果出现后，检查人员可能会采取侵入性试验以便确诊，因此如果假阳性率过高，许多没有问题的妊娠女性就要接受一些不必要的检查。

侵入性试验可以就胎儿是否有异常这个问题给出确定答案，但这些侵入性试验不会作为惯例而进行，因为它们需要从子宫内采集羊水的样本、胎盘或胎儿的血液。此类试验很有价值，但同时伴随着流产的危险。对唐氏综合征而言，绒毛膜采样、羊膜穿刺和脐带穿刺是唯一可确诊的检查。是否选择其中一项进行筛查试验，取决于您对筛查结果异常的态度和您对结果的承受能力。

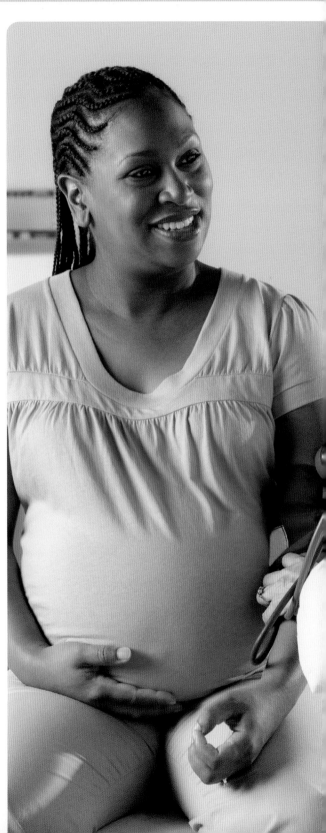

年纪更大的女性 年龄超过35岁的女性生出畸形儿的风险更高，但是大部分婴儿出生时是健康的。

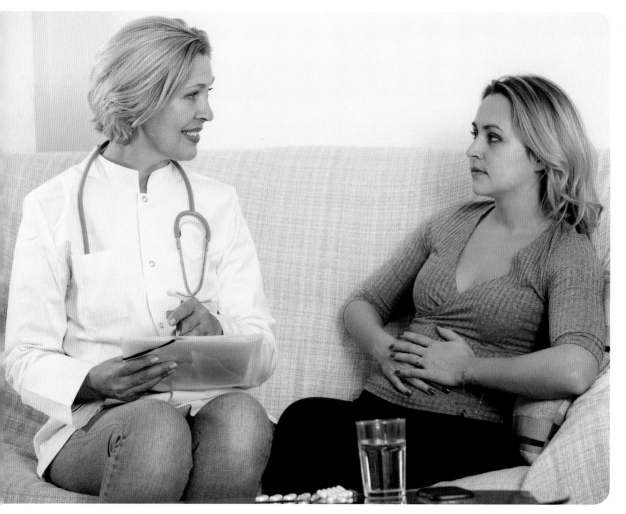

获取更多的信息 请正式向医生或助产士询问适合您的筛查。您有权选择是否进行相应检查。

免疫血清检测

通过不同类型的血清学试验，能够检查您血液中的4种物质，从而预测您的宝宝是否患有唐氏综合征，或有其他染色体异常以及开放性神经管缺陷，如脊柱裂。血清学检查是概率性的，它仅仅对危险性进行估算，并不能得出确切答案。如果您需要做这个检查，有必要了解以下内容。

异常的血清学筛查试验异常（筛查阳性）并不表明将来您的孩子会有某种缺陷，但它能确认这种情况是很有可能发生的，因此医生将和您沟通是否需要接受进一步的检查。

如果您的孩子被查出有染色体异常的情况，您将面对的选择是：是否还要让妊娠继续。

完成检查

一般来说，血清学检查会在第15～16周进行。您将接受四重试验，目的是检测血液中的4种物质，α-甲胎蛋白（AFP）、雌二醇、抑制素A、游离β-绒毛膜促性腺激素（HCG）。患有唐氏综合征的胎儿，AFP较低而HCG较高。您的年龄及确切孕龄也会被同时输入计算机程序中。您一般会在5个工作日后拿到结果。大多数情况下，试验结果会表明您是低风险的，但少数情况下提示高危险。您需要尽早得知这一情况，以便后续有更多时间来进行其他必要检查。

筛查试验比较

随着新试验方法的发展，唐氏综合征等异常的检出率大幅提高，由30%增至99%。最新的筛查方法，即无创产前检查，仅有0.1%的假阳性率。

筛查方法	时间（周）	假阳性率	检出率	试验结果为阳性后，出现问题的胎儿比例
孕龄		5%	30%	1∶130
颈部扫描	11～14	5%	80%	1∶47
联合筛查	11～14	5%	85%	1∶45
四重试验	16～20	5%	80%	1∶50
无创产前检查	＞10	0.1%	99%	9∶10

试验时间

日期	试验
10周	无创产前检查（NIPT）
11～14周	联合筛查（包括颈部的褶皱）
	绒毛膜采样（CVS）（诊断性）
16～20周	四重试验
18～22周	胎儿异常检测（诊断性）
16周以上	羊膜穿刺术（诊断性）

您的风险评估

通过计算可以对胎儿异常的风险进行评估，结论可能是类似1/45或1/450的数字。这些数字代表每45或450个孕妇中有一个可能会被检出胎儿异常。

这样说起来似乎很简单，但实际情况相当复杂。一些夫妇可能认为1/45是令人担心的；另一些则认为1/45的可能性尚可接受。另一方面，一些夫妇和医生会觉得1/450的概率很低，不足为惧；而另一些人会非常紧张，希望进一步进行检查。当然这些数字没有考虑到您的既往病史，以及您对选择生一个有缺陷孩子或终止妊娠的态度。这是一个两难境地，没有对错之分，您需要思考并和他人坦诚地讨论如何对待一份提示存在异常的检验单。

无创DNA产前检测（NIPT）

这项筛查测试旨在分析母亲血液中来自胎儿的游离DNA（DNA片段）。它能够通过明显的指征，来表明胎儿是否存在某种高危或低危的畸形，比如唐氏综合征。它的另一个好处是可避免由侵入式测试所引起的流产风险。

1997年，研究人员在母体血液循环中发现胎儿游离DNA。这些胎儿DNA来自胎盘，可在怀孕的最初4～5周被检测到，产后1小时内从母体血液循环中迅速清除。所以说，测试母体血液是产前诊断的可靠办法（大约80%～90%的DNA片段源于母亲，剩余10%～20%源于胎儿）。

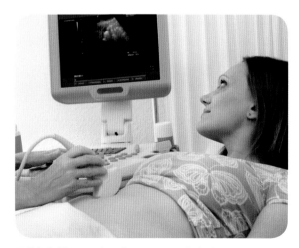

颈背部扫描 在妊娠前期进行非侵入性的试验，可以检出唐氏综合征，并且具有很高的准确率。

颈背部扫描

第11~14周的超声波扫描检查，技术人员将检测胎儿并测量颈部皮下液体的厚度（颈背部扫描）。这一筛查试验可揭示孩子患有唐氏综合征的可能性，但不提供定论性的结果。

如果液体的深度小于3毫米，您的孩子是没有问题的，95%的女性都属于这种情况。

如果测量深度在3~7毫米，您的孩子可能会患唐氏综合征——测量值大小与可能性成正比。

如果NTS的测量值高于或等于临界值，您可能需要接受进一步的侵入性产前检查，如绒毛膜采样或羊膜穿刺。有5%的妊娠女性会面对这一情况。

如果您决定不做侵入性试验，那么当您的NTS检查结果处于临界值之上时，我强烈建议

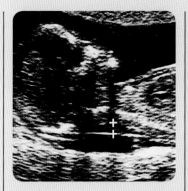

低危型胎儿 颈部皮下的液体较薄，则患唐氏综合征的危险较低。

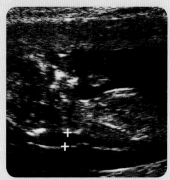

高危型胎儿 颈部皮下的液体较厚，则患唐氏综合征的危险较高。

您在20周时做一次详细的异常超声波检查。因为NTS异常的孩子更有可能出现心脏、肠道和其他结构异常，通过超声波扫描可以观察到上述情况。

若其中有任何一项异常被证实，做检查的医生将安排合适的儿科医生为您提供帮助和

建议，并与您共同讨论是否继续妊娠。

近年，随着DNA测序技术不断升级，其结果愈加准确，人们现在能够从母体血液中精确地检查胎儿染色体是否有三体性。对母亲血浆里的胎儿游离DNA进行检查，如果发现Y染色体序列，则可确定胎儿为男性。为帮助那些胎儿存在X染色体连锁疾病风险的母亲，英国现已使用了这一方法来及早确定胎儿性别。如果确定为男胎，则有必要采取侵入式诊断测试，检查受影响的X染色体是否被遗传。如果是女胎，则无须采取侵入式测试。针对有伴性遗传病风险的妊娠，有证据显示，无创DNA产前检测搭配超声波检查的方法已使得侵入式诊断测试的使用率降低了近50%。对于"熊猫血"（Rh阴性）妈妈，

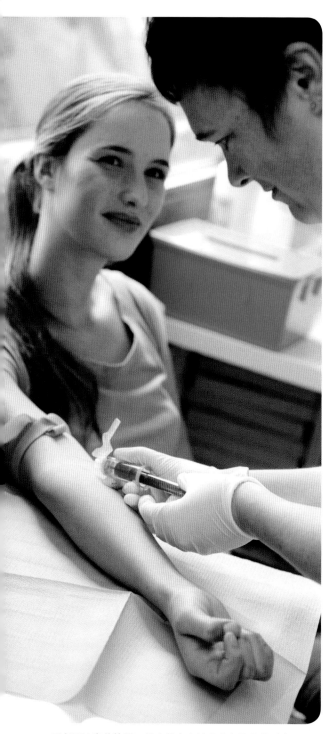

无创DNA产前检测 筛查母亲血液中来自胎儿的游离DNA，其对于唐氏综合征的检出率高于98%。

无创DNA产前检测已经取代了羊膜穿刺采血。因为如果婴儿是Rh阳性，通过羊膜穿刺术进行血液分组会增加抗体水平的风险，从而将轻微疾病转化为严重疾病，这么做便得不偿失。由此可见，这一进步是很有意义的。

根据报道，无创DNA产前检测还被用于检测其他胎儿血型，如Kell型和RhC/c/E型。

目前已公布的数据显示该检测对21-三体综合征和18-三体综合征有良好的预测效果。起初，它对13-三体综合征的预测不如对前两者那样可靠，但随着技术日益进步，后来的结果有了较大改观。针对21-三体综合征和18-三体综合征，无创DNA产前检测的检出率现已接近100%。倘若检测有误，其原因可能是DNA片段较少，不足以进行这项检测（检测时间过早，比如妊娠不足10周；或者母亲的体重严重超标），或者是胎盘镶嵌，抑或多胎妊娠。

绒毛膜采样（CVS）

此检查一般在第11～13周进行（尽管妊娠后期亦可），它会从胎盘上提取少量组织标本用来进行分析。由于胎儿和胎盘都源于同一细胞，所以胎盘和胎儿的染色体也是一致的。CVS检查可以用来排除唐氏综合征，当怀疑某种特殊的基因失常时，如镰状细胞

进行CVS测试

进行CVS检测时，您首先接受超声波检查，确认胎盘的确切位置。因为CVS检测需要从胎盘中获取少量的组织，在操作中要避开羊膜囊。

对您的腹壁注射麻醉药，用双鞘针在正确的位置刺入腹壁之前，对相关部位进行局部麻醉。

带有特殊液体的鞘位于针的尾部，胎盘细胞被吸入鞘内。由于获取的组织来自新鲜的胎盘，这意味着在实验室内它能比从羊膜穿刺

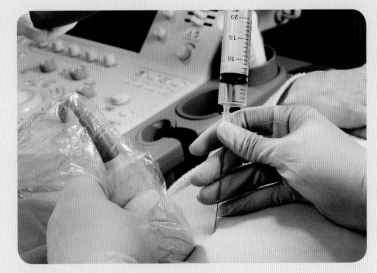

CVS测试 从胎盘中提取细胞样本进行分析。

中获取的胎儿皮肤细胞生长得更快。您将在72小时内获得初步结果，10天后获得结论性结果。

贫血或地中海贫血，也可采取这一检查。运用CVS检查能够在孕12周前收集、检测新鲜的组织，也就是说，如果父母选择终止被诊断出严重染色体异常的妊娠，可以通过吸宫术终结。

CVS的缺点

决定进行CVS检查之前，请考虑以下因素。

CVS检查后发生流产的风险稍大于羊膜穿刺，每100位接受CVS检查的女性会有1例流产。虽然这种风险可能该归因于妊娠阶段［尤其是可能会发生流产的早期（11～13周）］，但这仍然值得您慎重考虑。

有时，胎盘内携带马赛克细胞（一种表明胎儿染色体有问题的异常细胞），但没有显著的异常指征，此时您可能被建议在晚期接受羊膜穿刺，进而查清原因。

羊膜穿刺

羊膜穿刺是最常见的侵入性检查，试验会提取一部分胎儿周围的羊水标本进行检测分析。羊膜穿刺往往安排在妊娠第16周，但妊娠期的其他时间也可以进行。如果您有以下情况建议进行羊膜穿刺。

● 您存在胎儿患有唐氏综合征或其他染色体异常的个人或家族史。

● 在现阶段妊娠中，您的胎儿颈背部扫描结果异常，或血清学筛查结果呈高危。

检查中抽取的样本将被送到细胞遗传学实验室。仪器将液体高速旋转，以收集胎儿

羊膜穿刺

这一过程持续约20分钟，医生将在超声波的引导下找到最佳的穿刺点。理想的穿刺点能使穿刺针通过子宫壁到达羊水池中，而不触及胎盘和胎儿。

操作者会在您皮肤上的穿刺点附近使用局部麻醉，以减少您的不适。羊水针很细，

您的感觉甚至比上臂抽血还要轻微。

一旦穿入正确的位置，会用一个注射器连接至针的外鞘上，羊水标本（大约10～20毫升，相当于4茶匙）被吸入注射器中。

随后把针抽回，医生在超

声波下仔细检查胎儿，以确保一切正常。

医生将建议您休息，在24小时内避免剧烈活动。一些女性在1～2小时后会出现轻微的疼痛感，还会有一些女性出现羊水渗漏和阴道出血，这些现象通常只持续很短的时间。

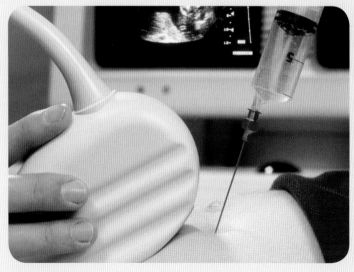

采集羊水样本 仔细找到穿刺点，取出羊水，不触及胎儿和胎盘。

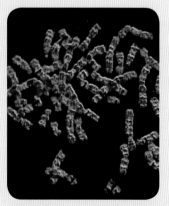

实验室测试 对样本中的染色体进行测试。

> " 羊膜穿刺的优点在于，其结果出错的
> 情况极少，导致流产的概率也很低。 "

皮肤上脱落的细胞，就像收集我们脱落于浴缸水中的皮肤细胞一样。将这些细胞按组织的性质培养，随后在某一周期（细胞分裂中期）进行染色体分析。有时，细胞会出现无法被培养、生长或是长得太缓慢，分析结果会受到影响。少数情况下，细胞分化成熟后被发现是孕妇而非胎儿的，还需要接受进一步的羊膜穿刺。

有时胎盘会含有镶嵌型细胞，这样您可能需要稍后再做一次羊膜穿刺。羊膜穿刺一般不会在孕16周之前进行，因为在此之前胎儿皮肤细胞的数量尚不足以供培养，而且过早地从羊水池中抽取羊水还会导致胎儿肺部、四肢的发育障碍。

羊膜穿刺的优点与缺点

羊膜穿刺的优点在于，其结果出错的情况极少，导致流产的概率也很低。虽然通常情况下发生的概率为1%，并且在这一过程中，有危险的可能大约为1/300或0.3%。在做完羊膜穿刺的两周内极易发生流产，但需要注意的是，只有存在问题的妊娠才会进行此项检查，因此随后的并发症并不直接由该检查引起，只是恰好在这个时间段发生。

羊膜穿刺的缺点是到妊娠17～18周，您才能知晓结果。如果结果提示胎儿异常，而您选择终止妊娠，就只能进行人工流产了。

先天性异常

"先天性"即与生俱来。这一定义涵盖了胎儿的所有染色体和身体结构异常。本节将帮助您了解先天性疾病形成的方式和原因，还将说明许多前文已描述过的产前检查的先后关系。现在，越来越多的先天性异常能够在产前被诊断出来，以便父母和检查者能提前制订应对方案。然而，仍有一些异常只有在婴儿出生后才能发现。

遗传异常的原因是遗传物质的异常，或者先前正常的基因变异。胎儿的遗传异常一些是由体内一种或几种基因的异常导致的，一些则是由于某一基因的数量、形态或排列发生改变造成的，而更多的则是由环境和基因的相互作用导致的，但这一点至今也尚无定论。先天性脊柱裂和唇腭裂是遗传异常的范例。虽然有特殊危险因素或有家族史的夫妇可以检查和进行遗传咨询，但通常孕前检查只包括少数几种疾病，主要是唐氏综合征和脊柱裂。

染色体异常

在受精前、中、后三个阶段，两套染色体（一套来自卵子，一套来自精子）构成了宝宝23对完整的染色体，其中会涉及一系列复杂的分离和重组。如果其中一个染色体有异常，或是多个染色体于受精卵内丢失，会形成一个不正常的胚胎或胎儿。大多数异常胚胎在早期会自然流产，但也有少数会继续妊娠，进而形成一个异常的宝宝。

大约每1000位宝宝中就有6例染色体异常。在死产的胎儿中，这一比例会上升到6%。染色体数量异常（过多或过少）是最常见的异常情况，它们的术语名称反映了异常染色体对的数量。

当1个染色体被复制3遍时，则存在三体细胞。大多数三体细胞是卵子内反常的细胞分裂（减数分裂）造成的，先于受精发生，由于衰老的卵子更容易发生异常，这种情况在年长的女性中较为常见。三体细胞通常表现为唐氏综合征/三体细胞21、器质性脑综合征/三体细胞13和爱德华综合征/三体细胞18。

当一个染色体完全丢失时，则存在单体细胞。特纳综合征是最为多见的单体类型，由于女孩中的X染色体丢失而形成。

当胚胎携带额外的23个染色体，则出现三倍体。

额外的性染色体可见于克氏综合征的异常中，表现为男孩带有多余的X染色体。

染色体易位指正常数目的染色体出现排列异常。当遗传物质的转移发生在两个染色体之间时，遗传物质可能会丢失、增加或简单地交换。

显性遗传病

男性和女性受显性遗传基因的影响是均等的，各有50%的概率会将这种基因、疾病遗传给他们的孩子。未受影响的个体不会传递基因和疾病。显性遗传疾病在生命的早期很少会引起生命危险。

显性遗传病通常呈现出家族史，因为在不同的个体身上症状也不尽相同，所以需借助遗传学家才能确诊。如家族性的胆汁淤积症，会使孩子在出生时或出生后的血液中检测出高水平的胆固醇。得益于基因图谱技术的进步，包括亨氏病和强直性肌挛缩在内的一些显性的神经系统异常，现在都能够在产前被诊断出来。

隐性遗传病

在此类疾病中，非正常基因必须被复制两遍才可能会发病。隐性基因通常被一个正

发病率和原因

4%的新生儿会出现主要的先天性异常（例如心脏或神经管缺陷），围产期死亡的概率是1/4。

次要的先天性异常，例如多手指或脚趾，仅存在于不到6%的新生儿中。

约40%的先天性问题是由于基因因素遗传造成的。

先天性异常约10%的发病率是获得性的，原因是发育时遭遇感染（5%）、滥用药物（2%）、化学物质、X线或代谢疾病，如未经控制的糖尿病。

约50%的先天性异常是无原因的，尽管大多数被认为是基因导致，或是环境和基因双重作用的结果。

常的显性基因所掩盖，因此可能无法找到家族史或患者。然而，当父母双方都是隐性基因携带者时，他们所生的孩子无论男女都有1/4的概率会遗传这两个隐性基因，继而发病；有1/2的概率发展成这种疾病的无症状携带者。

不少隐性遗传病在出生前就能被诊断，包括镰状细胞贫血和地中海贫血，以及囊性纤维化；某些生化方面的异常，如泰—萨病和苯丙酮尿症通过血样亦可被检测出来。

> 最常见的先天性异常是由染色体数量异常导致的——有时过多，有时过少……

和性染色体有关的疾病

诸如血友病、杜氏肌营养不良症、X染色体易裂症是由X染色体上的隐性基因所致。女性因为拥有双X染色体来控制隐性基因的影响，所以上述病症只波及男性。如果女性是该病的携带者，那么她的孩子有50%的概率携带这种非正常的基因。如果孩子是女孩，那么她根本不可能遗传这种基因，或者她可能会成为无症状携带者，因为双X染色体将阻止疾病的发展。如果孩子是男孩，那么他有50%的机会发展这种疾病，因为从父亲那里遗传到的Y染色体将无法掩盖这种疾病。与X染色体相关的疾病不会发生男性遗传给男性的情况，但此类异常偶尔也可见于一些新发的随机性基因突变中。

神经管缺陷

神经管缺陷是最多见的严重先天性异常之一，若不进行产前筛查，每400个孩子中就会出现一个病例。人们还未锁定该病的具体基因，但已经能确定它具有家族性。这种异常在不同地区的发生率差异明显，与不同地区的饮食密切相关。神经管缺陷，如脊柱裂，是严重的发育障碍，需要住院进行外科手术治疗。患儿通常身体虚弱、尿便失禁甚至四肢瘫痪。

基因咨询

对于已经有一个患有遗传性疾病的孩子或者有遗传性疾病家族史的夫妇，如果想要继续妊娠，务必首先进行遗传咨询，并进行产前诊断性程序，如绒毛膜采样、羊膜穿刺或妊娠期的超声波扫描等。此外，在某些必要情况下，专业机构还能够提供第三代试管婴儿（PGD）。PGD是一项体外受精的新技术，医务人员从小胚胎上取出一个细胞进行分析，以确定其在植入母体子宫前基因有无异常情况。

出生前的诊断

如果您存在下列情况，您有必要进行基因咨询或出生前诊断。

▶ 有一个有缺陷、染色体异常或基因疾病的孩子

▶ 有以上任何一种家族史

▶ 有一个智力迟缓但未确诊的孩子

▶ 产前血清筛查结果异常

▶ 超声波检查发现胎儿可能有异常

▶ 母亲存在可能致胎儿异常的疾病

▶ 在妊娠中暴露于有危险因素（致畸剂）的环境中

▶ 父母为已知的基因疾病携带者

▶ 有反复发生流产的历史

▶ 以前曾有新生儿死亡

唐氏综合征

唐氏综合征（21-三体综合征）是最常见的新生儿染色体异常，但近年来，它的发病率已经从1/600下降到1/1000。产前检查精确性的提高对这一进步起到了决定性的作用。

95%的唐氏综合征患儿是没有家族史的。占3%的病例中，遗传自父母某一方的额外的21号染色体与另外的染色体相连（置换），而其父母通常是没有症状的。余下2%的病例中，出现了镶嵌现象，这意味着身体中的一些细胞含有第三个21号染色体，而其他细胞则有正常的两个染色体。

唐氏综合征的危险会随产妇年龄的增长而大幅增加（见下表），但因为高龄的孕妇需接受常规筛查，所以大多数唐氏综合征患儿由未满35岁的孕妇生出。因此唐氏综合征筛查现在面向所有孕妇开展。

虽然约有50%的唐氏综合征患儿死于流产，但是有90%的足月患儿能在出生后第一年内存活。这些婴儿心脏和肠道异常的风险极高，并且存在听力和视觉的问题，其肌张力退化，身体虚弱。患儿的身体特征包括斜眼、手和脚皮肤折痕、舌头外突，以及鼻梁浅或缺失，这意味着孩子易患感冒和肺部感染。

所有的唐氏综合征患儿都有智力障碍，但其严重程度不同，在出生前难以预测。唐氏患儿教育方面的进步使得许多患儿在成年后相对独立地生活。这部分人的平均寿命为60岁，但是童年时期易患白血病，成年后还易患甲状腺疾病和阿尔茨海默病。

颈背部扫描是在早期筛查唐氏综合征的手段。常规的超声波检查能探查出唐氏综合征的其他体征，如鼻梁的缺失，心脏、肾脏和肠道的异常。罹患此病的标志还可以表现为孩子手上皮肤的折痕和眼裂。但是也有一些患有唐氏综合征的孩子并没有显著的身体结构标志，直到出生后也没有被检测出来。

唐氏综合征的概率

预产期时母亲年龄与患唐氏综合征的概率

25岁以下 1：1500	25岁 1：1350	26岁 1：1300	27岁 1：1300	28岁 1：1100	29岁 1：1100	30岁 1：1300
31岁 1：900	32岁 1：800	33岁 1：570	34岁 1：470	35岁 1：380	36岁 1：310	37岁 1：240
38岁 1：190	39岁 1：150	40岁 1：110	41岁 1：85	42岁 1：65	43岁 1：50	44岁 1：35
45岁 1：30	46岁 1：20	47岁 1：15	48岁 1：11	49岁 1：8	50岁 1：6	

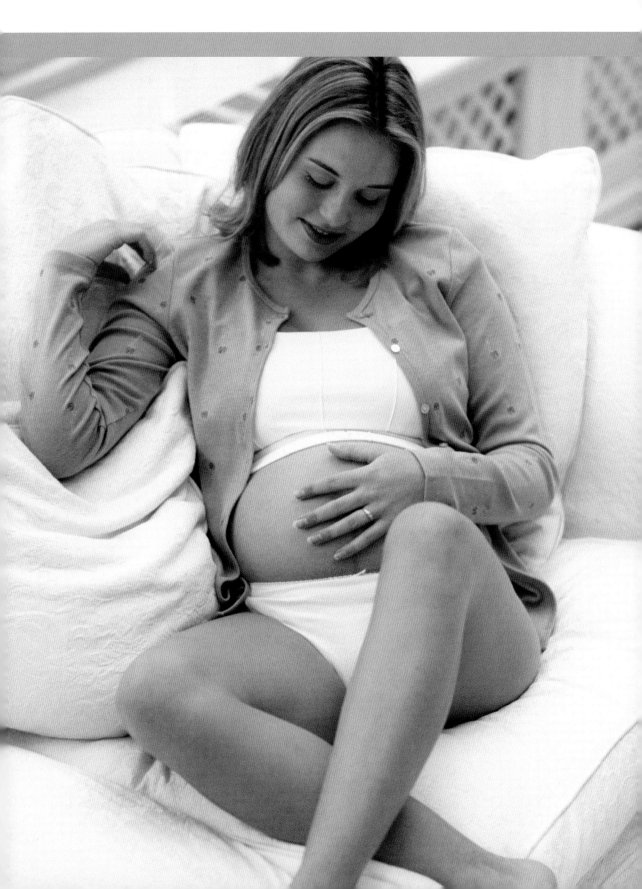

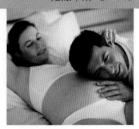

▶13～26周
妊娠中期

妊娠中期，您的胎儿将稳步增长，前几周所形成的基本结构和器官系统将继续稳定发展。胎儿的身长将增加3～4倍，体重显著增加30倍。尽管数周妊娠过后，您的体形也有较大改变，但是这个时期您的精力已经恢复，身体健康，而且充满幸福感。

妊娠中期的胎儿

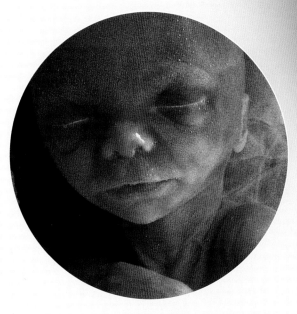

14周

眼睛已经长到脸的
前部，眼睑紧闭。

16周

男孩和女孩的外生殖器差别显而
易见。男性胎儿形成了阴囊，阴
茎尚未完全发育。

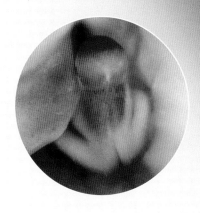

 妊娠中期，完全发育成形的胎儿生长迅速，
不久您就可以感觉到宝宝在踢您的子宫。

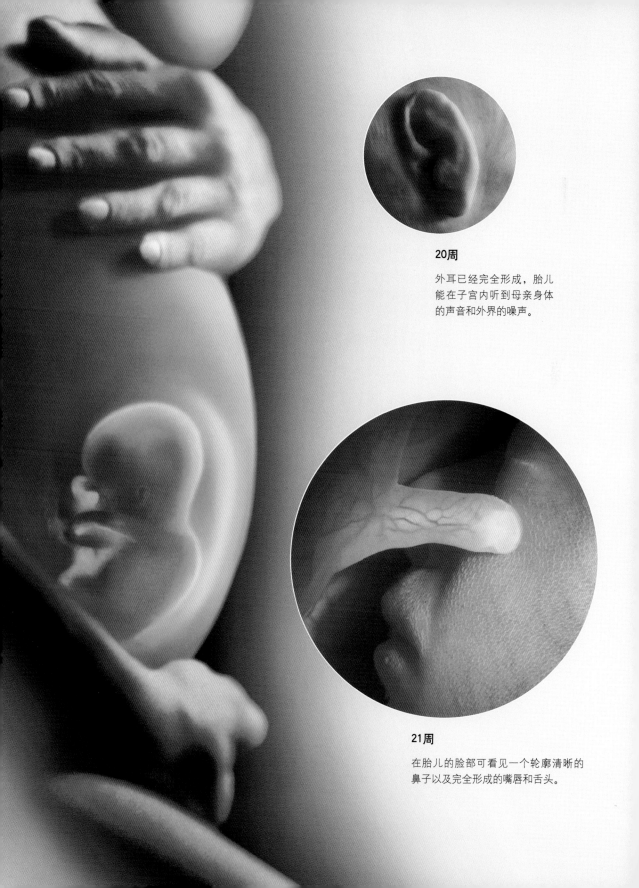

20周

外耳已经完全形成，胎儿能在子宫内听到母亲身体的声音和外界的噪声。

21周

在胎儿的脸部可看见一个轮廓清晰的鼻子以及完全形成的嘴唇和舌头。

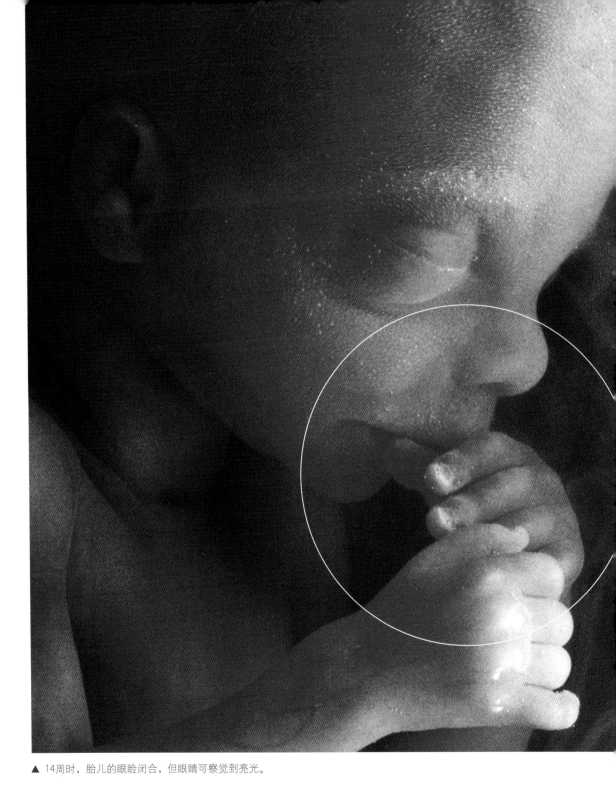

▲ 14周时，胎儿的眼睑闭合，但眼睛可察觉到亮光。

1	2	3	4	5	6	7	8	9	10	11	12	13	14	15	16	17	18	19	20

▶ 0~6周　　　　　　　▶ 6~10周　　　　▶ 10~13周　　　▶ 13~17周　　　▶ 17~21周

▶ 妊娠早期　　　　　　　　　　　　　　　　　　　　　▶ 妊娠中期

▶13~17周

发育中的胎儿

您的宝宝日益显现出人形。虽然头部仍相对较大，但体长正在迅速增长。下肢的发育快于上肢，很快就会比上肢更长。肢体和身体其他部分的比例变得更和谐了。

您可以看见宝宝的手指甲，脚指甲也会于未来数周内开始发育。躯干伸直，看上去身体仍然很瘦，仅覆盖着一层半透明的皮肤，可以清楚地看见皮下血管和骨骼。不久后，一层保护性的褐色脂肪开始形成，这可以让胎儿保暖。

面部骨骼开始形成，面部轮廓更加清晰，更易辨认。鼻子更加突出，外耳牢牢扎根在头部两侧。内耳中的小骨骼越来越坚硬，让胎儿听到声音。眼睛向前看，虽然两眼间距离很宽，但眼睛后方的视网膜已经对光非常敏锐了。眼睑已经完全形成，在妊娠中期它们仍将保持闭合状态，即使这样，您的宝宝也已经对腹壁上的微光有感应了。面部肌肉进一步发育，您的宝宝因此有了面部表情，尽管还不能完全控制。如果您在这一阶段进行超声波检查，就会看到宝宝对您皱眉，甚至会做鬼脸。与此同时，眉毛和睫毛开始形成，头上的绒毛变得粗糙，含有一些色素。在口腔中，味蕾开始出现在舌头上。

实物大小 第13周，胎儿约8厘米长，25克重。到17周开始时，胎儿尺寸显著增长至13厘米，体重平均达到150克。

复杂的运动

宝宝在发育中最重要的进步就是大脑、神经、肌肉之间开始建立联系。一层多脂的外膜——髓磷脂在联系大脑和肌肉的神经表面形成，它能帮助信息传入和输出大脑。由此，胎儿能进行十分复杂的活动，如肢体围绕关节运动，因为控制这一运动的肌肉可以自由收放。胎儿的上肢已经足够长，手可以碰到身体各个部位，并抓住它们碰到的任何东西，例如脐带。手指可以卷曲，上、下肢也能卷曲和伸展，宝宝现在可以吮吸大拇指，也可以握拳了。

不过，大多数初产妇还感觉不到这些运动，因为羊水犹如一层缓冲垫，宝宝尚没有足够的力气直接刺激到子宫壁神经末梢。第二次当妈妈的女性却能够知道，腹部的快速振动背后有何奥妙，但一般也要在18～20周后才能够辨认出明显的胎动。

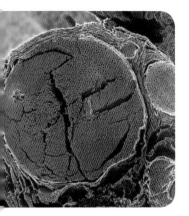

神经纤维　神经表面覆盖着脂肪性的髓磷脂鞘，让信号能够迅速从胎儿的大脑到达肌肉和肢体。

胎盘

胎盘将继续生长，产生确保胎儿在妊娠过程中按照预定目标生长所需的激素。母亲的子宫和乳房也持续变大。胎盘会提供胎儿所需的氧气和营养至其出生，它还形成了一道非常繁复的屏障，在余下的妊娠期内为胎儿抵御各种感染。此外，胎盘还将减弱母亲摄入药物、尼古丁和酒精对胎儿的影响。到孕16周结束时，胎盘已经厚约1厘米，直径扩展至7～8厘米。

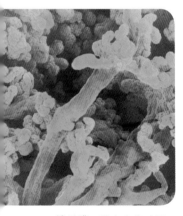

绒毛膜　胎盘中像叶子一样的绒毛膜（绿色）让母体血液中的气体和营养物质能够进行交换。

羊水

羊水填充了包围胎儿的羊膜囊，在胎儿的生长发育阶段起着至关重要的作用。它为肌肉提供自由运动和发育的环境，保护胎儿不会受到撞击和碰撞的伤害。在妊娠早期，胎儿的皮肤能够吸收羊水；在妊娠中期的最初阶段，胎儿拥有了肾脏功能，开始吞咽羊水，并把排泄物排入羊膜腔内。羊水具有相对固定的体积，可被持续吸收和更换。胎儿的肺部必须在羊水内浸泡，进行膨胀和发育，才能适应未来到外部世界的呼吸，所以一定体积的羊水对胎儿肺部的发育至关重要。妊娠中期，羊水的体积约为180～200毫升，其平均值大概一个纸杯的容量。这一时期，胎儿的部分表皮细胞开始脱落到羊水内，这堪称一大里程碑，因为这些细胞能够在羊膜穿刺中用来确定染色体状况。但此时的皮肤细胞相对较少，不足以为羊膜穿刺提供充足信息，所以通常不建议在孕15～16周前进行。

17周 通过三维超声波扫描，可发现胎儿在扭动和漂浮，但它的动作会被羊水保护，您还无法察觉。

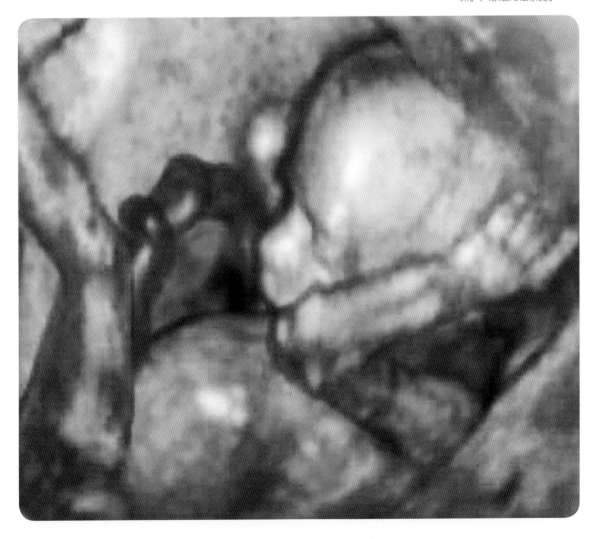

您的体形变化

现在您也许会察觉到腰部更粗了，肚子也更圆了。至于您的妊娠看起来是否明显，取决于您的孕前体重和体型。

然而在接下来的几周，您即将面对这样一件事——此前不知情的同事和朋友将疑惑地望着您的腹部。在妊娠中期开始时，您的子宫会长到一个小西瓜大小，能够在盆腔上方摸到，只需轻轻地进行腹部触诊，就可以轻易估计它的大小。

皮肤色素沉着

皮肤色素沉着是妊娠期间很平常的现象，通常在妊娠早期末和妊娠中期初变得非常明显。这是体内分泌的孕激素增加，刺激皮肤内的黑色素细胞形成的。孕激素会使肤色加深，乳头周围的乳晕是变化最大的地方，随后是乳头，接下来痣、胎记、雀斑也会变大、加深，再接着发生变化的是所有的疤痕组织。大多数女性膨大的腹部上会沉着出黑色素线，有些在妊娠中期之初就非常明显了，另一些女性即使到了妊娠末期也不太显。所有这些颜色变化都再正常不过了，往往在孩子出生后会褪去。

血流量增加

如果没有循环血量的增加和心血管加倍努力地适应，所有身体的变化都无法成为可能。妊娠早期，血液中的液体量会增加，如今红细胞的数量也在增加。您的心输出量（心脏每分钟泵出的血量）和每搏输出量（心脏每搏动一次泵出的血量）都在增加。在孕激素作用下，您的血管将发生增宽、松弛来适应这些变化。

在妊娠中期开始的时候，25%的血液流向子宫，供给生长中的胎儿和胎盘，这一变化是巨大的，因为孕期前这一数字仅为2%。

> 以前不知情的同事和朋友将疑惑地望着您的腹部。

流向肾脏的血流量在第16周之前都在稳步增加，后来会趋于稳定。肾脏的滤过率从妊娠早期开始增加，比怀孕前提高了60%，这种状态将维持到妊娠的最后4周，然后再开始降下来。由于负责重新吸收所有滤过物质的肾小管已工作了太久，因此您的尿液中含有少量的糖和蛋白也是常见的。

您的身体感觉

现在您已经进入妊娠中期，您会更加肯定自己将迎来一个宝宝。在身体层面，您的恶心症状有所缓解，并且正在恢复以往的活力。

您可能开始分享怀孕的消息，并且会发现自己经常成为焦点，人们纷纷向您表示祝福。有关您该做什么、不该做什么的建议接踵而来，这些关心不仅来自您的家人和朋友，甚至会来自您不认识的人，尽管大都为好意，但有时不免让您感到困惑和扫兴。其实，完全没有必要这样，您需要学习怎样应对那些不期而至的建议和警告。

次要的问题

妊娠中期的前几个星期里，您可能会遭遇一些次要的问题。例如，您会注意到尽管没有患感冒，您的鼻子会不通气。您可能还会流鼻血，耳内出现血样分泌物。上述症状并不值得担心，仅仅是由于您鼻子、嘴、耳朵和鼻窦黏膜的血流量增加而导致的，它们可能会伴随整个妊娠期。您可以设法缓解这些症状，尽管在孩子出生之前它们可能不会完全消失。

您应当避免在特别干、热的环境中工作，尤其是那些有集中供暖和空调的环境，这些场所的空气干燥。您可以使用便宜、便携的空气加湿器来增加空气湿度，或者在暖气管上放一小碟水或挂一块湿布也能获得相似的效果。如果您反复流鼻血，请向医生咨询，他将为您提供实用的

> 您需要学习怎样应对那些不期而至的建议和警告。

主要的妊娠激素

从怀孕伊始，宝宝所产生的一系列大大小小的变化都由激素所控制。这些激素从您身体现有的腺体中产生，随着妊娠的推进，也会产生于胎盘和发育的胎儿中。

激素	作用	来源
人绒毛膜促性腺激素 **（HCG）**	由卵巢上的黄体产生，在胎盘发挥作用前，维持雌激素和妊娠黄体酮的分泌	在10~12周大量产生于胎盘中，之后迅速下降
雌激素	孕期中持续升高，促进器官的血液流入，促进子宫和乳房的生长发育，软化连接组织的纤维，使韧带变得更加柔韧	超过90%的成分类型是雌二醇，胎儿也参与雌激素的生产过程
黄体酮	松弛血管以适应血流的增加。对消化道和泌尿道有相似的松弛作用，其产生的催眠作用能使妊娠趋于平静，使肌肉和韧带放松以适应生长的子宫，为出生的通道做准备。防止在生产前出现宫缩。为哺乳做准备	到6~8周，由母体产生黄体酮以维持妊娠。至妊娠早期结束时，黄体酮完全由胎盘产生
人胎盘催乳素（HPL）	类似于生长激素，可产生10%的胎盘蛋白质。将母亲的葡萄糖储备转移至胎儿。影响孕期胰岛素的产生，帮助营养物质完成从母体到胎儿的转移。促进乳房的发育以及生产后乳汁的分泌	自第5周起由胎盘产生，整个妊娠期都在上升

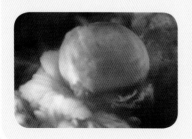
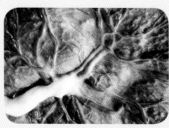

激素工厂　妊娠早期，产生激素的关键部位在母体的卵巢；到12周时，胎盘和胎儿取而代之。胎盘产生荷尔蒙，胎儿和母体资源产生雌激素。

增加的激素水平

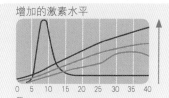

0 5 10 15 20 25 30 35 40
周

关键

—— 人绒毛膜促性腺激素
—— 雌激素
—— 黄体酮
—— 人胎盘催乳素

主要激素 妊娠初期，人绒毛膜促性腺激素急剧增加，整个孕期雌激素、黄体酮、人胎盘催乳素的水平稳步增长。

激素	作用	来源
泌乳刺激素	促进乳房产生乳汁，泌乳素的水平在妊娠期持续增长，直到宝宝出生后其作用才停止	产生于脑垂体后叶的前部
耻骨松弛激素	血液中的胰岛素样物质，能使骨盆韧带变软，辅助生产，帮助宫颈成熟（变软、变薄），为宝宝的出生做准备	由卵巢产生
催产素	能使肌肉和子宫收缩，受产道增宽的刺激，在产程的第一阶段上升。在宝宝出生后帮助子宫收缩，在哺乳中被宝宝对乳头的吮吸所刺激	产生于脑垂体后叶的后部。子宫上的受体在孕晚期增加，催产素药物通常被用于引产和促进顺产
促肾上腺皮质激素（ACTH）	在妊娠3个月后开始增加，对妊娠纹和高血糖水平起作用，皮质醇可以帮助胎儿肺部发育成熟	由母体的肾上腺分泌，一部分皮质醇由胎盘生成
雄激素（睾丸激素和相似的激素）	对阻止孕期雌激素的产量至关重要，睾丸素是男性外生殖器生长需要的	大量产生于胎儿的肾上腺，胎儿睾丸能够产生睾丸激素

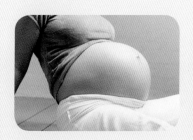

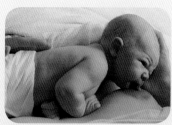

激素的影响 孕激素导致血流增加，同时孕酮使韧带和肌肉变得柔韧，子宫才能够膨胀。宝宝出生后，泌乳素和脑垂体后叶催产素的释放可以促进乳房泌乳。

建议。

您会发现自己很健忘——这个症状被戏称为妊娠期健忘症。我认为这仅仅反映了女性因怀孕所激起的某种兴奋感——在这一时期，与怀孕相比其他事情变得不那么重要了，因此容易被忽视。如果您发现自己健忘，不能像平常一样完成许多工作，在妊娠晚期多休息会让您的糊涂有所好转，孩子出生后您将恢复到往日的状态。

产前检查

尽管您会和大多数孕妇一样，在妊娠中期感觉良好，但每4～6周去定期拜访产前护理人员是有必要的。

具体的拜访时间取决于您的预约时间、血检和尿检结果、您选择的检查类型以及您是否有需要特别注意的问题。不过，每次例行检查的过程都是差不多的。

● 检查尿液中的蛋白，如果蛋白持续存在，需检查是否有感染。

● 测量血压是为了确保您不会面临一些常见的怀孕并发症的风险。

● 医生和助产士会检查您的手、脚，观察您是否有浮肿或水肿。

● 您需要接受腹部检查。需测量子宫顶部到耻骨的距离为多少厘米，以确保子宫在以每周1厘米的速度平稳增长。这一指标称为耻骨联合宫底高度（SFH），从13周开始，通常就能感觉到耻骨联合，但从26周开始才会定期测量SFH。测量值的变化依据您的身高和体形，及所怀孩子的数量和羊水的体积。如果您怀有双胞胎或是多胎，您的子宫底高度将高于常规同一妊娠周数的高度。

● 检查者会通过在您的子宫上放置一个声学探头来监听胎心音，使用多普勒声波（在孕期是安全的）记录孩子的心率。孕期这个阶段，胎心大约是每分钟140次——是您心率的两倍。

● 现在大部分检查者都不再在每次检查中测体重，但如果您在妊娠开始时就超重或患有糖尿病，医生会建议您记录好自己的体重。

病历档案和血液检查

过去和现在的妊娠过程中发生的事情将详细记载于您随身携带的病历档案中。如有需要，您可以就其中的某个问题向医生和助产士咨询。建议留存这些资料，日后您可以回顾怀孕过程中的乐趣。每次产检时，务必记得带上这些档案。

应该考虑的事情

在这个阶段，您应该考虑的是找一些合适的上班着装。您可能想了解有哪些办法可以避免怀孕带来的副作用，比如怎样更好地护理皮肤，避免妊娠纹。

妊娠纹

妊娠纹出现在大多数怀孕女性身上。这是皮下的结缔组织为了适应身体增大而被拉断引起的。妊娠纹可见于妊娠早期，最早出现在乳房，因为这是身体最早扩张的部位，腹部、关节和大腿等位置紧随其后。不同女性的妊娠纹数量和范围差别很大，这主要取决于基因和年龄。如果您年龄大，皮肤失去了弹性，会更容易产生妊娠纹。有证据显

您的产前访视

我的产科门诊实施共享医疗制度，大多数准妈妈由来自社区和医院的助产士和医生团队共同照顾。您的产前访视应当遵循以下安排，它们是依据NICE指南制定的。

怀孕周数	产前照顾
6~8周	第一次访视，获得随身携带的档案
10~13周	预约产检访视；确定预产期的扫描；颈背部扫描
16周	拜访助产士
20周	详细的胎儿超声扫描
24周	拜访助产士/全科医生
28周	医院检查：血检、糖耐、寻求生产方式的建议；安排家长辅导课；若Rh血型阳性，需接受抗-D注射
32周	拜访助产士/全科医生
34周	讨论筛查试验的结果；讨论生产和分娩的准备和镇痛；生产计划；接受抗-D注射（如需要）
36、38、40周	拜访助产士/全科医生
41周	医院检查；讨论引产的可能性

示，如果您妊娠前身材苗条，并保持妊娠期体重逐渐增加，就能够减少妊娠纹的出现。

随着时间的推移，您皮肤上出现的红色妊娠纹会逐渐消退。不过它们不会完全消失，而是变成了很淡的、不易看清的银色条纹。市面上有很多抗妊娠纹的乳霜，但无论制造商如何花里胡哨地宣传，恐怕也不会有什么乳霜涂在皮肤表面能够对皮下深层的胶原组织起作用。换言之，涂抹这类乳霜仅有助于维持皮肤平滑、补充养分，与其他保湿霜的功效无异。

衣着

您将发现一些您最钟爱的衣服不再合身了，但此时应该控制买新衣服的冲动。我建议您再缓一缓，到妊娠后期再去买衣服，因为到那时您会发现现在购买的衣服又变小了，您还应该考虑从现在到妊娠最后几个月的季节变化。仔细查看衣柜里现有的衣服，拿走那些不舒服、不合身的，挑选出那些在未来几周仍然可穿的衣服。

穿衣选择越来越少固然让人扫兴，但您不妨借此机会尝试一下您伴侣的穿衣风格——他的短袖T恤、汗衫、牛仔裤，任何合适的衣服您都可以尝试。从伴侣和朋友那儿借大号的衣物度过这一时期不失为一个好办法。当您在妊娠的最后阶段，为实在没什么衣服可穿而沮丧时，之前省下的钱就可以去买新衣服了。

化妆的影响

如果您觉得晒黑的腿、胳膊和棕色的肚子对自尊至关重要，请注意，一般来说，在怀孕期间您会更快地被晒黑，因为您皮肤中的色素增加了。建议您避免长时间日照以减缓对皮肤灼伤和老化，基于同样的原因也应避免在躺椅上晒太阳。暴露在阳光下时，一定要在脸、脖子和肩部涂抹高质量的防晒霜。在孕期使用防晒霜是安全的。

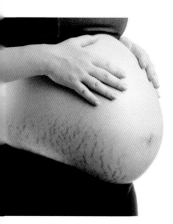

妊娠纹 如果您即将长妊娠纹，那么没有什么办法可以阻止它们。它们青灰色的痕迹会随着时间的推移而褪去，变得不再明显。

如果您希望去除多余的体毛，脱毛剂也是无害的，但如果您希望减少与化学物质的接触，更建议用刮除法或热蜡法去除体毛。

有文身和穿孔的孕妇可能会遇到额外的麻烦。因为腹部的增长，一些位于腹部的环会让人不适，当妊娠晚期您的肚脐变得突出时，肚脐环就不太可能保持在原来的位置，所以尽早将肚脐环移除。乳头环仍然可以保留，但如果您想要自己哺乳的话，最好还是将它去除。身体某些区域的文身将变得模糊、走样。妊娠期间切忌增添新的文身，否则会有感染乙型肝炎、丙型肝炎和艾滋病的危险。

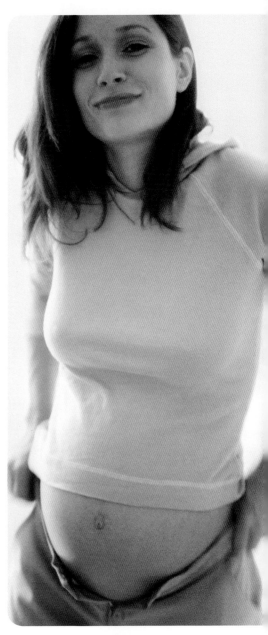

衣服太紧 把不再合适的衣服收起，看看能否借来更大号的衣服。

饮食与锻炼

妊娠中期，您或许会发现自己恢复了原先的食欲和生活习惯。
您可能又重新感到精力充沛，准备重启原先的锻炼计划或
开始新的计划。

适当的饮食

在妊娠中期，请充分利用机会让自己吃得好一些。到下一个阶段，由于发育中的胎儿正在挤压您的消化系统，您的食欲和消化又会出现问题。然而，对很多女性来说，孕期没有合理饮食的原因在于缺乏时间而非缺乏意愿。一种解决方法是不必再为那些精心制作的营养餐而发愁，而是在健康食物中选出营养丰富的零食作为代替。您可以准备以下食物：

▶全麦面包、用碎干酪做的馅饼、瘦肉火腿、水煮蛋、沙丁鱼粉、鲑鱼粉、金枪鱼粉。

▶烘豆、酵母调味品、色拉、番茄和其他蔬菜。

▶鲜胡萝卜泥、胡椒粉、黄瓜和芹菜。

▶新鲜水果——需彻底清洗后再食用。

▶果汁、鲜奶、矿泉水、草药及水果茶、无咖啡因的茶和咖啡。

▶无糖全谷类早餐、麦片粥、低脂酸奶、清爽干酪。

▶果脯——杏脯、西梅脯、无花果果脯。

▶坚果和种子（葵花子、芝麻）。

▶全麦饼干。

▶谷物棒。

把一些便携式食物备好放入冰箱，在工作时随身带些饼干、干鲜果脯、坚果和一小瓶矿泉水或果汁。

好的姿势

您的体形正在迅速变化中，因此保持好的姿势至关重要。请尝试站直，仿佛您的头被一根绳子向上拉直，从头顶向下，穿过骨盆、会阴直到双脚，让身体垂直形成直线。

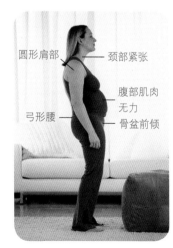

圆形肩部 —— 颈部紧张
弓形腰 —— 腹部肌肉无力
—— 骨盆前倾

错误的姿势

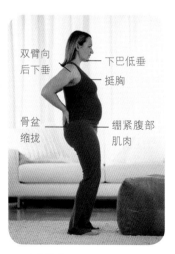

双臂向后下垂 —— 下巴低垂
—— 挺胸
骨盆缩拢 —— 绷紧腹部肌肉

正确的姿势

怀孕难题

　　孕妇最大的担忧之一便是食欲不振会引起很多并发症，包括先兆子痫、妊娠糖尿病、宫内生长迟缓等。然而，高营养饮食也会引起并发症，只是可能性较低、症状较轻罢了。女性常常把早产和高血压归咎于饮食，其实这些现象与饮食没有关系。

安全锻炼

　　剧烈的运动，如慢跑、滑雪和骑马，在妊娠中期是不可以进行的，您可能会因为使身体失去平衡的撞击跌倒。慢跑虽然对胎儿没有影响，但会压迫关节、拉伤韧带，造成持久性伤害。您可以进行如骑自行车、散步和游泳之类的其他运动来替代以上运动。

骨盆底锻炼

　　这一组运动是您应当定期进行的运动，我认为它非常重要。骨盆底的肌肉类似吊床，托着膀胱、子宫，同时包围着尿道、阴道和大肠。如果这些肌肉失去弹性，或者因较长时间的阴道分娩而受损，则容易引起尿失禁——当您咳嗽、大笑或打喷嚏时都会发生尿泄漏。

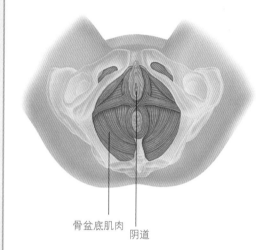

骨盆底 孕期松弛状态下的盆底肌被渐渐膨大的子宫压迫并变得松弛。

骨盆底肌肉　　阴道

　　这些现象往往在胎儿出生后和上了年纪，特别是绝经后雌激素下降时出现。

　　▶**骨盆底锻炼**可从怀孕的第一天开始进行，直至胎儿出生。您可以利用一些特殊的时间来提醒自己进行锻炼，比如刷牙、等公共汽车或火车时，久而久之可形成习惯。

　　▶**在练习前先排空膀胱**。现在不建议尝试中断排尿的练习。

　　▶**收紧和放松尿道、阴道和大肠周围的肌肉**。先收紧并提升骨盆底肌肉，保持几秒钟，然后再慢慢放松。这样做10次，每次间隔10秒钟。

　　▶**快速挤压和放松这个部位的肌肉**。每次收紧提升骨盆底肌肉持续1秒钟，重复10次。

　　▶**依次挤压和放松尿道、阴道和肛门周围的肌肉**，从前到后再从后到前。您可以在一天之中定期进行这项运动。

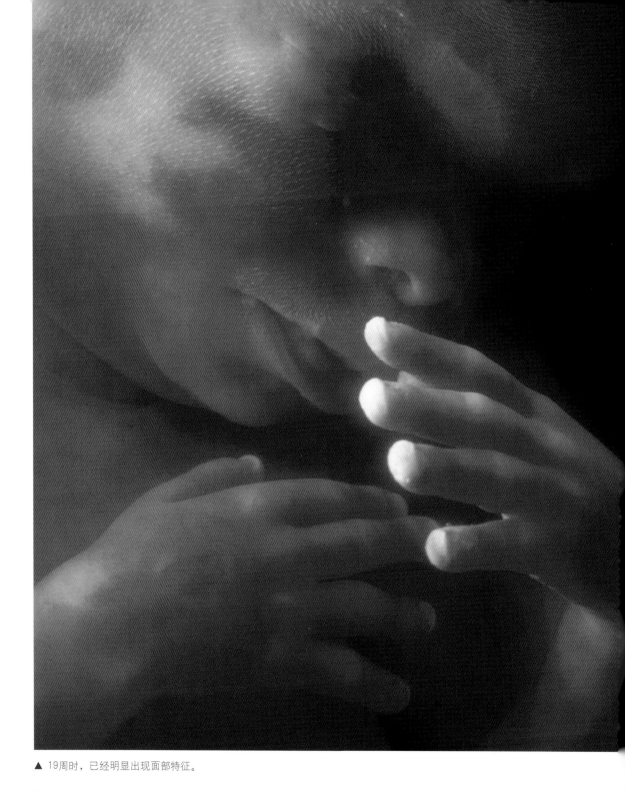

▲ 19周时，已经明显出现面部特征。

1	2	3	4	5	6	7	8	9	10	11	12	13	14	15	16	17	18	19	20

▶ 0~6周　　　　　　　　▶ 6~10周　　　　　　▶ 10~13周　　　　　▶ 13~17周　　　　　▶ 17~21周

▶ 妊娠早期　　　　　　　　　　　　　　　　　　　　　　　　　▶ 妊娠中期

▶17～21周

发育中的胎儿

在这个时期，胎儿的躯干和四肢继续快速生长，头与身体其他部分的比例更加协调。在20周结束的时候，胎儿的头只占不足身长1/3的比重。

此时，胎儿的腿长得很快，并且开始长于手臂。自此之后，躯干和四肢的生长速度会渐渐放缓，尽管在分娩之前胎儿的体重还会持续稳步地增长。躯体生长的相对放缓是一个重要的里程碑，它表明胎儿在各个方面的发育已趋于完善。消化道、肺、神经和免疫系统都逐渐成熟，准备适应外界的环境。骨骼因为钙的进一步沉积变得更加坚硬，在X线下清晰可见。

胎儿的性器官发育良好，男性和女性外生殖器的区别也更为显著。如果胎儿是女孩，在她出生时体内的卵巢已经容纳了30万个卵子，子宫发育成形，阴道开始形成管腔。如果是男孩，他的睾丸还没能从腹腔降到阴囊，但是可以在超声波下看见，在其两腿之间发育不全的阴茎旁边有一个坚实的阴囊实体。第20周时，通过超声波扫描可分辨胎儿的性别，判断她或他是否顺利发育。无论男孩或女孩，其早期乳房组织（乳腺）都已经发育，并且可以在皮肤表面看到乳头。

感官发育

宝宝的眼睑依然是闭合的，但眼球可以从一侧转动到另一侧；因为与脑的神经联系已经建立，在眼底的视网膜已具备感光性。胎儿的味蕾

实物大小 19周的胎儿从头顶到臀部的长度为15厘米，体重大约225克。到21周，胎儿长度为17厘米，体重约为350克。

21	22	23	24	25	26	27	28	29	30	31	32	33	34	35	36	37	38	39	40

▶21～26周　　　　　　　▶26～30周　　　　　▶30～35周　　　　　▶35～40周

▶妊娠后期

> 如果有很响的声音，例如流行音乐会上的音乐，他们会变得很活跃。

已发育完好，可以分辨甜和苦的味道（虽然在子宫中并没有甜味和苦味），牙龈里有许多乳牙也已发育。胎儿的口部可规律地进行开合，超声波会抓拍到宝宝吐舌头的影像。虽然胎儿仍然处于无意识中，但他可以听清如您的心跳、下半身血管内血液的流动和消化系统的蠕动等声音。这是为什么将新生的宝宝放到母亲的左胸上时，他们通常会停止哭泣，因为母亲的心跳会像以前那样给他们带来安慰。

胎儿也能够听到母体外的一些声音，如果有很响的声音，例如流行音乐会上的音乐，他们会变得很活跃。现在可以通过正确置于腹部上的电子探测器和声波辅助器清晰地听到胎儿的心跳，如果外部声音过大，胎儿心率也有相应的变化。这一时期，胎儿皮肤也开始对触觉产生了反应，如果对肚子施加一点儿压力，宝宝会感知这一外来的刺激，而移开自己的身体。

新的神经网络

随着神经系统迅速发育并日益成熟，胎儿感官正在经历复杂的变化。新的神经网络也逐渐形成，同时形成的还有脊髓鞘。脊髓鞘含有脂肪，与外界隔绝，可以迅速将信息传递给大脑或接收从大脑发出的信息。在脊髓神经束周围，开始生长的纤维鞘可以起到保护作用，防止其受到机械损伤。这些神经系统上的进步能让宝宝更加活泼。此时，宝宝

19周的胎儿

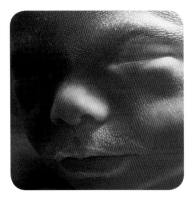

覆盖在眉毛和上唇的细小而柔软的胎毛。

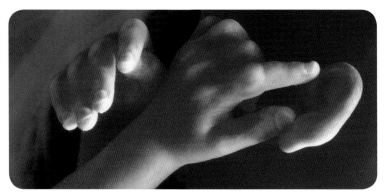

您的宝宝已经可以清晰地听到声音，例如听到您的心跳和肠胃蠕动的声音。

会不停地移动、扭转、伸展、抓握和翻筋斗，尽管您也许无法感受到所有活动。肌肉活动的增加可以使胎儿的动作更精准，更具目的性、技巧性和协调性，进而促进骨骼生长变得更强壮。

皮肤和毛发

在这个阶段，胎儿看起来圆鼓鼓的，身上的皱纹并不多，这是因为有一层薄薄的身体脂肪开始形成。一些褐色脂肪会储存到颈部、胸骨后、肾脏周围和腹股沟部位。早产儿或体重低儿的褐色脂肪组织有限，所以他们的体温难以维持，短时间内就会浑身冰凉。

此时皮下脂肪仍然极少，因此胎儿的血管清晰可见，尤其是头部的血管，皮肤呈红色半透明状。但是，胎儿全身都覆盖了一层又细又软的胎毛，在14周时胎毛最早出现在眉毛和上唇处，目的是在胎儿具备足够的脂肪储备之前帮助保暖。在36周之前出生的宝宝一般通体都是胎毛，而足月出生的宝宝在子宫的最后几周中会脱落大部分的毛发。这层覆盖在皮肤上的细小胎毛同样可以确保胎儿被一层"胎脂"——厚厚的白色蜡样物质包裹。到妊娠中期，皮脂腺开始分泌胎脂，以防止胎儿的皮肤被指甲划伤，也防止皮肤因浸泡在羊水中而受损。

支持系统

胎盘为胎儿的生命提供着保障。这时胎盘已经发挥了很大一部分作用。胎盘还会继续生长，并在正常妊娠的末期达到原来的3倍。此时是一个转折点——在此之前，胎盘的重量大于胎儿，而随后胎儿将逐渐长大，其重量将反超胎盘。

超声波扫描常会发现胎盘处于子宫中较低的位置，但这一现象在此时并不值得担心。在妊娠时，子宫还会朝上或下扩展。32周时子宫下段开始成形，为最后的分娩做准备。此时再通过超声波观察，大多数胎盘就不再处于子宫的下端了。这并不是因为胎盘改变了它的附着点，而是由于在妊娠的不同时期，胎盘周围子宫的生长速度不同。通常子宫至少会生长到37周，这时低置胎盘发生的概率不到1%。

供胎儿生长的羊膜腔也在逐步增大，到20周结束时，它的体积大概可容纳320毫升羊水。较12周时的30毫升的容量相比，可谓有了显著的变化。液体的温度也精妙地维持在略高于母体温度的37.5℃，这是帮助胎儿保暖的另一个途径。

您的体形变化

有些女性的体重在妊娠期间循序渐进地增长，另一些女性则可能会在某一周突然增长，而下周却没有变化。总体来看，在这个时期，孕妇每周可能会平均增加0.5～1千克。至21周结束时，您看起来确实有怀孕的模样了。

18周时，当助产士或医生轻柔地触摸您的肚子，会探知到子宫底处在耻骨和肚脐间；到24周时，子宫底会与脐平行或略低于脐。宫底的高度（从子宫底到耻骨联合的距离）将达到24厘米。尽管该指标的精确度不及超声波扫描，但可以快速判断宝宝的生长发育是否令人满意。

> 血压之所以不会骤然升高，一个重要原因是大多数血管都已经扩张并且更有弹性……

感到热

孕妇体内的总血量在逐渐增加，在21周时长至5升，这是为了满足体内器官的需求，由于妊娠，它们的任务比平时更加繁重。大部分额外的血液被子宫接收了。这些血液灌注胎盘，为胎儿提供充足的氧气和营养。另有500毫升额外的血不断地注入肾脏。皮肤和黏膜也需要比平时更多的血液供应，血管因此而扩张。这就是为什么孕妇常会鼻塞、体热、多汗和晕厥。

额外的血液

为使额外的血液能被顺利运往各器官，必须不断增加心脏的血液泵出量。到20周时，心脏每分钟可以泵出约7升的血液。然而，心率（心脏每分钟跳动的次数）却不能增加太多，否则会有心悸感。血容量的增长加之心脏更强有力的搏动，很容易引发血压的急剧升高，好在全身的血管也在发生重要的变化，从而规避了血压升高带来的问题。

血压之所以不会骤然升高，一个关键原因在于，大多数血管都已经扩张并变得更有弹性，这在医学上被称为外周阻力下降。得益于孕激素和其他激素的作用，血管可以容纳比平时更多的血液；但血容量增加和血管扩张也会带来另外一些不利的症状，如静脉曲张和痔疮。大多数情况下，妊娠30周之前的血压变化较小，除非出现由妊娠引起的高血压。30周之后，血压通常有所升高，但不会升得过快、过度。

皮肤的变化

您会注意到脸上、颈部、肩膀和胸部出现了红色的被称为"蜘蛛痣"的小斑点，这是由皮肤血管的扩张引起的。

由于色素沉着，乳头周围、肚子和外生殖器上的黑线将变得越来越明显。肚子上的黑线出现在左、右两侧腹肌的中线，某些女性身上的黑线特别明显。这些带状的肌肉逐渐伸展，以支持生长的子宫，但是为什么位于腹部皮肤上的黑线颜色会随之加深，至今依然不得而知。

有些女性脸上会出现黄褐斑。皮肤较白的女性，通常会出现颜色较深、褐色的斑长在鼻翼周围、颧骨，有时在嘴唇的周围；皮肤较黑的女性的黄褐斑的颜色一般较浅。这些皮肤上的色素沉着都是因为孕激素而导致的。在孩子出生之后，它们很快就会消失或褪色。

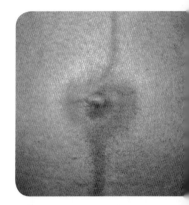

黑线 在腹部下方色素沉着的线，这条线在黑色或橄榄色皮肤的女性身上通常更明显。

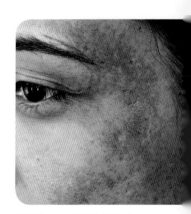

黄褐斑 这些褐色的色素通常在脸颊和脸的其他部位呈对称状出现。

您的身体感觉

至此，您可能会发现自己又像怀孕前那样充满精力。确实，很多女性都有同感。她们在体力上与怀孕前并无差异，只是外观有所改变。

您的胃口失而复得，甚至比以前更好。您会发现自己又可以正常地享受美食了。请利用好这段时间，确保自己获得均衡的营养。不久后，您的胃口又会变糟，因为妊娠后期胎儿在腹部越来越大，加之消化系统功能减弱，会带来胃灼热、消化不良、胃容量减少、便秘和其他胃肠道问题。

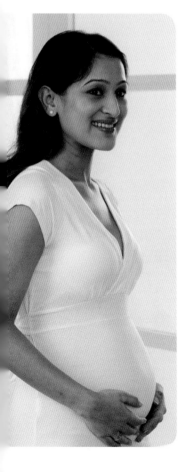

第一次胎动 可能需要一些时间，您才能感受到宝宝的活动。

性欲也有所反弹，对许多夫妻而言，这是一个令人兴奋的迹象——原来，怀孕并不会永远改变夫妻的关系。实际上，很多有利因素会促使一些夫妻发现这段时期的性生活特别有趣。没有了恶心呕吐和疲倦的感觉，您觉得体力好多了，情欲又恢复了，并且激素水平也不发生显著波动。另外，您和伴侣在这个时期都变得更加舒心，有足够的时间去习惯妊娠的感觉。

您将第一次感觉到胎动。尽管这是一种基于身体的感觉，但它与您的情绪反应密不可分。假如您之前未曾怀孕，可能会像没注意风的存在一样忽略了早期的胎动，一旦您开始关注，会发现它的感觉和体内消化道活动是完全不同的。没有人可以预测您能觉察到胎动的确切日期，也许就是现在，也许就在不久以后。

您的情绪

现在，您可能已经把怀孕这个消息告知许多人了；即使您保守着这个秘密，体形的变化也会"泄露天机"。无论在家还是工作场所，您更希望能与人交谈怀孕的事。您像许多母亲一样，很容易与相对陌生的人产生亲近感，并乐于与他们一起分享您怀孕的喜悦。平时，我们极少跟陌生人深入谈及私生活，也不会同意别人抚摸自己肚子，或是将手搭在肩膀上。在我怀孕的时候，这些都发生了，我得承认最初我也有些意外。不过之后我感受到了这些行为背后的温情和善意，它们让我觉得我正在经历一个非常特殊的时期，而我身边的人都很关心我。一些女性将这种外界对她们怀孕的兴趣视为对她们私生活的入侵，我很理解。如果您发现自己受到了冒犯，应当寻找方法保护自己，不要盲目怨恨和生气。因为毫无疑问的是，社会似乎习惯了把孕妇看成某种"公共财产"。

总之，这是孕期内最惬意的一段时光，您会比平常更平静、更从容。在这个阶段要尽量享受这种平静，因为妊娠晚期不仅会有身体的不适，您的情绪也会起起伏伏。

> 您很容易与相对陌生的人产生亲近感，并且欢迎他们一起分享您怀孕的喜悦。

产前检查

妊娠中期，每4~6周需进行一次产前检查，包括尿、血压和宫底高度的检查。此外，还将借助声波辅助器或钟形听诊器检查胎儿的心跳。

如果此时您还未得到预约血检或血清筛查试验的结果以及随身携带的档案，您可在这个阶段的某次产前检查中一并完成。

胎儿扫描异常

在英国，大多数医院都会在妊娠20周左右给孕妇进行超声波检查，这是因为胎儿的器官和主要的身体系统都已经发育成形，潜在的结构异常更为显眼，所以在这个时期更容易发现胎儿异常。超声波检查会让您和伴侣感觉更踏实，对许多夫妻而言，这是一个神奇的时刻，他们意识到自己会孕育一个真真切切的人。一些妇产医院会打印一张相片，供您放入家庭相册。我的双胞胎女儿在20周扫描时的照片就收藏于她们的相册里。

20周超声波扫描

在20周时，胎儿的大多数器官和系统都已经充分发育，
此时进行超声波扫描可确定妊娠进展是否顺利。

下表总结了在超声波扫描时的大多数常见检测。然而，检查并不会按照如下顺序进行，因为胎儿在子宫中不停活动，所以并不一定总能在正确的位置。只有在恰当的时候才能进行观察并记录结果。如果起初检查时因为胎儿的位置不佳而看不清楚，医生会要求您四处走走再检查，甚至会要求您过一周再来检查。

胎心搏动通常是检查的第一个项目，通过超声波可以观察到4个腔。如有必要进行特殊的心脏扫描，通常安排在妊娠22~24周时进行。

将在您的腹部检查胃、肠道、双肾和膀胱的形状及大小，同时也将查看胎儿腹壁后的肠道是否已经完全闭合，肌肉构成的横膈膜是否将胸腹腔分开，胎儿的肺部发育是否完全。

胎儿的头和脊柱也将被检查，从头盖骨开始检查脊柱是否完整。此时胎儿的脊柱已经伸直，通过上下移动超声波探头，可以检查每一根骨头或脊椎，从而判定是否存在脊柱裂。

脑包含了两个室，也称为充满液体的腔，位于中线的左、右两侧，与血管的特殊结构形成脉络膜。心室扩大或者脉络膜中出现囊泡较为罕见。如果检查证实了这一不幸的消息，您将需要进一步的扫描检查。

胎盘的位置或在子宫前壁或在子宫后壁，也可以在子宫的底部。在这个时期，低置胎盘是很常见的，医生会建议您在32周时再做一次扫描看胎盘的位置是否升高。

同时也将检查脐带及其嵌入胎盘的位置。通常情况下，脐带位于中央，如果它位于胎盘的边缘（又称帆状植入脐带），则您就需

如何测量胎儿

通过超声波测量，可以确定胎儿的大小是否与妊娠时间相符。在您的病历中，指标通常以缩写的形式出现，以毫米为单位，并与下表中的正常值对比。下表显示了以40周为基准估算的胎儿各部位尺寸。

BPD	双顶径（胎儿头部两侧间的距离）	45毫米＝19＋/40
HC	头围	171毫米＝19＋/40
AC	腹围	140毫米＝19＋/40
FL	股骨长（大腿长度）	29毫米＝19＋/40

上述测量值表明胎儿生长约19周时的情况。

20周超声波扫描图

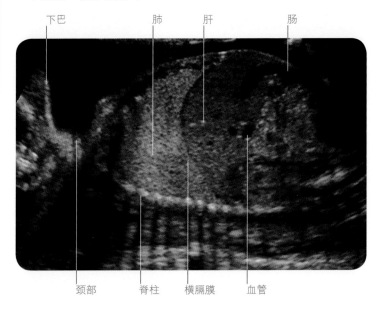

下巴　肺　肝　肠

颈部　脊柱　横膈膜　血管

了解胎儿扫描图　图左端显示的是胎儿的下巴，颈部和肺是在横膈膜上的灰白区域，横膈膜是一层圆顶形的肌肉，将胸腔和腹腔分隔开。横膈膜下方的大片阴影是肝脏，有两条明显的血管，扫描图中显示为黑色的圆圈。黑色的M形部位（图的顶端）是胎儿的肠道。

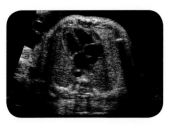

胎心　胎儿心脏4个室清晰可见。

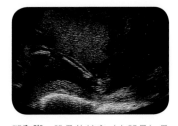

腿和脚　股骨的长度（大腿骨）是很好的生长指标。

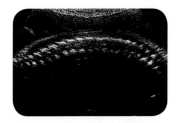

脊柱　检查脊柱的每一个脊椎骨，确保它是完整的。

要注意了。

　　将对羊水的体积进行估算，它既不能太多（称为羊水过多）；也不能太少（称为羊水过少）。不论您属于以上哪种情况，都需要在几周后再接受一次包含超声波扫描的检查。

　　胎儿的性别有时是可以通过超声波扫描确定的，因为大多时候可以通过超声波看到胎儿两腿间的阴茎。但通常并不能完全确定您的宝宝是女孩，因为有时候阴茎可能藏了起来。现在医院的检查结果并不透露性别。

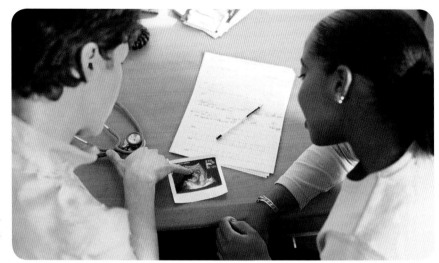

了解您的扫描图 您的医生会详细讲解您所看到的内容。

确定结果

扫描结果可能会给一些女性带来一种或多种担忧。许多身体缺陷此时会体现为紊乱或综合征。比如，唐氏综合征的胎儿中有70%患有心脏和肠道的结构异常，掌心中只有一条皮肤皱褶，斜眼且伴有内眦皮肤的褶皱，这些现象均可通过超声波观察到。当超声波检查显示某些疑似唐氏综合征的身体异常时，我会建议孕妇接受羊膜穿刺检查，以便最终确诊。届时，医生会与您充分沟通，就后续安排提供建议。

虽然20周超声波扫描可以提供有价值的信息，需要明确的是，普通的超声波扫描并不能排除所有的胎儿异常。大约30%的唐氏综合征患儿并没有明显的结构异常表现。同样，有一些疾病是产前检查不可能检查出来的，如智力发育迟缓、自闭症和脑瘫。即使检查者是专家或者检查设备十分精密，超声波检查仍有局限性。

共同关注的问题

妊娠中期出现的大多数疾病都不严重，因为有一些病是血管扩张引起的，而血管扩张是为了应对增加的血量和血液循环。

妊娠中期孕妇常有眩晕、无力感，但它们并不是什么严重的问题。如前所述，这个阶段您身体的血管容纳了更多的血液，尤其是盆腔和下肢的静脉，当您迅速起身时就会感到一阵眩晕，因为下肢静脉的血液需要费些时间才能重新分布到头或其他器官。头痛也会经常发生，大多数情况是由于紧张和焦虑，或是鼻腔充血。不过，如果您有经常性的头痛，就应该马上看医生，因为这可能是高血压的最初表现。

皮肤红疹

由于体内激素的剧烈改变，孕妇很容易出现大面积的皮肤红疹，但是如果您长期受此困扰，最好求助于全科医生或助产士。

腿、手臂和腹部出现干皮屑并伴有瘙痒也较为多见，您可以试着抹一点儿如乳液之类的护肤品（保湿），但不宜使用含有抗组胺或低剂量性激素的护肤霜。扩张的血管会让皮肤看起来呈现粉红色，或有更多的斑块，这些都容易被误认为是红斑。

怀孕时，皮肤须通过扩张血管来释放更多的热量，所以孕妇更易流汗，这也是很正常的。您的胸部、手臂或腹股沟部位可能会出现汗斑，因为这些部位都容易出汗但不能很快蒸发。穿宽松的并且最好是纯棉材质的衣服，不要穿紧身的合成纤维衣服，可以减轻这一问题；同时要注意个人卫生，使用无香料的香皂和除臭剂。汗斑有时也由酵母菌或其他真菌微生物感染（如鹅口疮）引起。以上这些都非重大问题，如果您觉得痒和不舒服，可以去医院开一支外用的抗真菌软膏控制感染。

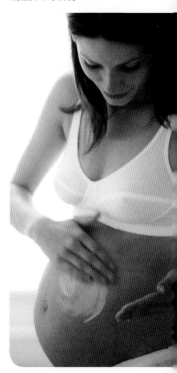

涂抹霜剂 使用保湿霜可帮助缓解腿、手臂和腹部的瘙痒和皮屑。

应该考虑的事情

在这个阶段，您可以改变自己的穿衣习惯。如果您在怀孕之初抵制住了购买新衣服的诱惑，现在是时候让自己开心一下了。

现在您可以考虑穿什么能够让自己在工作场所和家里更舒服。孕妇装可以在许多地方买到——如大型百货公司、品牌连锁店和专业的母婴店，或者通过商品目录订购。不过，您需要仔细挑选。

混合搭配的分装通常是最好的选择，因为它们提供了最大的灵活性，并且可以不断地、轻松地改变衣服的尺寸。与普通外套或衬衫相比，专业孕妇服的不同之处在于前面比后面长，日后当您的肚子变大时，前后就一样长了。孕妇外套的后面需要可供调节以适应您逐渐变胖的体形，所以如果您需要在工作中穿着套装或外套，最好为自己购置一件好的外套和可以调节肥瘦的衬衫或裤子，更利于适应逐渐膨起的腹部以及不断改变的体形。

关于衬衣和裤子，您的首要考虑是舒适性，且腰围可以不断扩大。您可能会买一些尺寸大的裤子，但您很快就会发现这并不是一个长期解决问题的办法。几周后，您就会发现腰围过紧。合适的孕妇衬衣和裤子应该有灵活的松紧纽扣或搭扣，可以不断调大腰围尺寸，从而适应您妊娠晚期的体形。您可能还需要挑选一些腰围没有限制的背带裤或背带裙来陪您度过这段时间，这些特殊衣物不需要在整个孕期穿着，但至少也会在剩余的几个月里派上用场。

孕妇内衣比普通内衣有更好的支撑性。相比不断购买不同尺寸的内衣，孕妇内衣是一项划算的投资。我犹记得我穿着它们时感觉多么舒服，而没穿时又是多么疲惫，还感觉腿也很疼。切忌穿长度高于膝盖的袜子，因为这会影响小腿的血液循环，加剧静脉曲张。及踝的棉短袜可以让您的皮肤感到放松，不会干扰血液循环。

如果您将游泳作为一项日常运动，买一套可以让您穿着9个月的孕妇泳衣。合适的孕妇泳衣会让您倍感舒适，它的价格与普通的泳衣相差

在妊娠中期，很多女性都萌生一股去度假的冲动，例如，让自己沐浴在阳光下。

无几。

为期40周的妊娠将跨越多个季节，所以您需要购买与季节相符、尺寸合适的衣服。如果妊娠早、中期在夏季，准备一些宽松的衣服即可，待到体形改变再去购买新衣。如果您的妊娠晚期在冬季，就要抑制一下冲动，您不必花大价钱去购买大尺寸的冬装，因为在您的宝宝出生后，接下来的冬季您将不会再穿它。此时，您可以向朋友借一件外套，或者买一件前面没有收身的"A"形剪裁的衣服，这样以后可能会穿到。

景色的变化

在妊娠中期，很多女性都萌生一股去度假的冲动，例如，让自己沐浴在阳光下。现在，便捷而实惠的飞机航班可以将我们带到世界的任何一个角落。总是有人向我询问孕期飞行的安全问题。答案大多可在本章中找到，该内容对旅行的安全性和各种预防方法均有详细的讲解。

休息一下 只要没有妊娠问题，这个阶段不失为旅行的好时机。

就这个时期来说，我的建议是，假如您之前有妊娠并发症，就要仔细考虑在这个时期去国外旅行是否妥当；您还需要慎重考虑在您离家的长时间的旅途中，是否会有无法预料的事发生。如果您不通外语，在遇到突发事件时，您会非常难受。但是，如果您没有病史，而且医生也认可您进行旅行，那就踏上旅程吧，您不大可能在度假期间遇到任何孕期相关的问题。

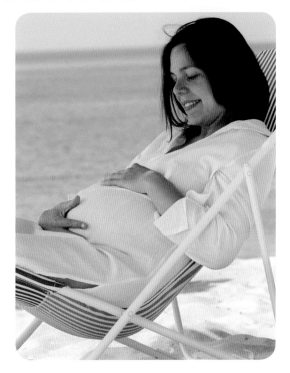

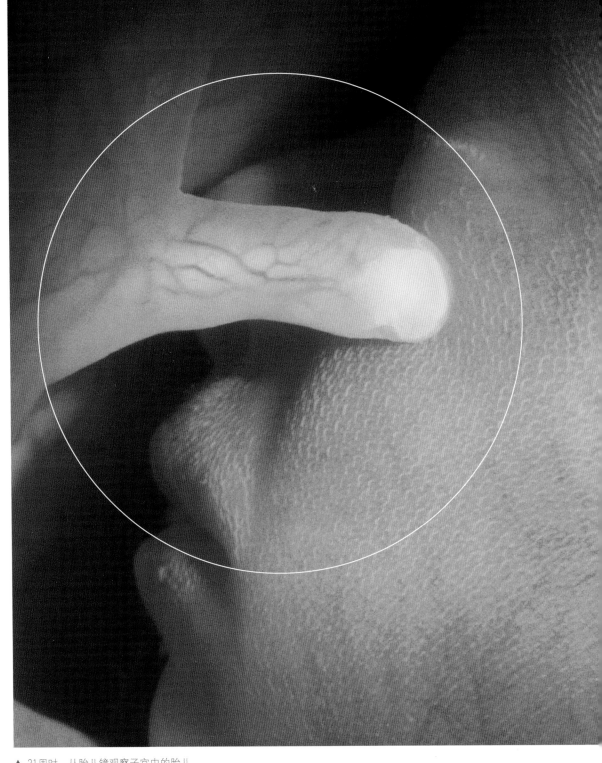

▲ 21周时，从胎儿镜观察子宫中的胎儿。

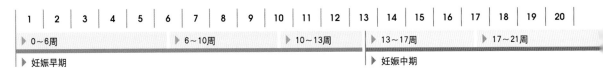

| 1 | 2 | 3 | 4 | 5 | 6 | 7 | 8 | 9 | 10 | 11 | 12 | 13 | 14 | 15 | 16 | 17 | 18 | 19 | 20 |

▶ 0～6周　　　　　▶ 6～10周　　　　▶ 10～13周　　　▶ 13～17周　　　　▶ 17～21周

▶ 妊娠早期　　　　　　　　　　　　　　　　　　　▶ 妊娠中期

▶21～26周

发育中的胎儿

宝宝的身长和体重不断增加，尽管它还需要一段时间才能长得丰满圆润，但面貌特征已经基本长成，现在可以清楚地看到眉毛、睫毛和头发。

胎儿的皮肤依旧呈粉红色并布满褶皱，但随着皮下脂肪形成，不再如之前那样透明。皮肤发育成明显的两层：表皮和较深的真皮层。手指、手掌、脚趾和脚掌上都覆盖了一层表皮，日后会长成独一无二的手纹和脚纹。对此，基因将发挥主导作用。深层的真皮层含有血管和神经。皮肤表面仍然被一层细小的胎毛和较厚的胎脂所覆盖。这层蜡状保护层会一直存在，直到宝宝出生。早产的宝宝通常都覆盖了一层厚厚的胎脂；如果宝宝较晚出生或在预产期后出生，胎脂将全部消失，这时他们的皮肤变得又薄又干。

胎儿体内的变化

胎儿体内在这一阶段正发生多个重要的变化。神经、骨骼系统进一步成熟，胎儿不但会做出扭动或漂浮的动作，而且运动也更加熟练和精准，甚至还会翻筋斗和踢腿。胎儿开始练习吸吮手指，也开始打嗝。胎儿的小手会牢牢抓住一切可以抓住的物体。值得一提的是，这种握力甚至足以支撑胎儿的全身。

实物大小 21周时胎儿长约17厘米，重约350克。在妊娠中期结束时，身长会增至25厘米，体重略低于1千克。

胎儿的大脑继续发育，大脑的活动可以通过EEG（脑电图描记器）检测。24周时，胎儿的脑电波就与新生儿基本相似，脑细胞已经程序

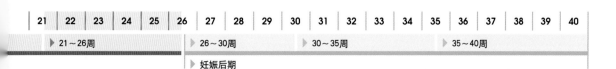

21	22	23	24	25	26	27	28	29	30	31	32	33	34	35	36	37	38	39	40

▶21～26周　　　▶26～30周　　　▶30～35周　　　▶35～40周

▶妊娠后期

化，有意识的思维逐渐形成。研究显示，胎儿的原始记忆开始于这个时期。可以确定的是，胎儿会对您身体内的声音做出反应，当外界声音较大或者当您运动产生声音时也有所反应。胎儿可以分辨母亲和父亲的声音，且在出生后依旧能辨别出来。另有研究显示，胎儿能识别在子宫中时反复"听到"的音乐的某些特殊片段。这个理论似乎可以解释为什么在听到意大利歌剧或尼娜·塞蒙尼的音乐时，我的小女儿们总是怡然自得，毕竟这些都是我在怀孕时常听的音乐。

到这个时期的末尾，胎儿的眼睑将会睁开，但眼睛的颜色要到出生几周后才能最后确定。胎儿睡眠和清醒的循环也开始形成，但是并不总是与您日常生活的方式相一致。您或许发现胎儿在白天很少活动，而如果您在夜晚还没睡着，会发现胎儿也在活动。

到妊娠中期结束时，胎心会从180次/分钟下降到140次/分钟～150次/分钟。从这时起，通过胎心率与宫缩描记图监测胎心，是判断胎儿是否正常的最有效手段之一。

当胎儿吞咽羊水时，嘴巴会有规律地开合。羊水随胎儿和胎盘的循环被摄入和排泄，最后经由脐带进入母体的血液中被处理。其余的部分最后以尿的形式进入子宫，实际上它们是多余的。在26周时，羊水的总体积增至500毫升，整个子宫中的羊水每3小时就会更新、循环一次。

胎儿的肺部依然不那么成熟，几周后才可以完全自主呼吸而不用辅助。但现在胎儿已经开始进行呼吸运动，在分娩之前还会不停地练习。胎肺里充满了羊水，这些羊水可以帮助胎儿发育更多的空气液泡（肺泡），因为肺泡需要漂浮在羊水中才能更好地增殖、扩张。如果在妊娠中期结束时羊水破了，肺的发育也会受到连累，胎儿出生后难免会遇到呼吸问题。

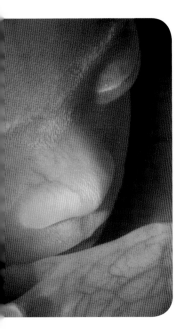

触摸 胎儿的手伸向脸，触摸并抓住可以抓到的任何东西。

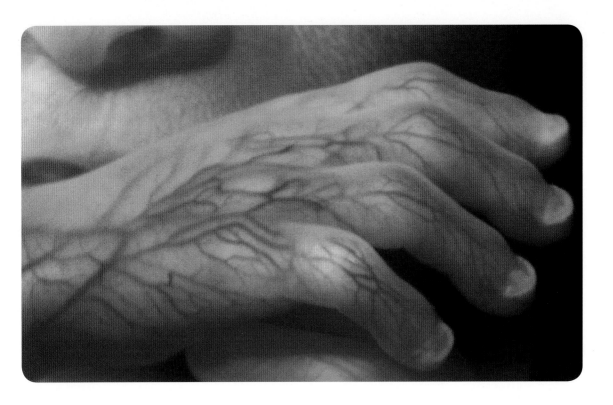

可存活的胎儿

尽管肺部尚未发育成熟，但胎儿已经有能力在母体外生存了。也就是说，胎儿可以借助新生儿医疗设备和呼吸机辅助，在子宫外的环境中生存下来。英国法律将胎儿存活的界定时间定在了24周，在此之后出生的婴儿都可以进行登记。在24周前出生的婴儿往往不太可能存活，将被归类为"流产"，如果出生时无生命迹象，则归类为"死产"。24周之后，存活的概率逐渐增加，但在30周之前，患身体或精神残疾的概率仍然较高。尽管如此，26周之后，胎儿的肺部日渐发育成熟，出现问题的概率会渐渐下降。妊娠晚期的前几周对胎儿的存活是至关重要的，接下来的章节会予以论述。

皮肤和指甲 尽管皮下脂肪已经形成，血管依然清晰可见。指甲已形成，手指出现了独一无二的指纹。

您的体形变化

每位孕妇在不同的阶段体重增长速度有所不同，但在接下来的几周里，大多数女性的体重会以每周大约0.5千克的重量增加。在妊娠中期的这段时间里增加6～6.5千克是最理想的情况。

在妊娠中期的最后一个阶段，如果您发现体重增速过快，您需要知道这些增加的重量中大约只有1千克是由胎儿贡献的，其余的重量是来自子宫和胸部的增大，以及血液和羊水体积的增加，还包括母体脂肪的储存。此时大量增加的多余体重在分娩后往往很难减掉。如果体重在妊娠晚期还在持续增长，您不仅仅会感到腰酸背痛、更加疲乏，罹患妊娠糖尿病和先兆子痫的风险还会大大增加。您应当尝试营养均衡地饮食，严格控制糖和碳水化合物的摄入量。假如您需要控制体重，可以逐渐减少卡路里的摄入，胎儿生长是不会因此而受阻的。一些女性在怀孕时只增长了少量的体重，但只要饮食中有必需的营养成分，大可不必担心胎儿会营养不良。

> 您会注意到您的皮肤看起来呈玫红色，显得格外健康，头发丰盈而有光泽。

扩大的子宫

您的子宫持续扩大，21～26周间增长主要发生在脐（肚脐）上部分，这是因为子宫肌肉的增长而造成的，但其附着所在韧带的支持度并未提高。很多女性下腹部会出现针刺样的疼痛感，这是子宫肌肉扩张和韧带拉伸造成的。24周时，宫高约为22厘米，26周时达到26厘米。

您的身体还出现了其他变化，这是为了应对子宫和胎儿的生长。腹腔中的子宫向上生长，肋骨架也随之上移约5厘米，最下面的肋骨向两侧扩张。这些变化会引起肋骨周围的不适和疼痛，您甚至可能会感到呼吸困难。胃和其他消化器官被压迫，在孕激素的持续作用下，肠道的肌肉也会松弛。在这个阶段，胃痛、消化不良和便秘都是常见的现象。

妊娠的全盛期

21～26周，血液循环中血量不断增加，心脏的输出量也随之缓缓上升，但心搏量和心率趋于平稳，不再发生进一步增加的情况。为了应对这些心血管的变化，外周阻力将进一步降低，以使血压不出现陡增。

由于额外的血液和大量孕激素，您会发现自己的皮肤看上去呈玫红色，显得格外健康，头发丰盈而有光泽。在怀孕时，女性并不怎么掉头发，反而由于代谢率增加，头发比以往长得更快。分娩后，您脱发的现象比平时加剧了一些，但其实在一定程度上，您分娩后脱落的头发与正常9个月内脱发的总量持平。

重心的改变

在这个阶段，您的姿势将发生改变。随着子宫和胎儿增大，身体中部会膨出向前，孕妇需要寻找其他方式来维持重心。因为负重增加，骨盆的韧带在孕激素的作用下进一步松弛，盆腔中的血流量也继续增加。这是一个值得注意的变化，因为想要在分娩时让3千克的胎儿通过骨盆，需要足够松弛才能达到。但是同时，骨盆的稳定性较原来有所降低，而且胎儿同样要找到一种方式来适应重心的变化。对此，最简单的做法就是向后靠，挺起胸，保证您的双腿迈出比正常时更大幅度的步态，但因为腹部、背部和骨盆的韧带都被拉紧了，所以这种姿势容易引起背痛。

鼓起的肚子已经开始影响您行走、坐或躺。您开始发现穿高跟鞋时不易保持平衡，坐在椅子上时也不太舒服。当您坐下时，需要在背后放置一个小的支撑物；躺下时，可以选择一种让您感到更舒适的姿势。如果您怀有双胞胎，这些改变及其效果会格外显著。后面会介绍一些关于舒适姿势和防止背痛的实用方法，同时也针对背痛的问题给出了更专业的建议。

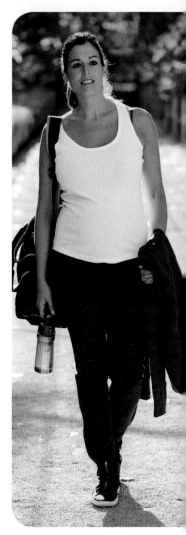

健康 经过妊娠中期，许多女性显得容光焕发。

您的身体感觉

　　现在，即使是第一次当妈妈的女性也可以每天都感受到宝宝在活动。您会感受到您正在孕育一个有活力而且不断成长的小生命。这是在妊娠之旅中最激动人心的里程碑。

　　只有感觉到胎儿的活动，您的心里才会踏实。这时您已经可以自己感知到胎儿的存在，而不再借助于医生、助产士或扫描报告。我还清楚地记得，当我在用餐时或晚上，肚子里发生的一阵阵骚动给我带来的惊喜。

不必要的建议

　　每个女性经历妊娠的方式都不一样，无论方式如何，只需保证您的胎儿在标准范围内。然而，当每个人都在评价您的肚子是否太大或太小时，您很容易就会忘掉这条忠告。诸如"天哪，您怎么这么胖"或"您胖得像一座房子那样"的言论确实很闹心，尤其是在您自己也意识到超重这件事的时候。相反，诸如"您这样饮食合理吗？"和"您看起来很瘦弱，还好吗？"这样的话语也会具备很强的暗示，让您心神不宁。假如这些问题开始困扰您，我建议您尽可能心平气和，有时可以让对方换一个话题。

　　还有另一个问题，有时您自己会围绕怀孕的话题高谈阔论，这会在不经意间勾起别人回忆她们怀孕时从未曾吐露过的一些事。这些逸事中一部分是鼓舞人心的、有用的（尤其是它们正好切中那些困扰您的问题）；但是，也有一部分明显是骇人听闻的。我认为有孩子的人都有一种倾向——容易忽略这些不好的经历对怀孕的人的影响。因此，我的建议是您应当坦诚一些，语气温和而坚定地向对方表示自己不希望听到那些关于早产或难产的故事。最聪明的做法就是对此类议论敬而远之。

> 有孩子的人都有一种倾向，容易忽略这些不好的经历对怀孕的人的影响。

消化问题

在这个阶段，消化系统的问题是十分常见的。您可能已经遭遇了一些轻微的肠胃不适，或是严重的胃痛。消化不良和便秘可能已经困扰您一段时间了。

消化不良

由于子宫的扩大会压迫您的腹部器官，导致胃容量不断减少，消化系统的功能从整体上被削弱了。食物停留在肠胃中的时间增加，更不易被消化。您时常感到胃底部似乎有一块石头坠着。有时，您还会感到腹部周围不时传来刺痛或是隐隐作痛。背疼也是随之而来的症状。

胃痛

您也许会感到胃痛，这是因为食管和胃之间的贲门松弛，无法再有效防止混有消化液的食物反流，因此会在肋骨前方引起干烤和灼热感。

只要这些症状能在几小时内消失，您就不必担心。您可以利用以下几种方法最大限度地减轻消化问题。

▶**少食多餐**，避免食用难消化、高脂肪、口味重及腌制类的食物，这些都会加重症状。

▶**饭前或睡前喝杯牛奶或天然酸奶**，可中和胃酸，帮助您减轻胃痛。

▶**吃饭时坐直**，可减少胃部受到的压迫。

▶**饭后1小时内不宜躺下**，晚上用几个枕头支撑头部，可减轻胃痛。

▶**如果您症状严重**，请医生开一些抗胃酸的药物。

便秘

消化变慢会引起便秘，进而使您乏力。您可尝试以下方法：

▶**在饮食中增加纤维素**，吃更多新鲜水果、蔬菜、大米和谷类。

▶**增加液体摄入量**，每天至少喝2升水。

▶**定期进行锻炼**。每天散步20分钟左右，可帮助您缓解便秘。

▶**缓泻剂可以提供帮助**。它们含有复糖成分，在肠道内不易消化。同时它们会吸收水，增加容积，软化粪便，减小排便时的阻力。

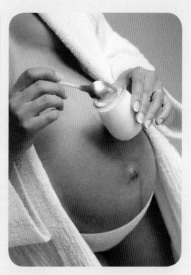

减轻胃痛 天然的酸奶可以帮助您缓解胃痛。

▶**含有番泻叶的缓泻剂不宜在孕期使用**。因为它会刺激肠道，引起子宫收缩。

产前检查

您依旧需要定期进行产前检查，与您的医生或助产士预约。对大多数女性而言，这段时间的产前检查是轻松而愉快的。

尽管这个阶段的产检结果不容忽视，但值得一提的是，在这个阶段遭遇严重并发症是较为罕见的，不管是关于您自己还是关于胎儿。

您不必再进行常规的超声波扫描，除非是在20周超声波扫描时发现了问题。但如果之前的超声波检查提示胎儿的器官出现发育异常，如肠道闭锁或肾、尿道有问题，您需要在21~26周时到专业中心接受进一步的超声波检查。如果确诊任何异常情况，医生会建议您再接受一次羊膜穿刺或胎儿血液样本检查（见脐带穿刺术）以确认胎儿是否有染色体或基因缺陷。羊膜穿刺的结果通常需要3个工作日才可获取，但更多的情况下结果需要3个星期才能获取，因为羊水中的皮肤细胞必须经过培养才能进一步用来检查染色体异常。不过，随着一些新技术出现，从胎儿血液样本中得到结果的速度能快许多。

如果您的家族有心脏疾病史或者之前有一个心脏异常的孩子，医生会建议您在22~24周时进行专业的心脏扫描，因为此时可以更容易看清

 预测早产

目前，许多早产的胎儿都可以存活并发育正常，但对于尚未成熟（30周前）的胎儿，即使存活下来，也存在患残疾的风险。因此，您应当认真对待那些有助于预测胎儿风险的测试。

宫颈非常短的女性占孕妇的2%，她们当中有50%容易发生早产。一些医院在孕期各个阶段都可通过阴道超声波扫描检查来帮助确诊早产并提供预防性的治疗。在医院条件允许的情况下，您可以通过超声波扫描来检查宫颈长度。若宫颈较短，则有必要密切监测。

一些研究人员认为在宫颈内塞入纱布可以增加其长度，收紧宫颈。这样做或许会有些帮助，但这种方法本身也有一定风险。一些医院也会使用孕激素防止子宫收缩，从而防止胎儿早产后出现新生儿呼吸窘迫综合征。

早产筛查不是万能的，但大多数时候会提高胎儿的存活率。

胎儿心脏的4个腔室和它们之间的连接通道，扫描结果会更加准确，您也会因此得到更有价值的建议。其他可能进行的超声波扫描类型包括多普勒血流扫描，它可以观察到子宫、胎盘和脐带中的血液流动。研究表明，在妊娠的这个时期，如果通过子宫动脉的血流减少，孕妇患进行性高血压的可能性就会增加，胎儿也可能出现生长问题。因此，一些专业部门会在24周时进行多普勒扫描。少数女性（大约占5%）可以通过检测血压观察血液流动减少。多普勒血流扫描也适用于观察胎儿动脉和静脉的血液流动——这也是显示胎儿发育良好的指标之一。

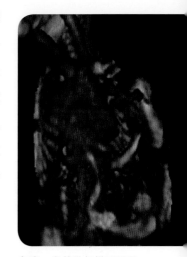

血流 多普勒扫描可显示出胎儿主要血管的血流。心脏是中央偏左的大片红色区域，下方偏右的黄色血管是通向脐带的。

共同关注的问题

在妊娠期间，您担心的通常都是一些道听途说的琐事。我希望本书所提供的建议能够帮助您对一些问题摆正心态。如果您确有担忧，医生或助产士也乐于为您排忧解难。

此时，当您改变体位时可能会感到眩晕和头晕眼花，这些是很正常的现象，因为改变体位时会引起体内血量分布的变化。绝大部分的血液都直接供给子宫，保证胎盘和胎儿的健康，由于盆腔和下肢的周围阻力最小，所以大量的血液会聚集在这里。当您迅速起身时，盆腔和下肢静脉中的血液需要几分钟才能重新输送到全身；同时，大脑缺血会让您觉得头晕眼花，甚至晕倒。同样，站立时间过长会使血液流向下肢而造成大脑缺血，尤其是在天气很热的时候，需要血管扩张更大让您的身体散热。

眩晕和更糟糕的晕厥难免让人害怕和不安，以下是可以减轻阵发性眩晕和晕厥的方法。

● 坐下或躺下时，站起来的速度不能过快，让血流逐渐调节。

● 不要让自己待在太热的环境中，特别是在炎热的季节。眩晕或晕厥最容易发生在您快步走出热气腾腾的浴室时，这时血液系统完全不能调节供血量，使您感到头晕目眩。

● 规律的饮食和类似碳水化合物的食物可以帮助您逐渐释放热量，防止您的血糖水平过快地升高或降低。

● 如果您感到眩晕或晕厥，那就坐下来，将您的头放在双膝之间；也可以躺下来抬高双腿，让脚高于头或至少高过骨盆，以便您下肢静脉中的血液尽快回流到脑。

即便您时常感到头晕，您的胎儿也不会发生危险，因为您体内对子宫和胎盘的血液供应是充足的。但是当您平躺时，子宫本身的重量会影响盆腔的血流，渐渐阻碍氧气对胎盘（然后是胎儿）的供应，所以应避免让自己处于这个体位。

眩晕的最大危险是在开车时眼冒金星，或是发生在您正要上火车时，如果有这种情况，应当立刻停止旅行。假如您必须长时间站立，一定要不断地在两腿之间交换重心。在可以的范围内四处走动也是不错的选择。

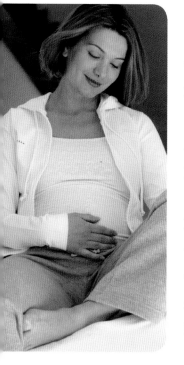

胎动的规律　您将了解胎动的规律，并对这个规律的变化保持警觉。

检查胎儿的活动

我在诊所里遇到了很多非常在意白天或晚上感觉到的胎动次数的女性。当医生或助产士询问您胎动情况时，您可能会更发愁了。如果您是第一次妊娠，要平复这种情绪对于您来说是不大容易的。很多年前当我刚开始从业时，也曾向一些孕妇提出这个让她们惶恐不安的问题，我对此感到很内疚。基于这些教训，我改变了作为一位医生了解胎儿活动的方式。

在妊娠期间，"胎动"这个概念的重要性不言而喻。对您和您的产前指导人员来说，胎动是用来评估胎儿是否健康的最好的方法之一。但我并不想严格界定胎儿每个白天和每个晚上的活动次数。因为每次妊娠都是不同的，每个胎儿都有自己的活动规律，并且会随着妊娠进展发生变化。一些胎儿可能较为活跃，而在某个时期，胎儿在白天时而很安静，时而又很躁动。几周之后，您会渐渐了解到胎儿自己的活动方式，可能发现胎儿总是在一天中的固定时间活动，或者当您处于某一种体位时，胎儿会踢您一下。因此，您应当更关注胎儿的活动方式是否发生很大变化，而不是去关心每12小时或24小时感受到了多少次活动。但如果您在24小时内都没感受到胎儿活动，您应当立刻寻求建议。

腹痛

对孕妇来说，腹痛是令人揪心的现象，它时常预示着胎儿有危险。在妊娠中期，韧带为了支撑不断扩大的子宫被过度地拉伸，孕妇总是抱怨下腹一阵阵刺痛和疼痛，几乎所有女性在这个阶段都有过这种经历。假如您的下腹痛是有规律的，或者发现触摸后有所好转，您需要立刻就医检查。虽然这种现象较为罕见，但存在几种可能引起严重后果的情形。最严重的是子宫本身疼痛，这可能是胎盘剥离引起出血的初期表现或者是早产。可出现刀割一般疼痛和针刺感疼痛，也可能是隐隐作痛；可能伴有阴道出血。不管属于哪一种疼痛，助产士和医生都会对您的子宫进行检查。

子宫纤维瘤是长在子宫壁肌肉上的良性纤维瘤，在妊娠中期，由于高水平的雌激素和孕激素会促进纤维瘤沿着子宫继续生长，可能会引发一些问题。纤维瘤生长过快时会导致其发生变性，引起剧烈的子宫及腹部疼痛，且疼痛常常在一个部位固定发生。纤维瘤变性引起的疼痛是很难受的，但通常卧床休息或使用对胎儿无危害的止痛药即可缓解。有些情况下，大的纤维瘤出现在子宫较低的位置或在宫颈旁，没有留出足够的空间让胎儿的头进入骨盆，导致分娩时出现问题。

伴有腹痛的恶心、呕吐或腹泻在孕期一般不多见，它的起因通常是食物中毒或细菌性肠胃炎。虽然非常难受，但一般都是自限性的疾病，很快就能得到缓解，对母体和胎儿都没有危害。您可以通过大量饮水来补充您失去的水分，不必去医院接受治疗。但如果这些症状是由少见的李斯特菌感染引起，就可能会发生晚期流产和宫内胎儿死亡，最好用青

每个胎儿都有自己的活动规律……

霉素进行治疗。

阑尾炎也是在妊娠中期引起持续性腹痛的一大原因，尽管它很少见。孕妇患阑尾炎是很难被诊断的，因为阑尾被增大的子宫挤压，已经不处于平时的位置了。

尿道感染是另一个在妊娠中期引起腹痛的重要原因，它较为常见。其疼痛点通常为腹部下方、耻骨上方，并伴有排尿困难。需要注意，您在一开始可能并未察觉尿道感染的早期症状，如膀胱炎，但微生物会沿着扩张的尿道到肾形成肾盂肾炎。在妊娠中、后期，尿道感染会刺激子宫引起宫缩，如果不进行治疗，会对肾脏造成长期伤害。因此，如果您在妊娠时发生腹痛，医生会对您进行泌尿系统检查，并在等待结果的时候就开始用抗生素治疗，但这些药物对胎儿是无害的。如果您患有尿道感染，则很有必要完成抗生素的疗程，即使您的症状在短时间内就消失了，也需要再做一次尿样本的检查，确保感染已经消除。尿道感染若不根治会反复发作，最差的情况是，将来可能出现常规抗生素耐受的现象。

牙齿健康

定期看牙医、进行日常口腔护理都是确保牙齿健康的好方法。由于血液供应增加和孕激素的作用，牙龈会变软，如同海绵一样多孔，您可能会经常看见在刷牙或剔牙时牙龈出血。为了坚固牙龈、防止破损黏膜引起细菌感染，需要增加刷牙的次数。当前的研究显示，孕妇的牙龈疾病可能会引发一些如晚期流产或早产的问题。虽然触发机制尚未清晰可知，可能是口腔中长期的炎症或感染导致胎儿其他方面的并发症。

预防背痛

背痛是妊娠期间的常见现象。在这个阶段结束时，您可能开始感觉到背痛了。下文将提供一些方法，帮助您缓解症状并防止疼痛加剧。

▶当您直立时，采取一种有利的姿势，站直、挺胸（背成一条直线）。要知道，如果您垂着膨出的肚子，背部会弯曲，从而加重腰背部疼痛。尽可能不要长时间站立。

▶买几双质量好的平底鞋或低跟鞋，支撑起您的足弓和脚后跟。在这个阶段之后，穿高跟鞋不易保持平衡，也会进一步造成背部劳损。

▶坐好，这一点格外重要，尤其当您需要长时间伏案工作时。要保持两侧的肩胛骨和后背的一部分靠在椅背上，椅子可以支撑大腿。将椅子调整到合适的高度，确保您的脚可平放在地板上，保持计算机屏幕与眼睛在同一水平线上。

▶开车时，调节座椅靠背支撑您的背部，同时也要便于自己用手和脚控制汽车。系安全带虽然可能让您不舒服，但每次开车时都必须把安全带系好。

▶休息时，让您的脚和腿抬高，缓解背部、骨盆的压力。在妊娠晚期，您可能需要一个更坚实的床褥来支撑您的背部。您也会发觉侧卧更有利于减轻背部韧带的拉伸。

▶起床时，应先转向一侧，将背部伸直，再将双腿移向床边。采取这种姿势，您可以依靠手臂的力量让自己起身而不用依靠背部发力。

▶定期、适度进行背部练习，可以帮助背部的肌肉和韧带变得更加伸展、柔韧。有骨盆倾斜问题练习起来尤其有帮助，可以加强您背部的肌肉。

▶尽量不负重——每增加1千克，您的背部劳损就会加剧。

提起重物

孕期内，不论何时都应尽量避免提重物。

如果您有一个不大的宝宝，难免需要抱着他。初学走路的孩子经常需要抱着或背着。抱孩子时应该蹲下来将他抱住，并且保持背部挺直，用腿部肌肉的力量站起来。搬起其他重物时，这个方法也是有用的。

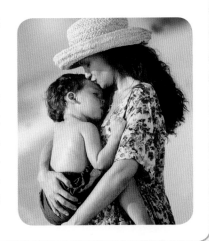

应该考虑的事情

　　但愿您已经报名并参加了产前课程或准父母课程。优质课程往往需要提前预约。如果您还未安排好，现在就把它作为您的当务之急。

　　孕期知识储备得越多，准备得越充分，在分娩时您就会越放松和越有信心。此外，您还有机会与其他即将成为父母的人一起分享感觉和经历，以获得放松和信心。即使您并不是首次怀孕，重温课程也是有必要的。您会很惊奇地发现，自己早已淡忘了一些关于分娩和呼吸技巧的细节。另外，医院对待分娩和镇痛的方法也在不断改进，即使您曾在同一家医院生过孩子，也可能会发生一些变化。

父母

　　如果您与父母或公公婆婆，或者继父继母保持着亲密的关系，您会发现在您怀孕后，事情比以往更复杂了。虽然怀孕会给家庭带来快乐，但涉及大家庭，有时也会引起长辈或后辈之间的一些感情矛盾。

　　关于怀孕和抚养孩子，您的母亲可能已经给您提供了五花八门的建议。但是当您提出新的观念并决定按照自己的办法对待怀孕和新生儿时，她可能会不高兴。同样，您的婆婆可能也有她自己的观念，而且你们之间的关系并不会总像和您自己母亲的关系一样和谐。您的婆婆总会问您一些含沙射影的问题，如"为什么还要这么辛苦工作"或者"是否会在孩子出生后就辞职"。假如您被困扰了，可以向您的伴侣求助，和他形成统一战线，就"如何照顾孩子"与"工作"问题达成共识，这对平息家庭冲突很重要。

66 **关于怀孕和抚养孩子，您的母亲可能已经给您提供了五花八门的建议。但是当您决定按照自己的办法对待怀孕和新生儿时，她可能会不高兴。** 99

把消息告诉自己的孩子

如果您已经有一个或几个孩子，何时把怀孕的消息告诉他们也是一个微妙的问题。如果您还没有做这些，现在是时候告诉他们即将有一个弟弟或妹妹了。当然，在很大程度上，选择说出这个消息的时间取决于孩子的年龄。两岁大的孩子不大会注意到您的体形变化，也不会将它与您体内孕育了一个胎儿联系起来。但是，年纪大一点儿的孩子会注意到您外表的变化，您最好亲自告诉他们，而不是让他们从其他人那里听说这个消息。

假如您还没有告诉他们，请花些时间反思一下其中的原因。我猜测您可能是担心孩子会因为家中多了一个新成员，而害怕失去您的一部分爱和关注。但是小孩子还不具备逻辑分析能力，他无法了解父母给予自己的爱是有限的，所以，您需要反复地告诉他们这个重要的事实。

另一件值得提醒的事情是，通常很少有孩子可以预见未来，也不能理解为什么还要再过6个月左右才能看到结果。如果您向孩子们传授知识，他们是可以理解的，但往往需要一些时间。所以，当您尝试与孩子们进行一次关于胎儿的谈话时，无须担心他们心不在焉，或者突然打断对话转而问您可不可以吃饼干。几天后或下个星期，当孩子在毫无提示的情况下谈起未来的婴儿，您也不要惊奇，只需要接下话题，继续打消他们的疑虑即可。

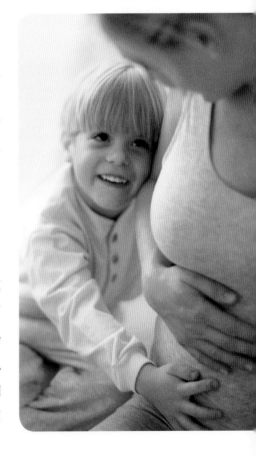

新成员 年龄较大的孩子可能会询问自己的新弟弟或新妹妹如何来到这个世界。

您的女性朋友

您一定有一些还没有孩子或打算怀孕的女性朋友。在妊娠中期，您和她们的关系可能会变得疏远。现在，您可能将所有精力放在产前检查上，还要密切留意胎儿每天踢您多少次，以及参加父母课程。您的朋友或许会发现可以和您分享的新话题少了，她们可能不知道您在成为孕妇后发生了哪些变化，甚至不确定您是否还会回归你们的朋友圈。

事实上，您正在向与她们不同的人生道路发展。孩子出生之后，您在人际关系方面会有更明显的变化。我不能回答为什么亲密的朋友不能与孩子同等重要，但如果您同样重视朋友间的友谊，依旧有很多方法来维持与她们的关系。

夜生活是绚烂多彩的，但在您怀孕后，远离拥挤的人群和充满烟味的酒吧是明智的做法。您依然能够自由活动，去参加晚宴或去朋友家聚会。待到孩子出生后，即使聚会结束得很早，您也要减少参加的次数。不单是因为您需要充足的睡眠，您的保姆也需要下班回家。生了孩子并不代表您不希望和朋友聚会，但您必须承受有孩子的苦恼，暂时脱离朋友圈或不再关注他们最近的生活。

名字的意义

女性朋友 你们的关系可能疏远，但没必要就此失去联络。

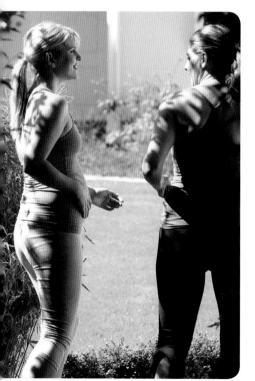

在怀孕前，您或许认为起名字就是先列一长串清单，然后从中挑选出几个候选者。而怀孕后，您可能会惊讶地发现挑选名字比自己想象中要复杂得多。

在一定程度上，这是因为在这个阶段很难将孩子与名字联系起来。但您不必过于苦恼。知道胎儿的性别可能是起名字的第一步，这有助于父母将他们未出生的胎儿看作一个真正的人，进而帮他们选择一个名字；而另一些父母则觉得如果这样做，会带走宝宝出生时的一些惊喜。对后者而言，给他们即将到来的男孩或女孩分别取名，也是妊娠期间的一大乐趣。

您很快会发现，来自家庭和朋友建议的压力是另一个问题。有些女性会起一个很荒唐的名字，让亲戚们无言以对；有些则给孩子取了一个拗口的名字。如我之前所说，在出生时或出生后几天，甚至几周后迫于登记户口的压力再给孩子起名字也是很常见的。我可以肯定最后只有两种结果：一种是看着孩子长大，您觉得除了您给他起的名字之外，再也想象不出还可以叫什么；另一种则是当您的孩子长大以后，反复恳求您给他们改名字。

姓氏的选择

假如您已经结婚或者关系很稳定，应当开诚布公地讨论胎儿的姓氏选择问题。虽然一般都认为孩子要继承父亲的姓氏，但并没有法律规定一定要这么做，您也可以坚持用自己的姓氏。我个人的观点是，对当今的孩子们来说生活本已相当复杂，没有必要为他们招致一些不必要的麻烦，让外界来猜测他们的身世。在英国一个越来越受欢迎的选择是，要么把姓氏联合起来，要么就使用母亲的名字作为额外的姓氏。

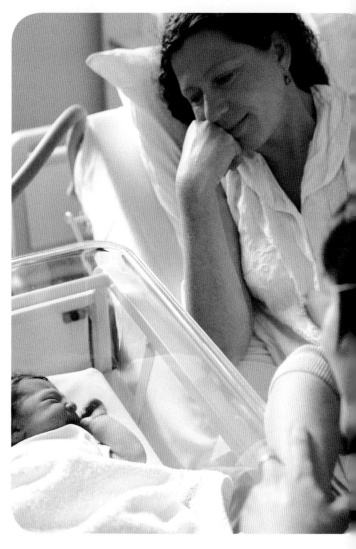

选择名字 直到亲眼看到宝宝的脸，您可能才会想到一个合适的好名字。

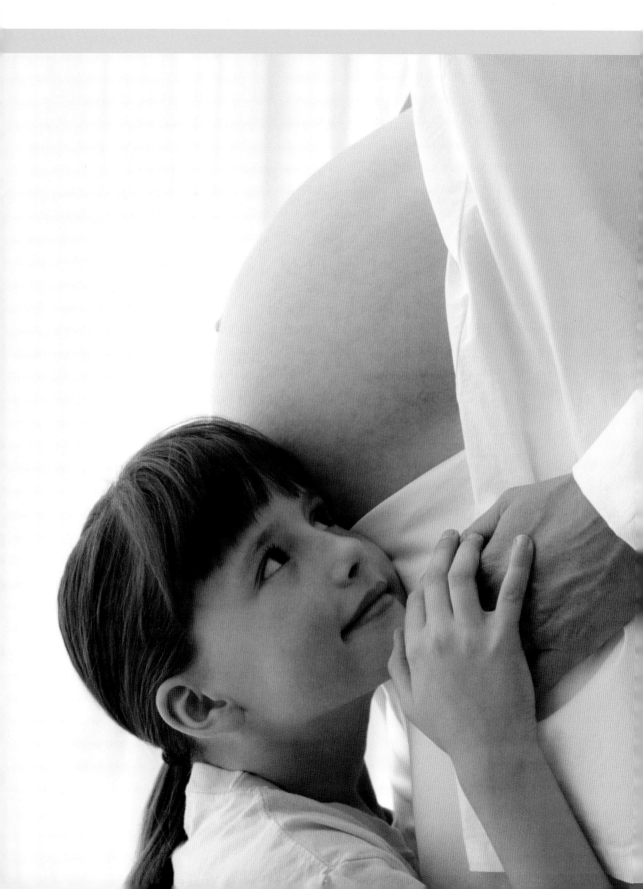

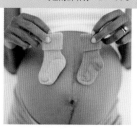

▶26～40周

妊娠后期

　　如果您在这个时期分娩，胎儿将有能力存活下来，尽管仍需要医疗辅助。不过，还是有必要让宝宝在子宫里安稳地再待上几周。此时，胎儿的发育主要集中在肺部、消化系统和大脑，这些器官在为最终能在母体之外的世界发挥作用做准备。您的腹部将变得很大，以容纳不断增大的子宫和胎儿。现在是时候考虑分娩的问题了。

妊娠后期的胎儿

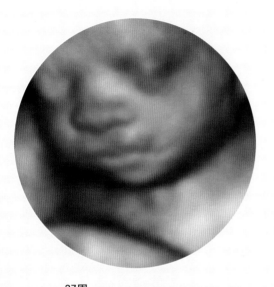

27周

胎儿开始形成休息、睡眠和活跃交替的模式。

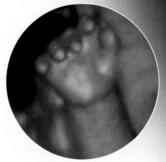

28周

丰满的小手形成了完好的手指，同时可以看见皮肤褶皱。

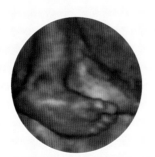

29周

胎儿活动强烈且有目的性，例如用力蹬踢、冲击和迅速改变姿势。

> 从现在到分娩之间的这几周，胎儿所有身体系统都发育成熟，为子宫外的生活做好准备。

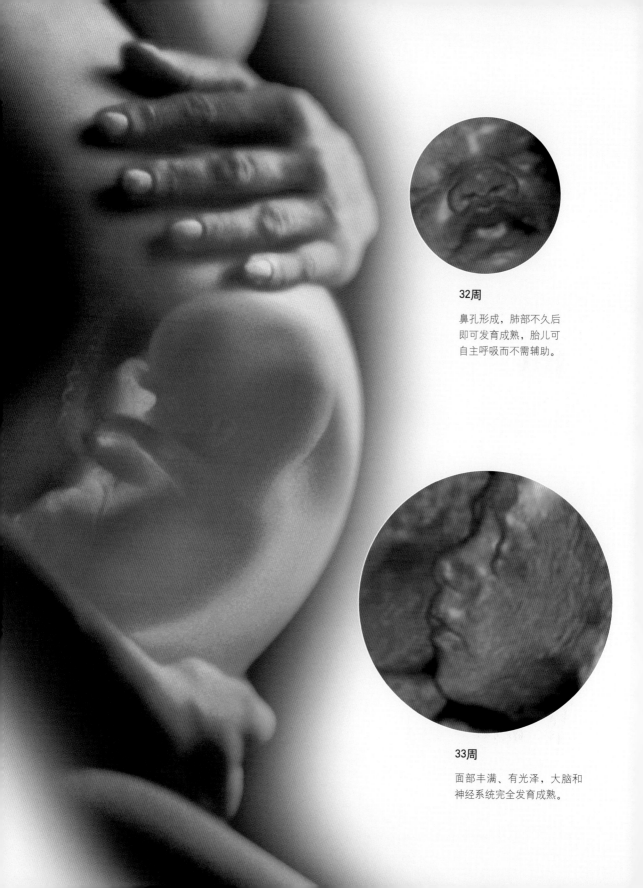

32周

鼻孔形成，肺部不久后
即可发育成熟，胎儿可
自主呼吸而不需辅助。

33周

面部丰满、有光泽，大脑和
神经系统完全发育成熟。

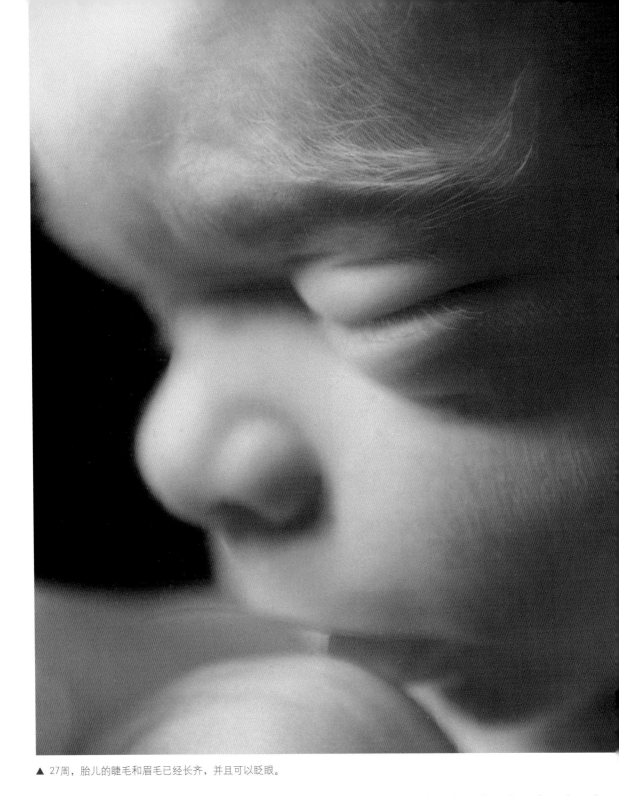

▲ 27周，胎儿的睫毛和眉毛已经长齐，并且可以眨眼。

1	2	3	4	5	6	7	8	9	10	11	12	13	14	15	16	17	18	19	20

▶ 0～6周　　　　　　　▶ 6～10周　　　　　　▶ 10～13周　　　　　▶ 13～17周　　　　　　▶ 17～21周

▶ 妊娠早期　　　　　　　　　　　　　　　　　　　　　　　　　▶ 妊娠中期

▶ 26～30周

发育中的胎儿

　　胎儿在接下来的几周会继续长大，同时由于白色脂肪在皮下沉积，胎儿的体重也会有显著增加。随着胎儿腹部、四肢的不断长大，胎儿看上去更加丰满，皮肤上的褶皱也开始褪去。

　　皮下脂肪有助于胎儿调节自身的体温，对其出生后的生活极其重要。不过，这一能力并不能在子宫里得到充分培养，因此新生儿的热量还是很容易散失。随着脂肪的沉积，胎毛会变得稀少，很快就只剩背部以及肩上的几块，但白色胎脂会一直存在到36周。胎儿的头发会长得更长，眉毛和睫毛也越发浓密；手、脚会出现皮肤褶皱，可以清楚地看到小小的手指甲和脚指甲。男宝宝的睾丸开始下降到阴囊。

　　现在胎儿的眼睑已经可以睁开，胎儿也开始眨眼并对光线的变化更有觉知。胎儿对外界刺激也变得更敏感，很多胎儿开始形成有规律的休息与活动交替的模式。胎儿的眼睛已经开始聚焦，尽管视力范围只局限于15～20厘米。

准备呼吸

　　从现在开始到妊娠结束，肺部的生长发育将是至关重要的。大约29周时，大多数小气道（支气管）形成，支气管末端气泡（小肺泡）的数量也在不停增长。肺泡会在妊娠期间和出生后不断形成。实际上，直到孩子8岁时肺部才会完全成熟，这也是为什么小孩子们经常有呼吸道问题的原因。随着年龄增长，这个问题会渐渐好转。

非实物大小　在妊娠晚期开始时，胎儿体长25厘米，体重略低于1千克。到30周时，体长约28厘米，重约1～1.5千克。

| 21 | 22 | 23 | 24 | 25 | 26 | 27 | 28 | 29 | 30 | 31 | 32 | 33 | 34 | 35 | 36 | 37 | 38 | 39 | 40 |

▶ 21～26周　　　　▶ 26～30周　　　　▶ 30～35周　　　　▶ 35～40周

▶ 妊娠后期

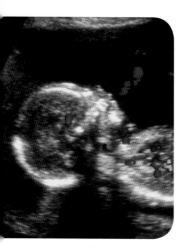

练习呼吸 当胎儿练习呼吸时，进出胎儿口中的羊水的流动在彩色多普勒扫描下呈红色。

随着肺部渐渐成熟，肺部内层细胞会生成一种脂质，即表面活性剂，它能够减少肺泡内的表面张力，就像用洗涤液清洗盘子上的油脂一样。这个过程至关重要，因为当胎儿第一次吸入真正的空气时，肺泡需要有很大的弹性才能成功地扩张。第一次呼气时，肺泡又必须防止被压扁，以便进行下一次的肺部呼吸。在35周前出生的孩子还没有产生足够的表面活性剂，同时支气管和肺泡也没有完全发育成熟，所以新生儿的肺很难控制空气的进出。如果您的孩子不幸早产，在孩子出生前医生可能会给您注射一些性激素，从而帮助刺激胎儿的肺部产生表面活性剂。儿科的大夫也会给新生儿使用含有人工表面活性剂的喷雾，以增强新生儿肺泡的弹性。

由于胎盘供给了所有的氧气，胎儿在子宫中还不会呼吸。但随着肺部的发育，胎儿将开始进行有节律的呼吸运动，为出生后的呼吸做准备。胎儿胸部的这些活动可以通过超声波扫描观察到，您有时会感觉到短暂的痉挛，通常解释为"打嗝"，这与您感觉到的胎动有所不同。

活跃的胎儿

在26～30周，您能明确感受到胎儿的活动。虽然子宫腔里变得有些拥挤，但还是有足够的空间让胎儿翻几次筋斗，或是完全地变换体位。羊水生成的速度不再像前几周那样快了，所以不再有很好的缓冲，胎动比之前更容易被察觉。当胎儿转变到某一种体位时，您的体形会发生很夸张的变化，这都是正常的。一些女性担心这些强烈的活动会损害胎儿或使其受伤，其实这种担心是完全多余的。体内依然有足够的羊水可以保护胎儿，而且厚厚的子宫壁肌肉可以防止您的内脏受到伤害。需要注意的是，每天的胎动次数和您能够感受到的次数是不固定的，但如果胎儿规律的活动突然减少，就需要立刻就医，因为这可能意味着胎儿面临危险。

胎儿在这个阶段没有正确的体位可言，很多胎儿还是头朝上的。

这经常会导致母亲觉得胎儿的头撞到了肋骨，让人不舒服，甚至有时会引起剧烈的疼痛感。像在妊娠期间出现的其他问题一样，这种现象并不会持续太久。大多数胎儿都会以头朝下的正确位置降临到这个世界。

成熟的系统

胎儿的神经系统继续变得复杂而精细。长久的肌肉活动让神经系统和肌肉的联系和反射更协调、更精准。胎儿开始在手指上进行吸吮反射练习，但到35～36周时才完全具备吸吮乳房的能力。

生成红细胞的主要责任落在了胎儿骨髓上。这些细胞负责在血液里携带氧气，因此将帮助胎儿在出生后独立存活。胎儿对感染的简单免疫反应也已形成。

胎儿满30周时，其在体外环境生存的能力会显著增强，因此，在这个阶段出生的多数婴儿，只需一些特殊护理即可平稳度过危险期。在此之后，在子宫中多待一天就意味着在新生儿病房少待一天。即使胎儿的大小变化不明显，但它各个功能的成熟度却跨越了一大步。

在30周时，胎盘大约重450克，比起20周时的170克增加了很多重量。母体每分钟的血液循环中有500毫升的血液会供给胎盘。

胎儿的大脑

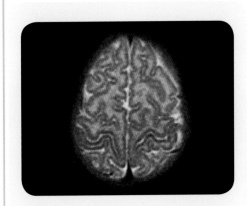

胎儿的脑部逐渐长大，开始在头骨下形成沟回。此时，胎儿大脑由上至下（冠状）的解剖切片看起来好似一个胡桃，也像斯堪的纳维亚的峡湾地图，呈现许多凹凸。几周前，脊髓神经周围已开始形成保护性的髓鞘；现在它们已延伸至进出大脑的神经纤维。因此，从大脑到身体其他部位的神经脉冲比以前快了许多。这使得胎儿的活动变得更精细，并能够学会更多技巧。

您的体形变化

您的子宫会继续稳步增大。26周时，它已经平脐或到达胃部底端。接下来几周，您将发现腹部向上和两侧扩张。

30周时，子宫的高度因人而异，但大约都在耻骨上30厘米处。所以即使您的宫高与标准值有些许不一致也没有什么可担心的。每次去拜访医生和助产士时，他们都会测量您的宫高，如果尺寸差异过大，他们会安排您进行一系列的扫描和检查，确认胎儿是否发育良好。

狭窄的腹腔空间

为了容纳逐渐长大的子宫，您体内的其他器官需要进行若干调整。因此，您要么会出现一些新症状，要么以前出现的症状更加严重。在子宫的压迫下，肠道和胃进一步被向上挤压，位置向上移动，引起胃痛或消化不良。出于同样的原因，即使您在妊娠中期胃口很好，而现在的您可能无法再大吃一顿了。

由于腹腔中额外的压力，膀胱不再能容纳正常的尿量，这或许会增添您的烦恼。

您可能会遭受肋骨痛，这是由于为了给腹腔提供更大的空间，肋骨被推向了两侧。有些女性在整个妊娠期间从未出现肋骨痛，但如果您的骨架比一般人小或者您怀有双胞胎或三胞胎，肋骨不适感就很可能发生。如果胎儿用力蹬踢或长期处于臀位，症状会更加严重，因为胎儿的头会撞到横膈和肋骨。坐下时，由于压迫更加严重，您会感到不舒服。假如您需要伏案工作，最好做一些改变，例如尝试经常站起来走走。当您感到特别难受时，要不断调整坐姿，直到发现一个舒服的姿势。接着您可以努力保持这个姿势。

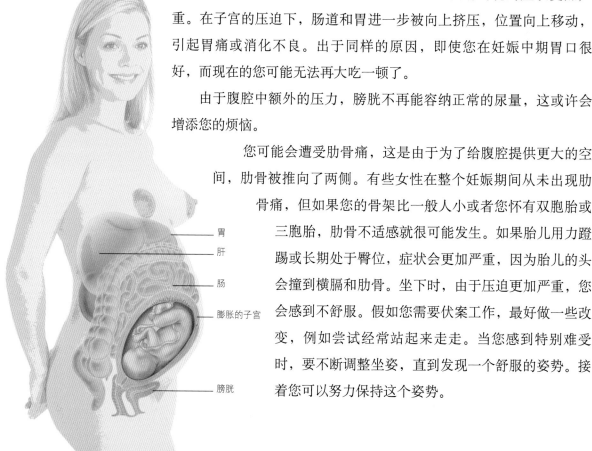

腹腔内 您的子宫会向上和向下扩张，逐渐挤占胃和肠道的空间。

胃

肝

肠

膨胀的子宫

膀胱

气短

在妊娠晚期，您呼吸方式的变化可能由以下几个原因引起。

首先，高水平的孕激素会让体温升高，呼吸变快。

其次，由于您的肋骨向外扩展，横膈需进一步伸展，柔韧性逐渐降低，横膈活动度的降低迫使身体必须更深地呼吸。

最后，扩张的子宫将腹部的内脏器官向上挤压顶住横膈，当您深吸气时，肺部没有足够的空间进行扩张。

正因如此，孕妇在妊娠晚期经常感到气喘吁吁、眩晕甚至头晕目眩。您可以在183～184页找到一些减轻症状的方法。

循环系统的剧增

自26周起，循环系统将变得更加活跃。此时已经有5升的总血量，多出正常值25%，这一局面会持续到35周。心脏搏出量（每次心跳泵出的血量）随血量增加而增加，但您体内的血管已经不能再继续松弛了，它们已经扩张到了极限。从这时起，周围阻力不得不略有增加，血压也随之升高，但这个变化并不明显，而是循序渐进的。

由于体内容纳了更多的液体，组织也开始增厚——手指和腿稍有水肿，这种症状是完全正常的，无须担心。但如果您发现脸、手指和腿突然膨胀或水肿，则可能是先兆子痫的最早体征，需要马上去急诊进行检查。虽然通常在30周后才会发生先兆子痫，而且只发生于少数女性身上，但其并无太多早期症状，一旦发作后果相当严重。

循环系统的持续变化意味着皮肤和黏膜里的血流会增加，血管会扩张，这也是为什么孕妇在妊娠晚期会体热，易出汗。很多女性还会发现她们的手掌和脚掌变红和发热，出现"掌红斑"。所有这些皮肤的变化都是正常的，会在分娩后快速消失。这是您散去因为机体代谢增加产生的多余热量的必要办法，否则就无法让自己和胎儿的体温维持在一个恒定的水平，您会感到过热，觉得自己像一辆散热器发生故障的汽车。

循环系统的变化

右图显示，从妊娠中期起，心脏搏出量和血量急剧增加，而血管的周围阻力相应下降。

变化的百分率

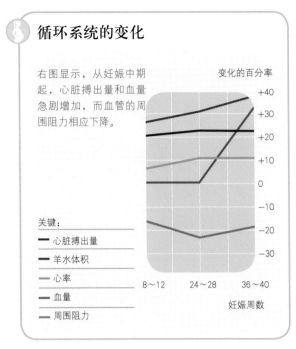

关键：
— 心脏搏出量
— 羊水体积
— 心率
— 血量
— 周围阻力

妊娠周数

乳房和初乳

到这个时期，由于激素的综合和持续作用，乳房更加丰满。在妊娠晚期，乳房表面的静脉更加显眼，乳头和乳晕的颜色进一步变深。

在孕激素的作用下，乳房内部的结构也发生着变化，为分娩后的泌乳和哺乳做准备。此时，胎盘仍在子宫内，高水平的雌激素、孕激素会阻碍引起泌乳的关键激素。您可能注意到一些奇怪的现象，如在您洗澡或做爱时，乳头会流出一些质地清淡的液体，这就是"初乳"，一般在婴儿出生的前几天到真正产奶期间分泌。初乳包括糖、蛋白质和抗生素。实际上，初乳包括婴儿所需要的所有营养物质。即使现在您未见初乳也不必担心，您是未发现初乳溢出的幸运者之一。

您的身体感觉

此时，您已经欣然接受了变大的体形。请记住应站直，背部保持挺直，孕期的最后3个月里，不正确的姿势会给背部带来更大的压力。

此处列出一些关于如何在这个时期应付乏力和疲劳的实用建议。很多孕妇向我诉说她们总感到疲倦和乏力，不管怎么休息也无法克服。最初步的建议就是将您的脚尽量抬起来，但这对于职场女性或许有些难度。更实用的建议是尽量减少您在工作中、家里所承担的任务。

委托他人代办是一个好方法，当您向家人或同事寻求帮助时，他们大多会乐于接受。不仅如此，他们的热情会让您感到惊喜。所以不要试图当一个"女超人"，而是委托他人帮您解决一些工作上的额外的任务。让您的父母代为参加学校的"家长日"，并表达您的歉意。换一种视角看待家务琐事，问问自己家务是否真的需要马上去做。如果答案是"是"，您可以雇一个人来做。假如雇人这个方法不可行，您可以从父母、其他的家庭成员或朋友处寻求支援。

生过多个孩子的母亲都会告诉您，如果您要一边应付您的第一胎或其他孩子，一边经历孕期，这会非常困难。假设您两岁的孩子发脾气或不肯洗澡，您需要后退几步，让自己喘息，问问自己孩子是否必须要洗澡。如果答案是"否"，就不必洗澡了。如果回答是"是"，那么做一些妥协，用毛巾给孩子擦擦脸或只洗脏的部位。要知道，这些琐碎的家务并不会对任何人有利，您应当把体力和情感用到更值得投入的事务中。

> "
>
> 假设您两岁的孩子发脾气或不肯洗澡，您需要后退几步，让自己喘息一下。
>
>

您的情绪反应

如果怀孕是一场赛跑，那么您已经度过了前半程，进入到冲刺阶段。在情感上，这是您的一个转型时期，因为宝宝出生这件事将从一个抽象的概念渐渐成为现实。

您很可能陷入矛盾境地，既怀疑自己是否能够当一个称职的新生儿的母亲，又担心怎样让这个新生命融入您本已相当忙碌的生活。毕竟大多数女性平时午间小睡一觉都是奢望，更别提要养育一个小宝宝。如果这不是您的第一胎，您还要考虑其他宝宝能否适应新的生活。

但是，既然新生命的出生已是既定事实，您也毫无疑问地应该开始考虑如何对待分娩和生产。如果您是首次怀孕，我觉得现在可以看看后面关于"分娩和生产"的章节，以便帮助您提前做好实践和情感上的准备。如同我们生命中其他重要事情，知识储备越多，就会越有能力积极、自信地应对挑战。

积极对待您的体形

如果您平时体态良好，怀孕时的形象容易让您情绪波动。一方面，您可能会为身体发胖而忧愁，担心无法回到从前的形象；另一方面，您的身材会给您带来额外的趣味。一些过去很苗条且很在意体重的女性告诉我，又大又圆的肚子让她们没有了思想负担并感到无比自豪，她们将此视为卵巢慷慨的恩赐，是对她们性别的肯定。同样，曾经为身材而担心的女性，一旦适应了变胖的体形，也会从心里喜欢上它。在妊娠后期，我们可以感受到沉重的身体在一天天发生变化，也能感受到配偶对自己膨起的肚子和肿胀的乳房（并不仅仅是体重增加）的反应。一些女性开始深深地喜欢上不断长大的肚子，还会为有一天要失去它感到难过；另一些女性则希望这一天快点儿到来。

> 一些过去很苗条且很在意体重的女性告诉我，又大又圆的肚子让她们没有了思想负担。

配偶的参与

一些男性自始至终都非常积极地参与到妻子的妊娠之旅中，但更多的男性则对怀孕、分娩和产后生活的种种细节提不起兴趣，直到迫不得已必须参与。如果您的伴侣属于后者，您或许会感到担心。实际上，男人并非不愿参与，只是在这种特别的时候，男人和女人总是无法处在同一个频道上。

女性往往会全身心地投入到妊娠之中，因为胎儿不但是身体的一部分，更牵动着她的内心。但男性并没有与胎儿产生什么身体上的联系，所以他们很难像女性那样投入。多数男性继续他们的生活，就像什么都没有发生一样，虽然他们可能意识到孩子的出生会使生活发生剧烈的变化，但要把这个如此抽象的想法变成每天面对的现实着实有点儿难度。

如果你们是首次为人父母，怀孕将打破您和伴侣的二人世界。然而，试图将您丈夫塑造成您理想的样子是不太可行的。即使您无比着急，他也需要以他自己的方式、按照他自己的时间表逐渐适应。现在您能做的最重要的事就是提醒丈夫在实际生活中和情感上为您提供帮助，这样让他感受到自己真正地参与了孩子诞生的过程。

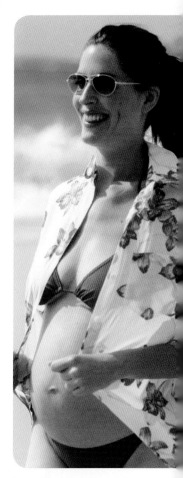

乐观对待您的体形　在这个阶段，您如何看待自己沉甸甸的身子，通常能反映出您在这个阶段的健康和幸福感。

产前检查

只要您在妊娠期间未出现并发症，您只需在接下来的几周内进行一次产前检查。您可借此机会确保一切都进展顺利。

各个产前检查时间表有所差异，但通常28周时都会做一些血液和抗体的检查，以及尿液和血压的例行检查。您的全科医生或助产士将检查您的手和腿，如有任何突发的水肿，您都需要接受血液检查，以确定是否会引发先兆子痫。

您可能经历过轻微的子宫收缩，这一现象称为布拉克斯顿·希克斯宫缩，它在妊娠30周后会更加明显。但是，如果您的宫缩时间较长或疼痛感较重，尤其是伴随有腰背部疼痛，应立刻就诊。

葡萄糖耐糖试验

妊娠糖尿病是妊娠期间常见的并发症。大部分情况下是由于孕期内女性肾和代谢系统负担加重而造成的。在一些严重的病例中，其表现症状和糖尿病极为相似：极度消渴、多尿、疲倦。然而，许多孕妇患妊娠期糖尿病后没有症状，这就是为什么在英国所有的产科病房都会推出葡萄糖耐糖试验的原因。口服葡萄糖耐糖试验（OGTT）一般在以下人群中进行：24～28周之间有糖尿病家族史、有种族背景、BMI值高于30、怀有双胞胎。如果您之前得过妊娠糖尿病，您会被要求经常在家里检查血糖水平。

▶在清晨提供一份空腹尿样。

▶在医院，以空腹时抽的血样当作基础值，然后喝一份葡萄糖（糖）溶液。

▶接下来的几个小时内，每半小时抽一次血，并留一份尿样，以便医生估计您的体内是如何进行糖代谢的。

▶通常会在5个工作日得出结果。若您发现自己患有妊娠糖尿病，则必须保持低糖和低能量的饮食。若仍无法解决问题，您需要服药来降低血糖，甚至需要定期注射胰岛素。

▶分娩后，部分女性的血糖依然较高，其中30%可能从妊娠糖尿病发展为Ⅱ型糖尿病，或在晚年复发糖尿病。

28周时的血检

妊娠26～30周时，医生会检查血红蛋白（血常规），来确认您是否贫血。如果血红蛋白低于10.5克，您可能需要补充一些铁剂。在妊娠晚期，血红蛋白会逐渐下降，所以现在提高红细胞的数量是很有必要的。如果铁剂使您产生胃肠不舒服、便秘、腹泻三者交替的常见副作用，可以尝试其他牌子的铁剂或含铁的食物，尤其是像杏仁和葡萄干这类富含纤维的食物。

医生还会再次检查您的血型，还要确认您没有产生任何红细胞抗体，特别是当得知您是Rh阴性时就极为重要，即使是第一次怀孕也要注意。

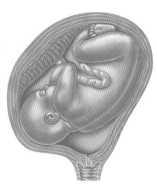

斜位 胎儿在子宫里呈某个角度。

胎位

在这个阶段，医生在产前检查时除了检查子宫高度和监听胎心之外，还要触摸您的腹部以确定胎儿的胎位。从现在起，每次检查的产前记录中都会出现胎位情况。

这一阶段，大多数胎儿都是纵向的（在子宫中呈垂直状态），但也有可能是横向（在子宫中水平躺着）或倾斜的（在子宫中呈一定角度）。此处所说的胎位指最接近骨盆的那一部分，可能是头位（头朝下），或是臀位（头朝上）。如果胎儿还是水平的，说明这个时候胎位尚未确定。无须对胎位感到担心，从这个时候一直到分娩，胎位还要变化很多次。同理，如果医生或助产士在26～30周时无法确定胎位，别太担心。即便是最有经验的临床医生，在这个阶段也很难确定胎儿是头位还是臀位。

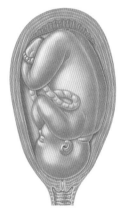

纵向 胎儿在子宫里直立，头朝下或臀朝下。

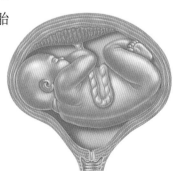

横位 胎儿在子宫里水平躺着。

检查胎儿的成长

通过触摸腹部和测量子宫高度，可了解胎儿的生长情况。更详细的
检查往往需要通过一系列超声波扫描来完成。

生长扫描

胎儿生长的速度会受到很多问题的影响。胎儿生长扫描将记录胎儿头部的大小，四肢的长度以及腹部的尺寸。扫描后，将对各个部位的测量值加以仔细检查，因为妊娠晚期的一些问题对各个部位的影响是不均等的。

明确问题

宫内发育迟缓（IUGR）可以按照不同的病因使用不同的方法进行诊断。例如，如果是胎盘出了问题（可能是母亲的高血压或先兆子痫引起的），发育迟缓并不会对胎儿的头部有太大影响，但通常会影响胎儿腹部的生长。这是因为胎盘提供的氧和营养都运送到了胎儿的脑部，而向腹部器官的供应就会相应减少。此时胎儿的肝会开始动用储备的脂肪作为补偿，所以肝（腹围）就会小一点儿。这种现象称为除头部以外生长迟缓。这是一个有些恐怖的术语，实际上它指的是在困难的情况下，保证胎儿脑部发育的一种聪明的生存机制。

比较数据

胎儿的测量数据将被用来与之前和之后的检查结果进行对比。随着时间的推移，生长的速度将决定胎儿在子宫内是否安全或是否需要马上分娩。如果胎儿生长情况并非良好，但问题尚不算严重，您可能需要在2周后再做一次检查。这个等待时间对您来说有些长，但在短时间内再进行检查其实很难发现胎儿的变化。

解读生长表

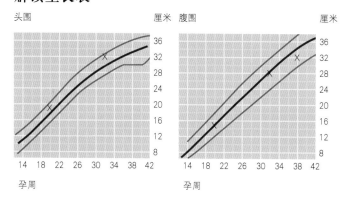

每张表上第50个百分点（红线）为平均值，第90个百分点（上）和第10个百分点（下）体现的是生长的正常范围。在头围表中，可以看出胎儿的头是逐渐长大的。腹围表上的数据显示，腹部的生长有些迟缓，这可能是因为大部分血液和营养物质供应了心脏和脑，从而让腹部器官的发育变得缓慢。

共同关注的问题

现在是您妊娠之旅中举足轻重的一个时期，在此期间您可能遭遇更多且更严重的问题。幸运的是，有一些补救措施和策略可以用来减少它们对您的影响。

一天中小便次数变多是很常见的，因为变大的胎儿下降会压迫膀胱，膀胱有饱胀感后会发出排尿信号。尽管这是一个正常的现象，但如果您频繁小便，而且每次的排出量很少，建议最好去接受尿液检查，以排除尿道感染的情况。

您可能面临"压力性尿失禁"，即在您打喷嚏、咳嗽或大笑时，可能会有少量的尿漏出。这在妊娠晚期，也是常有的事。定期进行盆底练习可以减轻症状，同时要减少茶、咖啡和酒精这些有利尿作用的饮料的摄入。

在妊娠晚期，睡觉也是一个让人头疼的问题，尤其是当膀胱被压迫而每晚不得不去好几次洗手间的时候。我的一些患者认为，晚上无法睡安稳是为了提早适应孩子出生后缺少睡眠的生活，说不定她们是对的。

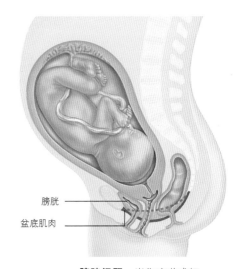

膀胱

盆底肌肉

膀胱问题 当您咳嗽或打喷嚏时，可能会漏尿。这是因为胎儿的重量压迫了膀胱，也削弱了盆底肌肉的力量，如上图所示的直线（虚线显示您未怀孕时的情形）。

阴道感染

自妊娠中期起，阴道分泌物会有所增加，这是正常现象。但是，分泌物仍然应该是清澈的黏液，无味或少味，基本与未怀孕时的分泌物相似。有时您可能需要用一片薄薄的护垫。如果分泌物呈黄绿色，有明显的异味或会阴、阴唇和阴道发红或疼痛，尤其在排尿时会有疼痛感，要及时告诉医生。医生会用棉签采集一些分泌物，检查是否有阴道炎。阴道炎如果治疗不及时，可能会引造成早产。

大多数伴有瘙痒的阴道感染都与念珠菌感染（鹅口疮）有关。尽管这个症状让人难受，但不会对怀孕产生重大的影响。之所以会产生念珠菌感染，是因为怀孕时的阴道越来越缺少酸性，这主要归咎于激素的改

治疗鹅口疮

许多孕妇会被鹅口疮所困扰，以下方法将帮您减轻症状。

乳剂栓剂治疗。这是最有效的方法——向阴道里放入栓剂。增加阴道分泌物的酸度，可以解决阴道感染。外阴处涂抹乳剂，可以暂时缓解不适感，但是不能解决根本问题。

个人卫生很重要。要确保排便后由前向后（而不是由后向前）擦拭肛门区。经常洗澡，确保外阴清洁和干燥。避免使用浓香型的肥皂和泡沫浴，尤其是您的外阴皮肤红肿时。

向水中加几滴醋，或者苹果汁，清洗外阴会减轻局部不适症状。您还可以尝试用酸奶平衡身体的正常菌群和对抗真菌。

穿纯棉内衣，避免穿过紧的贴身衣裤，让会阴周围的皮肤透气。

减少糖和酵母片的摄入，对于反复出现的念珠菌感染是有益的，因为它们会加重感染。

变，正是激素刺激了酵母样真菌生长。使用抗菌药物是另一个原因，大量的抗菌药物会杀死阴道和肠道里一部分宿主细菌，为念珠菌提供了良好的生长机会。

头痛

头痛是孕期的一种普遍现象，不必过分担心。但是，有些孕妇会因为头痛而神经衰弱。如果您出现了突然的恶性头痛，应当马上向医生和助产士汇报，这可能是血压骤然升高的表现。即使头痛并无严重的后果，医生也会给您安排安全的治疗方案。

皮肤瘙痒

到妊娠快要结束时，您身体的表面积将会增加77～155平方厘米，肚皮越来越紧绷，皮肤也变得又干又痒。这时，妊娠纹开始出现，让问题更加复杂。目前有专门针对孕妇的可阻止和减少妊娠纹的产生的乳液，但对暂时的皮肤瘙痒和干燥不会起作用。我可以向您保证，使用一些更加便宜的产品，如普通的凡士林、橄榄油，对保持皮肤光滑柔软和保持皮肤水分更为有效。您可以穿纯棉的衣服使皮肤凉爽透气，来减少瘙痒的感觉。如果瘙痒持续或越来越严重，特别是影响您的手掌和脚底，您可能需要进行血检，并向您的助产士咨询。

痔疮

在这个阶段，许多女性都受到了痔疮困扰，肛门的内侧和外侧出现曲张的静脉团块，这是胎儿体重对盆腔的压力所造成的。痔疮常会造成搏动痛、肛门区域的瘙痒以及经常性出血。排便后，您会有痔核脱出肛门之外的感觉或在便上发现些许血迹。如果您还有便秘，排便时您就必须更加用力，这会使痔疮更加严重。您每天都应当摄入充足的水分，增加食物中的纤维成分并经常锻炼身体。含有润滑剂和局麻药物的粉剂乳剂可以缓解不适，冰袋也能发挥一定作用。

腿部痉挛

不少孕妇都遭遇过腿部痉挛，尤其在夜晚。您会发现自己在夜里惊醒，您的一条腿或者一只脚出现强烈的痉挛，产生剧烈的疼痛。有些医生认为这是因为子宫给盆腔中某些特殊神经制造了压力，另一些医生则认为这与血液中的低钙、低盐有关，也可能由磷的过剩引起。但上述观点都未被科学证实，所以无须过分在意体内的低钙和低盐。

如果发生痉挛，请把大腿、小腿和脚朝反方向弯曲。例如，如果发生小腿抽筋，请把脚向自己的方向扳，并努力伸直大腿，同时按压小腿区域，直至疼痛的感觉消失。虽然腿抽筋很不舒服，但也无须担心，因为这种疼痛是暂时的，一段时间后它就会慢慢消失。但如果疼痛持续不止，则应及时就医，因为这预示着孕期深静脉血栓的风险增大。

> 如果突然出现恶性头痛，应当马上告诉医生和助产士。

减轻背部疼痛

人们常说女性在怀孕期间不得不遭受背痛的折磨，因为对于这种疼痛她们总是无能为力。事实上，有一些实用的方法可帮助女性减轻疼痛，您大可不必白白受苦。

孕期这个阶段发生的背部紧张被统称为背疼。到了后期，还有可能出现特定的背部疼痛，比如坐骨神经痛、耻骨联合功能紊乱、骶髂关节疼痛等。

首先，确保医生能够精确诊断您的问题，背部是一个复杂的区域，疼痛可以由多种原因引起，如果治疗不能切中要害，非但没有好的结果，有时反而非常危险。

无论出于什么考虑都应该向骨科医生进行咨询，但一定要慎重选择一个经过正规培训的从业者。一位医术娴熟的骨科医生可以通过轻柔的操作手法使您感到背部疼痛（或关节痛）的减轻。切忌对背部结构，尤其是腰背部脊柱进行重复且短促、有力的敲击。

一些针对孕妇专门设计的背部训练非常有益身心，如下所示。

保护您的后背

因为现在您的肚子非常沉重，您会发现走很短的距离就会牵拉腹部韧带，并导致后背疼痛。参阅本书相关内容，复习一下如何在举重物的时候保护自己，以及如何在睡觉时给您的背部找到支撑。

强健您的肌肉

定期锻炼可以帮助您增强背部肌肉、改善姿势，更重要的是支撑脊柱和腰部区域，从而减少或消除背部疼痛。锻炼身体可以使您的睡眠更好，并且感到内心平静，这些都得益于锻炼时释放的内啡肽，它具有减轻疼痛、愉悦心情的作用。

矫正带

减轻背部疼痛、紧张的另一种可行方法就是买一条矫正绷带（通常可在杂志和网上找到这些产品的广告），将矫正带置于您逐渐长大的肚子下方，将您的骨盆包裹起来，白天穿上，晚上脱下。我亲自体会过矫正带的好处。我怀的是双胎，但我又很矮（大约150厘米），在怀孕26周的时候，我就感到站不稳，而且腰部极度疼痛。当

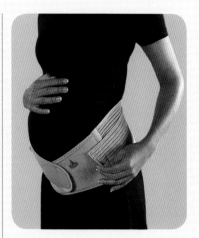

腹部辅助　矫正带会让您感到轻松。

我穿上矫正带后，立马感到轻松了许多。

背部练习

如果您饱受背痛的困扰，请尝试以下练习。它们有助于增强您的肌肉，以便更好地支持您的骨盆和脊柱，这对您的分娩也是有帮助的。当您感到有任何不适时，请停止锻炼。如果您对某些特殊锻炼有所顾虑，可以向您的产科医生咨询。

▶**紧抱双膝仰卧**（给您的肚子留出空间），向两边轻微滚动，这样可以使您的脊柱和骨盆得到放松。这种运动对您的后背相当有益。

▶**仰卧位，屈膝，双脚并拢。** 双臂平放于身体两侧与肩平行。将双膝缓缓地向一侧转动倾斜，同时头转向对侧，这时可以感受到脊柱正在慢慢转动。然后，将双膝抬起转动倾斜到另一侧，做反向的动作。重复做以上动作。

▶**放松脊柱，仰卧位。** 双膝弯曲，膝间距保持与肩同宽，双臂自然地放于身体两侧。弯双腿时用手托住双腿，把头、肩、大腿、骨盆和背部都抬离地面。慢慢放松背部，逐步躺向地面，同时做呼气动作，重复上述动作5次。

▶**倾斜骨盆，弯曲双膝，仰卧在地面上，** 收缩下腹部肌肉，挤压臀部肌肉，使后背离开地面，并与地面形成一条弯曲的曲线。坚持10秒钟（但不要屏住呼吸）后，慢慢释放。重复以上动作5~10次。

▶**收紧双膝，仰卧位。** 双膝分开但双脚并拢。将一个拳头大小的粗糙物体置于您的双膝之间，用力并拢双膝10秒钟，重复10次以上，每日2次。当您适应这种强度后，可以用一个和您前臂差不多长的物体(比如一卷厨房用纸)练习，前提是在前面的整个锻炼过程中没有任何的疼痛。这种运动是相当有好处的。如果此时您因耻骨联合功能不全而感到痛苦，坚持锻炼您会更有收获。

▶**生产球。** 在一个充气的生产球上坐好，挺直身体，这样有助于您保持良好的姿势。

拉伸整个背部

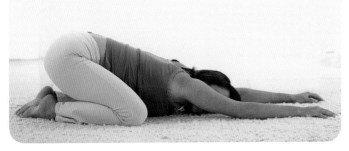

拉伸脊柱 坐位屈膝，分开双腿，向前伸直双臂紧贴地面，感受脊柱的持续拉伸。

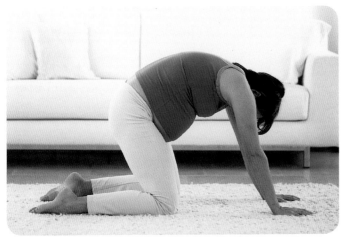

猫式 四肢着地，分开双膝、肩和双臂，弓背收腹，夹紧臀部，收缩骨盆，然后慢慢放松背部，直到背部重新变平。重复做5次。

腕管综合征

一些孕妇反映她们的手指有刺痛感，有时甚至手指发麻或无力，好像失去了知觉一样。这是由体液潴留引发的，腕管区域的韧带脓肿压迫到了该区域的神经和韧带组织，这种症状在产后就会自动消失。但如果您在此时感觉非常不舒服，医生会建议您去看治疗师。治疗师会在您的腕部夹一块板，您也可以在睡觉时将腕部抬高放于枕头上，这样有利于缓解上臂的水肿。切记，怀孕时千万不要使用利尿剂来排出身体中多余的液体。

应该考虑的事情

您可以把自己休产假的时间告知您的雇主。您的伴侣也应当向他的雇主申请陪产假。

如果您是不被允许穿特殊类型衣服的上班族，那么衣着将是妊娠末期要面临的一个重大问题。虽然所有人见到您的腹部就会马上意识到您怀孕了，但您也许会感到焦虑，因为您希望自己看起来仍然有职业风范。如果工作时不方便穿着肥大的衣服和宽松的T恤，您不得不忍受夹克或类似的工作装。无论如何，请确保自己拥有一件适合的衣服。

如果您的孕期赶上了夏天，您可能很难找到一件既凉快又显得体面的衣服。大多数时候您会觉得自己像一个火炉。如果正值酷暑或您居住在炎热的地区，您会感到无法忍受的炎热、油腻和多汗。热量会从您身体的任何地方涌出，如手臂下方、乳房之下、双腿之间。此外，您的双腿开始水肿，鞋子变得夹脚，戒指变得紧箍、不舒服，或者根本戴不上去。但您对此通常是无能为力的，您也只能避免去那些十分炎热的场所，比如拥挤的餐厅或阿热的电影院。自然材质的宽松衣服也是一个不错的选择。

开始产前课程

此时您可能会参加产前课程，大多数医院都设有每4周为一个周期的课程，并且建议女性在30～32周开始上课。如果可行，我建议您尽早开始听课，毕竟您无法预料之后会发生什么。确保参加所有关于分娩和缓解疼痛的重要课程，不要等到您进了产房才去了解一手经验。同理，如果您从来没有去过产房，不要错过去参观的机会，尤其是怀第一胎的孕妇。如果您怀的是双胎（有50%的双胞胎在35周前生产）或者您有早产的经历，您应当更加重视。

您的配偶也许不能陪您一起完成全部课程，但要让他明确对于准爸爸来说哪些准备是最为重要的，并鼓励他一同去参加课程，这总比当您在分娩时他不知所措要好。

您的性生活

大多数女性在这个时期不论身体还是心理都感觉良好，因此夫妻间的性生活又恢复了。当然，怀孕不可避免地会影响到您的睡眠，同时您的性生活也会受影响。对于父母之间的亲密，肚子里的宝宝是不会介意的。在这个阶段阻止您进行性生活的唯一事情可能就是您的疑虑了，下面我将给您一些建议。

尽管人们很少开口讨论，做爱时您也可以感觉到胎儿在您身体里活动，这也许让您感到压抑或者让您发笑。虽然这会影响您的情趣，但不表示您的孩子对你们的性生活有意见。

您会担心，性爱行为有可能威胁到胎儿的安全或诱发早产，因为精液中含有前列腺

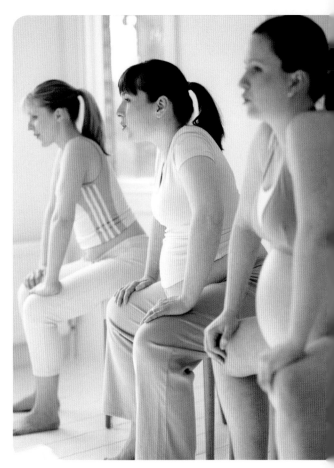

为分娩做准备 呼吸与放松的课程有助于您集中注意力，为分娩做准备。

素（这一激素往往在女性催产时使用）。性高潮也会诱发子宫的收缩。

事实上，很少有性活动会威胁胎儿安全或引发早产。所以，在孕期并发症出现之前，如果没有被告知需要停止性生活，您就可以继续享受它的乐趣。如果您有早产史、宫颈有短暂轻度的扩张等早产的危险因素、出现早产先兆、最近有阴道出血或存在位置很低的胎盘前置、胎膜早破，或出现其他问题，不建议进行性生活。

> 66
>
> **把梦视作一种您无须亲自经历就帮助您滤掉负面情绪的方式。**
>
> 99

烦人的梦

很多女性反映她们在妊娠后期总是做一些怪梦，有的与性相关，有的关于婴儿、小孩疾病和死亡。这些梦使她们非常担心，因为她们禁不住思考梦究竟意味着什么。在这里我有必要让您了解，它们并不是厄运将要来临的先兆。如同您曾经做过的所有好梦和噩梦一样（大多数我们都记不住，因为我们很少在梦中醒来），请把梦视作一种您无须亲自经历就帮助您滤掉负面情绪的方式。至于为什么在妊娠晚期容易做梦，一个解释是您在这个阶段夜里醒来得更加频繁，要么因为上洗手间，要么因为某种不适，所以更容易记住这些梦。

饮食和锻炼

妊娠晚期，吃营养的食物和保持身体健康将帮助您减轻疲劳，为您的分娩攒足体力。

良好的饮食

与妊娠初期相比，在妊娠后期您的饮食对胎儿的影响已经不是那么大了，胎儿将得到它所需要的一切，除非您每天只吃薯条、喝罐装饮料。

在最后的3个月，您仍旧需要每周增加500～1000克的体重，但是到了最后几周，体重就增长不多了。

妊娠后期，您每天需要摄入200卡路里的能量。吃一些健康的零食会对您有帮助，比如苹果和橘子。

在最后的几周内，您可能需要经常吃东西，因为您感觉自己需要营养。您的身体需要为最后的生产积聚更多的能量，即使您自己也不知道分娩什么时候来临，所以提早进行能量储备，您将在体力上做好准备。

保持液体的摄入（至少每天8杯水），保证您身体的水分供应，这会让您的身体充满能量。

您应当避免触碰酒精。过多的酒精对胎儿是有害处的。吸烟则会减少胎盘甚至胎儿的供氧量。

适应分娩

除非医生特意叮嘱，否则您没有任何理由在产前停止锻炼。

某些锻炼现在可能变得困难或不舒服，您需要停止划船、骑马和快跑等运动。

如果您经常参加某种训练，可以再坚持久一些。节奏恰当的运动可能使您感觉舒服，前提是您要得到医生的允许。我认为您自己也会很清楚何种运动到什么时候是您不能承受的。

如果此时您还没有厌倦游泳、瑜伽或其他锻炼，您可以继续下去。您会惊喜地发现它们会给您带来惬意感。

无论您选择什么样的运动，确保您定期进行盆底收缩练习，并且注意保持良好的姿势。

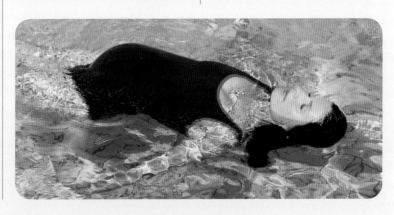

为孩子购物

至于您应该给宝宝买些什么，并无明确的规定。但根据我自己以及我所接触的女性的经验，有一些东西确实是必备的。总体来看，孩子出生后的前几个月，您需要重点考虑两方面的东西：衣服和用品。

选择婴儿服装

刚出生的宝宝还没办法很好地控制自己的体温，前几个月需要借助衣服来保暖，但要避免让孩子穿得太多。基本原则是，最初的两个月，孩子每天需要比您穿得多一层（这取决于季节和孩子本身——有些孩子比较怕冷）。宝宝的头发往往很少，甚至没长出

适合的尺寸 大多数婴儿都生长得很快，一件衣服仅能穿几个星期。

头发，因此在户外时需要戴一顶童帽，但在室内时可以不用戴。如果太阳晒得很厉害，还需要戴一顶保护头、脖子和脸的帽子。

替宝宝选购衣服时，要重点考虑衣服是否舒适、耐用、容易清洗。应购买不限制宝宝活动的衣服，在穿脱衣服时能避免让宝宝不舒服。不要买带结、丝带、链子的衣服，它们有可能缠住孩子的手和手指。透气面料的衣服更利于孩子排汗，是最佳选择。

宝宝会迅速成长，刚出生时的衣服，几周后便小了。所以除了购买2合1、3合1的新生儿套装，我建议您直接选择比目前适宜尺码大一号的衣服。不要害怕别人借给您的衣服，在一个月之内它们就会变小，无法穿着，只能归还了。

您需要购买由透气纤维制成的衣服，它们耐高温、可机洗，如果有需要还可以甩干。棉制品是最透气、最舒适、最易清洗的纤维材料。羊毛制品适合冬天使用，但是它容易刺激孩子娇嫩的肌肤；合成纤维面料的服装可能让宝宝不舒服，尤其是只有几周大

的宝宝。

在最早的几周里，您需要在24小时内更换至少10片尿布，所有的套装要保证可以迅速穿脱。一些底部有开口的衣服较为方便，可供您直接更换尿布。没有裤脚的套装有一大好处，即在孩子生长的时候不会束缚他的脚。

如果您是在秋天或者冬天生孩子，需给宝宝准备保暖的衣服，包括帽子和靴子的多合一套装是最理想的。宝宝还需要一顶温暖的帽子（孩子可能因为光着头而失去大部分的热量），以及几双手套和靴子来为手脚保暖。

在商店里，婴童鞋可谓是琳琅满目。但它们有时会束缚孩子的脚，既没有必要，还可能导致潜在危险。即使能买到合适的鞋子，宝宝也只有在会走路以后才用得到。

注意，千万不要购买太多衣服，因为您的亲朋好友可能会给您赠送宝宝衣服。宝宝每天只需要几套衣服就够了，即使每次喂哺后都会吐东西。一转眼，这些衣服就不再适合穿着了，以后只能闲置。

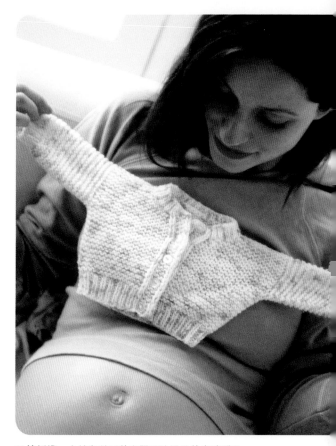

天然纤维 全棉和羊毛的衣服可让婴儿的皮肤呼吸。

购买婴儿设备

您第一次当妈妈的时候，可能感觉自己闯入了一个全新的世界——里面尽是面向母亲、父亲和孩子的商品。如果您以前很少接触宝宝，面对琳琅满目的商品您会手足无

必备的婴儿服装

▶6件宽领棉背心

▶6套连裤套装

▶2件开襟羊毛衫（冬天用混毛或纯毛质地，暖和的天气则选轻质棉）

▶2双袜子和2双软棉靴

▶1条披肩围巾或棉毯

▶1顶童帽或遮阳帽，遮蔽眼睛和颈部

▶1件户外大衣，有配套的帽子和袜子；或者一套贴身的户外连裤衣，以季节为准

▶1副手套，以季节为准

选择童车

我无法推荐您购买某一款特定的童车，但接下来我将为您选购童车提供建议。

▶最初的几个月，宝宝的脊柱还需适当的支撑，因而需要能够完全躺平的童车。任何无法让宝宝躺平的童车在这个阶段应该被排除掉。有的童车可将篮子拆下绑在汽车安全座椅上，但只适合短途旅行。

▶考虑您的居住条件。一些童车配备厚实的底盘和大大的轮子，适合在乡间小路推行；如果您经常出入商店或繁忙的街区，这类童车则不便于抬上抬下。

▶冬天出生的宝宝最好选择可以与外界隔离、能为宝宝提供更好保护的童车。

▶不论在哪个季节出生，童车上都最好配有防雨帽，春夏季节尤其需要配有遮阳挡。

▶确保折叠式婴儿车或手推车能够放进您的汽车里，它们的座位也应当与您的爱车相匹配。婴儿商店通常会请您在购买之前先行试用。

措。但毫无疑问，这些所谓的必备品都是由从事婴儿、婴儿护理工作的人发挥丰富的想象力所创造的。这其实是市场的魔力在发挥作用。

在商场的母婴专区，或者在母婴用品的邮购目录上，您会看到数量庞大的价格昂贵的童车，以及各种没有实际用处的小物件。您要考虑清楚，一个车载奶瓶保温器有多大用处。这并非是说大多数产品没有实际使用

价值，或者无法为生活提供方便。本书只是帮您明确区分哪些是必要商品，哪些是可选择购买的商品。

童车和手推车

童车是最昂贵但最重要的商品。在严格意义上，童车就是一个有底盘的摇篮，可以取下来让孩子晚上睡在里面，因为它有足够深的可容纳一个垫子的空间。手推车也许可以让孩子在里面平躺，却无法让孩子在里面睡觉，因为它不能从底盘上取下来，更重要的是它没有足够的深度空间来容纳垫子。

无论去专卖店还是大商场，销售人员都会向您展示各种商品的用法，让您看得眼花缭乱。这些商品如同孩子们的变形金刚玩具一样，上下按几个钮就可以折叠或拆开。最新一代的童车和手推车配有万向轮，而且轮子越来越大，足以应对一些崎岖不平的地形。

无论购买什么物品，都要尽可能向近期生过孩子的人请教，他们的建议通常比较实际，而且会告诉您商品的优缺点。这样您就可以清楚到底要买什么，明确自己的选购标准。

如果童车的价格惊人的昂贵（它们经常是这样的），可以考虑借一辆或买一辆二手的。母婴用品的高价格和高销量也培育出了一个繁荣的二手商品市场。

除了童车或手推车之外，儿童背带也是

另一种选择，它们既实用又便宜。它可以使宝宝更加贴近您（孩子可以因此在任何旅途中安静地睡觉），同时也可以"解放"您的双手，还可以避免提着童车在商店和住所进出。背带是由吊床衍生出来的，其背部支撑和带子均可调节。无论您选择哪一款，要确保孩子的头部可以得到支撑。在买背带之前一定要试好，确保您可以靠自己将孩子放入背带和解开背带。

汽车安全座椅

汽车安全座椅是另一个必备品。在英国，当您在医院分娩，如果您的汽车上未安装安全座椅，您是不能出院的。有的安全座椅是固定在车上的，有的则可以取下来当作摇篮。适合新生儿的安全座椅通常可使用至宝宝6个月大，所以您也可以考虑从朋友那里借用或者买一个二手的，请务必仔细检查座椅是否曾在事故中遭到过破坏，如果有破损那就不再安全了。

童床

在家里，宝宝将睡在哪里呢？您的选择有很多，手提婴儿床、睡篮，还有带护栏的小床。不管怎样，您都应该买一张新床垫。几年前，有一些可怕的传闻将旧床垫和婴儿猝死联系在一起，但这并没有被证实。尽管如此，购买新床垫还是有必要的，因为二手

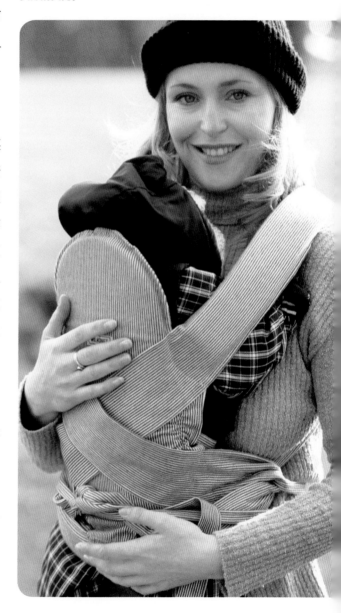

婴儿背带 大部分舒适的婴儿背带都有供您跨肩背的宽厚带子，还有恰好托住婴儿头部的头托。

床垫或者旧床垫无法给宝宝的脊柱提供良好的支持。一些父母白天把宝宝放在手提婴儿床或睡篮里，晚上再把宝宝放在童床上，好

让宝宝知道童床是专门用来在夜里睡觉的。这个做法值得尝试，但是在宝宝3个月之前作用并不是特别大，而在3个月后手提婴儿床和睡篮也许已经容纳不下宝宝了。童床面积更大，允许宝宝更自由地活动，或许可以帮助他们睡得更香。

棉质的寝具是最合适的。千万不要盖好几层羊毛毯，这会让孩子过热。如果您想知道宝宝是否感觉冷，可以摸摸宝宝的颈、背，如果脖子是暖和的，您就不用担心了。每张床都需要两条毯子、两条床单，还有两个床罩。此时，小宝宝不需要枕头，他们的脖子需要在垫子上平躺。羽绒被或是小被子在商店里随处可见，但是并不适用于小宝宝，因为它们可能会盖住孩子的头，造成呼吸困难。

尿布和喂养用品

现在是时候考虑一些宝宝专用的小物品了。您需要一个给宝宝换尿布时用的垫子，可能还需要一个带盖子的桶或垃圾箱，用来丢弃或处理使用过的尿布。在把一次性尿布丢掉之前，您可以把它们丢进可密封和除臭的容器内。虽然这不是必备品，但能够避免难闻的气味，减少您倒垃圾的次数。小孩子的洗浴盆也很重要，使您可以轻松应对一个滑溜溜的小宝宝。

如果您打算使用更环保的纱布尿布，那

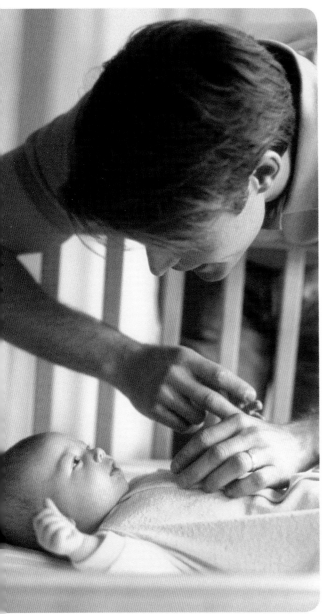

安全的童床 婴儿睡在里面很安全，他们不易钻到被子下。

么您至少需要买30条，因为每天大约要换10次。它们可能比一次性使用的尿布便宜，但是您要考虑清洗问题。您可以自己清洗（买一台好的洗衣机和一台甩干机），也可以寻求尿布清洗服务（这个做法所花费的成本和购买一次性尿布相差无几）。还有一种造型更现代，而且可循环使用的尿布，它们比纱布尿布更贴身，有多种尺寸大小，但需要有衬垫（还有塑料膜可防止衣服被弄脏）。随着预产期的临近，您会发现需要准备更多的婴儿用品。

喂养器具

如果您想使用奶瓶喂孩子，至少需要准备6个奶瓶。因为您每天至少要喂7～8次。如果您想母乳喂养，也需要准备2～3个奶瓶，因为一旦您想用奶瓶喂养时必须得有。记住，孩子可以吃您的奶水，也可以吸吮奶瓶里的配方奶，所以奶瓶喂养是很容易的。孩子吸吮得太快容易呛奶，所以要选择流速慢的奶嘴。

在孩子6个月大之前，您需要用以下方法进行奶瓶消毒。

灭菌罐采用片剂或液体形式的水和灭菌剂。奶瓶和奶嘴必须在水中浸泡几个小时。

用电或者微波的新型蒸锅，使用蒸汽消毒奶瓶和奶嘴，只要几分钟。大多数蒸锅都附送奶瓶。

以下是一些需要在宝宝出生之前购买的必备品，您应当购买最实用的东西。宝宝出生后的前几周或几个月，让一切变得简单才是最重要的。所以，对此有帮助的东西，都值得您留意。

必备物品

- ▶可平躺的童车
- ▶防雨兜帽
- ▶手提式童床、睡篮、配备新床垫的婴儿床、多功能的童床。
- ▶纯棉寝具，每张床配备：
  两条适合的床单
  两个床罩
  两条松软的毯子
- ▶面朝后的安全座椅
- ▶塑料尿布垫和塑料桶（带盖子）
- ▶奶瓶（配方奶喂养需6个，母乳喂养需2个），以及流速较慢的奶嘴
- ▶消毒设备
- ▶带有良好头部固定的婴儿背带

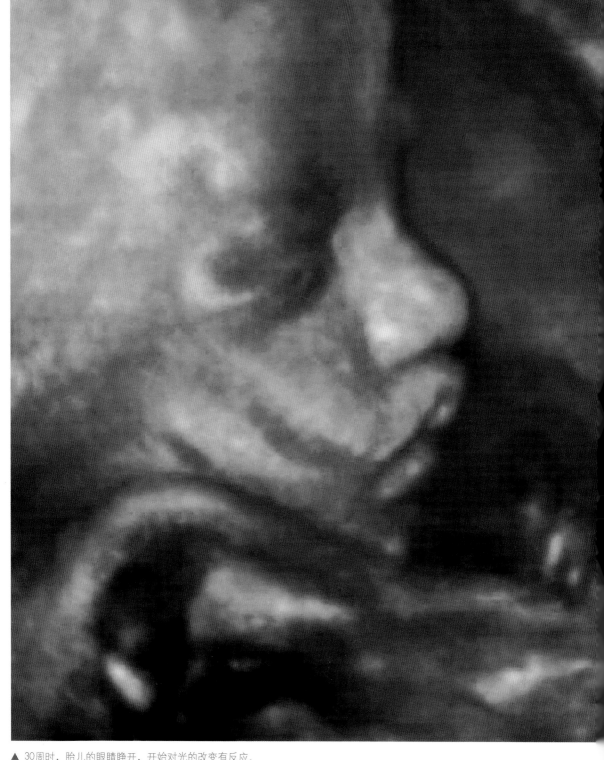

▲ 30周时，胎儿的眼睛睁开，开始对光的改变有反应。

| 1 | 2 | 3 | 4 | 5 | 6 | 7 | 8 | 9 | 10 | 11 | 12 | 13 | 14 | 15 | 16 | 17 | 18 | 19 | 20 |

▶ 0～6周　　　　　　　▶ 6～10周　　　　　▶ 10～13周　　　　▶ 13～17周　　　　▶ 17～21周

▶ 妊娠早期　　　　　　　　　　　　　　　　　　　　　　　▶ 妊娠中期

▶30~35周

发育中的胎儿

胎儿的身长继续增长，体重的增长更是显著。皮下脂肪层进一步增厚，同时皮肤变得粉红，皱纹也越来越少。整体看起来更加光滑和饱满，脸部尤其明显。

从第28周到第32周，宝宝的体重每周增长约500克。从第32周到第35周，每周体重增长约250克。到第35周时，胎儿的平均体重大约是2500克。这时候出生的宝宝看起来还是有些瘦弱，但不会像几周前那样满脸皱纹、红通通的样子了。宝宝的身体表面覆盖一层厚厚的蜡样胎脂，胎毛会在不久后消失，胎儿的肩部和后背会留下斑片状的痕迹。您的宝宝如果在这个时候出生，可以不需要过多的保暖措施，因为其自身的体温调控机制已经成熟。

现在，胎儿已经能够眨眼了，正在学习聚焦，瞳孔已经可以对透过子宫壁的光产生收、放动作。大脑和神经系统已经发育完成，但如果此时出生的话，宝宝的一些反射和肢体动作还不是很协调。手指甲已经发育完全，但脚指甲仍需要几周的时间才长好。

实物大小　第30周，胎儿身长18厘米，体重1～1.5千克。到第35周，胎儿的体重增加到2.5千克，从头顶到尾部长32厘米，从头顶到脚趾长45厘米。

此时宝宝已经出现了吸吮动作，会时不时地吸吮自己的手指和拳头。但是，在35～36周之前出生的婴儿需要一定的吸吮练习，给这些婴儿进行母乳喂养也是有难度的。这就是为什么在严格意义上说，37周前出生的婴儿都可以称为早产。尽管28周之后出生的大多数宝宝借助特殊护理都有很高的存活概率，但是目前无法通过技术手段帮助早产儿像足月婴儿那样有效地吸吮。所以，如果您的宝宝在35周之前出生，您或许需要助产士和母乳喂养顾问的帮助。

在30～35周，胎儿的肺部每天都在迅速发育成熟，使其出生后减少辅助呼吸的可能性。实际上，在第34周出生的婴儿需要几天或几周的辅助呼吸，而在36周及之后出生的婴儿就不再需要了。在接下来的几周里，胎儿肺部的发育将经历一个分水岭，它将完成发育的最后步骤，从而有能力自主呼吸。

肾上腺位于双肾的上方，它能够分泌可的松来刺激肺表面活性物质的生成。这时，肾上腺的功能非常强大，胎儿的肾上腺很小，但可以产生相当于正常成年人10倍的激素量。在胎儿出生之后，肾上腺激素的水平就会急剧下降，直到青春期才会又一次变得活跃。

性激素

女性胎儿的肾上腺会分泌大量的类雄激素物质。这种物质经过肝脏内酶的作用后到达胎盘组织，最后转化为雌激素。对于男性胎儿，胎儿的睾丸会产生睾丸酮，睾丸酮中的一部分，会在生殖器的特殊细胞内转化成另一种雄性激素，该雄性激素对外生殖器的发育发挥着决定性作用。大量、高水平的性激素使得男孩和女孩的外阴在出生时显得肿胀，

30～35周三维超声波图

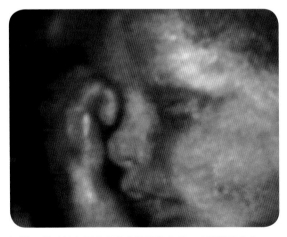

沉思 通过超声图发现完美的面部表现，或能揭示宝宝的个性。

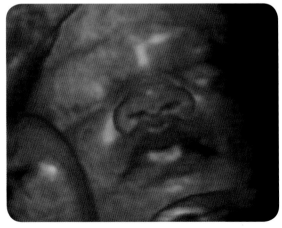

睡眠 狭窄的子宫空间会限制胎动，在安静的时刻，胎儿会睡眠。

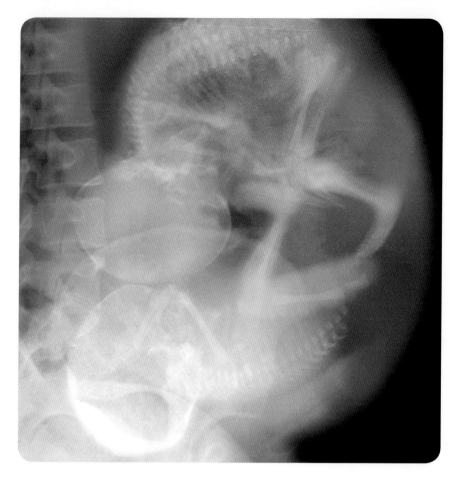

双胞胎 X光图中的双胞胎横卧着，头紧贴母亲的脊柱。除非改变姿势，否则可能难以正常进行阴道分娩。此时，剖宫产对胎儿更安全。

男孩包裹睾丸的阴囊皮肤会出现深的色素沉着。所有这些异常在出生几周后会随着激素水平的下降而恢复正常。

胎动和胎位

宝宝在子宫里的活动将变得越来越强烈，但是会比之前更慢。子宫的空间相对来说变得越来越小，所以宝宝的活动无法像之前那样自由了。但是，如果察觉到胎动的模式变了：从很活跃变得越来越微弱，或是声音消失，应当马上就诊。准妈妈们往往可以准确判断子宫内的状况，即使最后确认胎儿安然无恙，您也不必担心自己给医生添了麻烦。

在35周的时候，大多数胎儿都是纵产式，只有极少数是横产式。在羊水过多的情况下，发生胎位异常的概率会增大许多。当胎盘的位置过低或者子宫内的胎儿数量多于1个，胎位取决于胎儿的哪个部位最靠近骨盆。头部朝下称为头位，臀部朝下称为臀位。头位生产的概率约95%，这是最常见的胎位。到第32周时，有近25%的胎儿是臀位，而到第38周时这个比例会下降至4%。35~36周之后胎位就不会发生大的变化了，因为子宫内没有足够的空间允许胎儿进行较大的活动。

羊水量

妊娠中期，羊水量迅速增加，40周时达到最高值。40周后，需要定期检查羊水量，确保已经成熟的胎儿不会因为羊水过少而遭受风险。

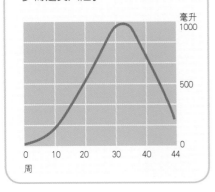

羊水

胎儿每天会排泄约半升的尿液。第35周的时候羊水量接近1升，达到最高值。此后羊水量就开始下降，临产时可以少至100~200毫升。羊水过少被认为是胎儿发育迟滞的标志之一，抑或说明胎儿的肾脏有问题。羊水过多则可能与双胎妊娠有关，还可能是因为胎儿本身发育畸形或母亲患有糖尿病。

您的体形变化

从现在开始到之后的几周，宫底高度不会有太大的变化。在大多数妊娠中，当胎儿的头部下降时，宫底高度会略有下降。

不论以什么方式来衡量，您都会发现自己的腹部被子宫撑得越来越大，而您的肚脐可能会凸出。如果正值夏天，衣服穿得较少，其他人很容易察觉到您的大肚子。但是这种变化只是暂时的，在生完孩子之后您就会恢复从前的体形。

这一阶段的血液量将达到5升，而且部分女性在35~40周时血液容量还会进一步增长，增长的主要成分是血浆和液体，但能够携带氧气的红细胞并不按此比例增长。妊娠后期贫血的一个最主要原因是血浆成分增多引起的红细胞稀释，即稀释性贫血。这一阶段，您需要接受一次常规验血。贫血通常也不会引起严重的问题，因为能够携带氧气的血红蛋白数量比孕前增加了许多。只要您休息好，胎儿就可以充分地吸收它所需要的氧气及养分。

静脉曲张

在孕期这个阶段，应当格外注意静脉曲张的问题。静脉曲张是皮肤下面的静脉血管扩张迂曲导致的，通常见于腿部及肛门周围。这些静脉中的血液原本应当回流到心脏和肺，现在却因血容量增加被扩张。血液在回流途中如果遇到大的阻碍，如膨大的子宫，会使血液受到更大的压力，从而积聚在腿部、外阴、肛门周围细小的静脉之中。由于在接下来的时间里，胎儿会变得越来越大，静脉曲张引起的不适会越来越明显。孩子出生后症状通常会得到缓解，但对于有些女性而言，静脉曲张会变成一个长期困扰她们的问题。

外阴部的静脉曲张较少见，但是会引起很大的麻烦，因为它们看起来很不雅观，而且会让人不舒服。应当像对待痔疮那样对症治疗。虽然外阴静脉曲张可能带来分娩时严重的阴道出血的风险，但发生问题的概率非常低。一般可以认为，在生产之后这些症状通常会彻底消失。

应对静脉曲张的方法

▶选购质量好的弹力紧身裤，为了最大限度地缓解您的不适，请早晨起床时就将它们穿上。

▶在休息时，将腿抬得越高越好，这样可以帮助腿部静脉的引流。

▶经常轻快地走动可以使血液因肌肉运动的作用回流心脏。

▶如果需要长时间站立，请交换支撑腿，而不要长期两脚分立。

▶留意您的体重增长速度。体重越大，对腿的压力也越大。

您的身体感觉

在这个阶段，许多女性都会感到身体不适，动作笨拙。尤其是在炎热的夏季，随着温度升高，在手、脚或腿这些部位发生肿胀的风险也会提高。

尽管您不会如同鲸鱼搁浅一般寸步难行，但您仍会感到自己比平时更加笨拙，躲避汽车、穿袜子或紧身裤之类的小事都变得无比艰难。虽然我们都不愿意对自己的身体妥协而处处依赖他人，但是处理这种情况的最好方法是发现它有趣的一面，并始终提醒自己这一切只是暂时的。如果您能泰然自若地应对现在缓慢的节奏，那么您一定能够应对好孩子出生后的生活，因为他们会让您的生活节奏拖得很慢。分娩后的一段时间内，您无法迅速走出房间取车钥匙和背包，您需要接受现状。在怀孕的后期尽力试着保持活力，这样有助于您增强体力，为分娩做准备。

睡眠困难

现在，您的睡眠也许已经变差了，而您的体力也会受到拖累。晚上您可能很难找到一个舒服的睡姿。您应当避免平躺，平躺时子宫的重力会压迫返回心脏的血管使您头晕，还会影响胎儿的血量供应。唯一的解决办法是侧卧，弯曲上方的腿的膝盖并伸向前方，可以在两腿间垫一个枕头。无论怎样，您不能用同样的姿势睡一整夜，您也需要翻身，找一个枕头作为支撑也是必要的。另外，尿意总是让您在夜里醒来，胎儿也经常扭动，甚至踢您的肚皮。

睡眠不足会使您极度疲劳

找到合适的姿势 侧睡并用垫子支撑肚子和大腿或许是最舒服的一种姿势。

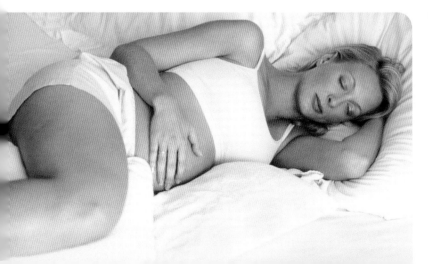

🧘 安全地移动身体

当您在休息或放松之后，从地板或床上起来时，您原本已经承受负荷的腹部肌肉会变得更紧张。由于您的重心发生改变，大幅度的移动也变得很困难。以下方法是由瑜伽老师设计的，目的是让您更安全地移动身体。在这个阶段，无论做什么费力的动作，都应当慢一点儿，并注意自己的呼吸。

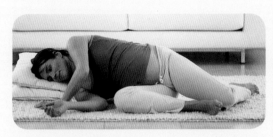

第一步 弯曲双膝，右侧卧位，身体下方的那条腿提至腰部，左手与右膝保持一致。

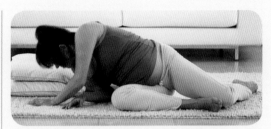

第二步 重心移动至左手和左膝，将右膝挪到臀部下方，右手挪到肩膀下方，四肢缓慢撑起。

和烦躁，这就是为什么在白天安排好休息时间变得如此重要。即使您工作再忙，每天也要确保有一个半小时坐下，让自己的腿脚得到休息。如果在家里，午饭后休息1小时能够帮您补足晚上的睡眠。这样的休息一旦形成习惯，分娩后很容易保持，您可以利用婴儿睡觉的时间来休息，恢复自己的体力和精力。

布拉克斯顿·希克斯宫缩

从现在开始到妊娠结束，子宫将练习宫缩，为分娩做好准备。从子宫开始变硬到结束，这一过程大约需30秒。19世纪，英国伦敦圣玛丽医院的妇产科医生布拉克斯顿·希克斯首次对这一现象进行了描述，因此这类无痛的紧缩感被称为布拉克斯顿·希克斯宫缩。他认为这种无痛宫缩会活跃到妊娠末期，因为子宫需要练习如何强有力地收缩，才能通过产道娩出胎儿。在怀孕的最后几周，布拉克斯顿·希克斯宫缩有助于更多的血液流向胎盘。

一部分女性完全察觉不到宫缩，而另一部分女性会在妊娠后期感到

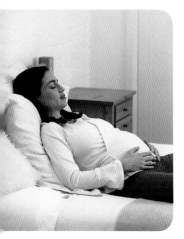

呼吸法 练习深呼吸可以帮助您摆脱紧张情绪，在宫缩的间隔期调整好自己的状态。

收缩越来越强烈，甚至很不舒服。如果您属于后一种情形，建议您改变目前的姿势，下床动一动身子或洗个热水澡，这些看似简单的方法都可以放松子宫肌肉。如果您学习过应对分娩的放松和呼吸技巧，此时可以学以致用。让伴侣给您按摩也是不错的办法。

如果您是第一次怀孕，您可能无法准确鉴别什么是宫缩，什么是分娩前的阵痛。原则其实很简单，如果您举棋不定，不妨直接去找您的助产士或者到最近的产科寻求帮助。同样，凡是宫缩伴有疼痛且持续时间较长，特别是在同时伴有后背疼痛的时候，应当立即就医，这些是可能将要早产的征兆。我的双胞胎宝宝属于早产，在分娩后住进了重症监护室，一待就是一个月。这种经历对父母而言是可怕和痛苦的。所以，务必做好预防措施，避免早产。另外一个引起子宫和后背部疼痛的原因是胎盘早剥，此时必须立刻就诊。

您的情绪反应

孕妇在这个阶段有许许多多的焦虑，首当其冲的就是难产。她们还担心分娩时遭遇不测，或一些让她们难堪的情景。

这些焦虑其实是完全没有必要的。您应当坚信，现实中绝大多数孕妇都会安然无恙，她们的孩子也会顺利地降临到这个世界上。

另外一个普遍现象是，女性在妊娠晚期往往无法集中精力做某件事情。您会自己整天胡思乱想，难以集中注意力完成手头的工作。对还在工作的准妈妈而言，这会是一个不小的麻烦。解决这个问题最好的方法是确定哪些工作是当务之急，把这些事情做好，把那些无关紧要的事情搁置一旁，同时确保不再接受具有挑战性的或是在短时间内难以完成的工作。做好之后，您就可以安心地暂别工作岗位。请确信，所有事情都是有充足的理由放下的。

孕期的最后一个阶段还存在一个问题，那就是您更容易受负面消息

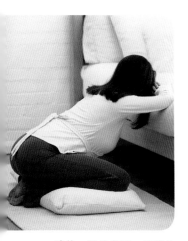

跪位 双腿跪下、双膝分开、仰头、双肘撑起，同时进行呼吸。这将帮助您更好地应对第二阶段的宫缩。

的影响。怀孕无疑会使您情绪紧张，面对坏消息时比以往更加脆弱，尤其是当这些消息与孩子相关的时候。例如，当您看到任何一个孩子被夺走生命，或者是目睹母亲失去孩子的时候，即使以前您面对这类事情时可以从容不迫，但此时您会泪如泉涌。目前我唯一提供的建议就是避免接触到上述让您感到压抑、悲伤的情景。

窘迫的情景

▶我讨厌失控的感觉，如何才能在生产中避免感到尴尬呢？

您在分娩和生产时所做的一切行为都不会被人视作不雅观。我们在生活中极少对自己的身体失去控制，但分娩就是少数场合之一。您不必觉得尴尬，勇敢接受吧。如果您难以抑制自己的亢奋，而对产房中某人大喊大叫、呻吟，您尽管把它忘掉。如果助产士和医生都不能理解一个胎儿从母亲的产道生出来时所可能发生的一切，他们就不会从事这种职业了。

▶如果在公共场合破水了，我该怎么办？

在超市或者其他公共场合破水的概率很低，但是如果真的发生了，该怎么办？我还没有听说，有人会抱怨帮助了一个破水的孕妇。但我却听说，不少人为自己能够向一个即将当妈妈的孕妇提供帮助而无比骄傲。现实中很少有羊水大量涌出的情况，通常只是会流出少量羊水，因为大多数胎儿是头向下的，这样就压迫住了宫颈，可以防止更多的羊水流出。

▶我很担心在生产的时候，我的肠子蠕动，大便了怎么办？我是否需要灌肠？

这是可能发生的，因为胎儿头部下降会压迫直肠。但是不会有很多大便沾到胎儿，这也并不会造成什么问题。在很多年以前，产前灌肠是常规操作，但是现在已经非常少见了。

产前检查

在妊娠后期，医生或助产士将对您进行更加密切的监测。从怀孕的第30周开始，您的产前检查将增加到每两周一次。您应该利用这个机会让自己的困惑得到解答。

您需要接受所有常规检查，产前护理人员会重点关注您是否存在妊娠晚期并发症，例如妊娠糖尿病和胎儿发育迟滞。先兆子痫的发生在30周之后会越来越普遍，即使发生之前没有明显的征兆，也会存在一些常见的提示，如果您突然有以下情况，务必立即就医，并检查您的尿蛋白水平。

- 戒指突然变得很紧，或者脚突然变得肥大，无法穿进鞋里。
- 脸部出现肿胀，显得臃肿。
- 经常有难以忍受的头疼，在视线边缘出现闪光。

这一阶段需定期测量您的宫底高度。宫底高度出现过低或过高的情况时，建议接受超声波检查来确定胎儿是否发育良好，以及确定胎儿大小是否正常。如果超声波提示胎儿偏大或者偏小，以及羊水量明显增多或者减少，就要做进一步的检查，必要时甚至会进行有计划的引产。

胎盘前置

如果胎盘仍处于较低的位置，或全部或部分地位于胎头前方，覆盖在宫颈的内部，则容易引发问题。最初的表现可能是一次或者多次的阴道出血，最早可见于第30周左右，这时应当到医院进行系统的诊治。如果仅仅是胎盘边缘覆盖宫颈（边缘性胎盘前置），胎头依然有可能通过扩张的宫颈，这种情况下选择阴道分娩还是可行的。如果是覆盖在宫颈的中央（中央性胎盘前置），大概率分娩时会发生出血，此时为安全起见，进行剖宫产是唯一选择。

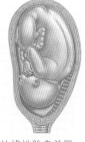 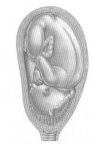

边缘性胎盘前置　　中央性胎盘前置

医生通过腹部触诊可以了解胎儿当前的姿势，头位是正常阴道生产的最佳位置。如果胎儿一直处于臀位，医生会建议您进行胎头反转。这是一种人工将胎儿位置反转的方法，通常在孕37周之后才进行。切记即使是技术最娴熟的医生和助产士也可能判断错胎儿的位置。如果一名专家说自己从来没有漏诊过一个臀位的胎儿，此话不可信，除非此人入行时间尚短，还未来得及发生漏诊。

28周或32周将进行全面的血检，来确定是否贫血。通过检测血样，可以查出您是否有异常的红细胞抗体，它将在怀孕的更晚些时候引发诸多问题，也决定着在分娩时如果发生大出血，是否需要输血。如果您的血型是Rh阴性，您需要注射抗−D试剂，并且要继续检查，确定Rh抗体是否已经产生。

如果此前发现胎盘过低，您需要在孕32～34周接受进一步的超声波检查，以检查胎盘的位置是否变化。即使超声波检查认为胎盘的位置偏低，随着孕程进一步发展，子宫下面部分还有很大的生长空间，这样可以减少低位胎盘在生产时发生问题的概率。胎盘前置的概率是1/200，而在32周之前这个概率高达1/20。

即使是技术最娴熟的医生和助产士也可能判断错胎儿的位置。

妊娠糖尿病

在35周之后，所有患有糖尿病的孕妇要进行严密监测。如果未能妥善控制血糖水平，可能引起胎儿过大（巨大儿），从而增加难产、产伤、死产的概率。如果您的糖尿病被有效地控制住了，胎儿发育正常，您就可以安心等待分娩的开始，并顺利进行阴道分娩。

一些产科规定患有妊娠糖尿病的孕妇在38周开始进行引产，并在生产过程中对胎儿的情况和母亲的血糖进行持续的监测。这是因为，对于糖尿病孕妇来说，从第38周起产伤、死产、新生儿并发症的概率会大幅增加。如果您在怀孕期间服用胰岛素，那么引产会提前。如果发生胎儿窘迫或是出现难产，要第一时间进行剖宫产手术。糖尿病孕妇的宝宝在产后要接受评估，因为在出生后的最初几个小时内，新生儿可能会面临低血糖的风险，同时有可能发生新生儿呼吸窘迫综合征。如果早产，则这些疾病的发生概率会更大。

共同关注的问题

妊娠后期出现的大多数身体不适都与您越来越大的腹部有关系，这种不适会一直持续，直至您完成分娩。尽管如此，在您的胎儿头部进入骨盆后，这些症状会有所缓解。

如果您明显感到气短，您需要让自己保持平静，控制呼吸的节奏。平卧位会加剧气短的情况。您会发现在怀孕的最后阶段您需要以半卧位的姿势休息和睡眠。

> 困扰您的背部疼痛会在几周后变得更严重。

心动过速

心动过速在妊娠晚期很常见，因此不必过于担心，这是血液循环应对腹腔内的大量体液的需要。如果您在心动过速的同时还伴有胸痛和气短，且变得越来越严重，那么应当及时就医。

严重的瘙痒

干燥、片状的皮肤病变在妊娠后期较为普遍，但有些孕妇的腹部、手掌和足掌会患有严重瘙痒，这不能按照一般的湿疹来处理，也许这是黄疸的先期症状。黄疸在怀孕期间并不多见，它是胆盐沉积于皮肤导致的。如果情况很严重，它会引起母乳性黄疸、肝脏衰竭、早产甚至死产。所以如果出现了难以忍受的瘙痒，请立刻就医。

阴道排出液体

当您突然做某个动作时，会有少量液体从您的阴道流出，那可能是压力性尿失禁。如果您不能确定流出的是否为羊水，用一个干净的容器取少量样本，向医生和助产士询问。他们可能会对您进行窥镜检查，要求您咳嗽并检查您阴道内的可见液体，以确定这些液体是羊水还是尿液。如果确定是胎膜早破，孕妇和胎儿都存在被感染的风险。如果在此情况发生之后24小时内没有子宫收缩发生，大多数医生会建议您在胎儿满34周之后再进行引产手术。

局部疼痛

一直困扰您的背部疼痛会在几周之后变得更加严重。此时，除了出现一些莫名其妙的不舒服之外，轻微的下背部疼痛会被明确的局部疼痛取代。因为孕期特殊的疾病，例如坐骨神经痛，常会在妊娠末期频频发生。虽然背疼在怀孕期间很普遍，但是需要重视严重的腰背部疼痛，并及时向您的助产士和医生寻求帮助。

坐骨神经痛

其主要特征是，低腰部或臀部有间断性或持续性的剧痛，有时还会向两条腿或一条腿的后部蔓延。坐骨神经是人体内最大的神经，是脊髓的神经根从臀部直向大腿后部延伸。如果胎儿的头部压迫坐骨神经的经络线，就会引起剧烈的疼痛，常被形容为麻木、刺痛、无力，偶尔有烧灼感。如果疼痛和无力变得越来越严重，应及时就医，检查是否患有腰椎间盘突出。

轻柔的动作可以使胎儿头部变换位置，从而减轻对坐骨神经的压力，这说起来比做起来容易。改善您日常的姿势，或进行骨盆倾斜练习都可以减轻症状，例如瑜伽伸展练习。您也可以躺在垫子上，用书或者枕头抬高头部来拉伸脊柱。

尾骨疼痛

脊柱最下部的疼痛感，在按压臀部的臀沟时尤其明显。尾骨位于骶骨（脊柱下段最大的一块三角骨）下方，由4块微小的骨头连接在一

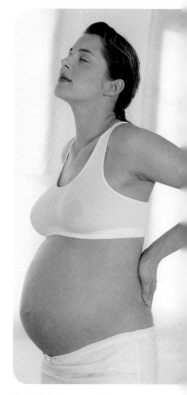

疼痛的定位 腰背部的严重疼痛往往有特定的病因，并且需要相应的治疗。

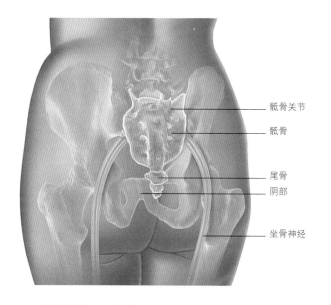

骶骨关节
骶骨
尾骨
阴部
坐骨神经

麻烦的部位 局部背部问题通常是因为韧带无力支撑骶骨关节、两块耻骨间的耻骨联合关节或尾骨。胎儿头部压迫了坐骨神经可能会导致疼痛向下辐射到腿。

起。怀孕后期以及分娩时韧带的松弛，可导致尾骨从骶骨上被分离下来。如果这个位置曾经受过伤，例如跌倒，就更容易引起尾骨疼痛。当您坐下的时候，疼痛更加剧烈。如果出现这种情况，您需要进行局部热疗，如用暖水袋热敷，或是洗个热水澡。您也可以进行理疗，但如果几次后不见好转的话最好停止。

骶髂疼痛

骶髂关节的疼痛位置较为固定：位于后背的中下部。在脊柱的下端，您的骶骨与左右髂骨在骶髂关节处相连，帮您提供一个稳定的骨盆区，以便保持走路和站立时的姿势。在怀孕的最后阶段，激素会促使韧带松弛，为宝宝通过产道做准备。同时子宫重量的增加也可以使得骶髂关节不如平时稳定，在您行走、站立或者弯腰时造成剧痛。这时您需要去看医生、理疗师或骨科医生。平时您最好穿着舒服的低跟鞋，并保持正确的行走姿势，即双肩向后，高抬腿走路，不要向后倒退着走。

耻骨联合功能障碍

表现为耻骨部位的疼痛，这是骨盆位于膀胱前面最狭窄的地方。在妊娠后期，由于环绕关节的韧带开始松弛，当您行走、大腿向外伸、两膝分立的时候，两块耻骨间会开始相互摩擦。如果您受到这种疼痛的困扰，请保持两膝并在一起，不要做分腿的动作。从汽车、浴室出来的时候要避免晃动大腿。将冰袋或冷毛巾放在内衣下疼痛的地方冷敷，每3小时一次，每次10分钟，可以缓解疼痛和水肿。规律地做并拢双膝、骨盆倾斜运动和生育球锻炼对病情是很有帮助的。

如果两块耻骨彼此分离（即耻骨联合分离），疼痛感将无比强烈。虽然卧床休息和局部热疗有助于缓解疼痛，但是大多数在孕晚期出现这种罕见并发症的女性，不得不避免负重活动，且必须依靠拐杖才能活动。

应该考虑的事情

现在是时候考虑哪种分娩方式对您来说最为理想了。您可以和助产士谈一谈您的意向，或者考虑写一份分娩意向。

为了使这个过程变得简单，下文将对一些主要的生育理念进行简要介绍，为您选择分娩方式提供建议。您可列出自己的意向，它们会被纳入您随身携带的病历档案中。在您决定分娩方式之前，我建议您阅读下文关于缓解疼痛、监护、分娩、出生的章节，确保自己了解这些步骤，从而预期接下来会发生什么。

与其说这是一项计划，不如将它描述为一种意向。"计划"意味着某种必须遵守的规则或者命令。但是即使最精心策划的计划也可能出现

分娩意向所涉及的主题

现今的大多数产科都会尽量在分娩方面满足女性的愿望。和您的助产士进行良好的沟通，有助于他们在条件允许时尊重您的选择。

应该考虑的事情

▶您分娩时最希望由谁陪在身边，您的丈夫、母亲，还是朋友？

▶您是否介意由实习助产士和医生照顾？

▶您准备用药物使您的胎膜破裂以加速分娩的过程吗？

▶您是如何看待胎儿监测的？

▶您分娩时希望有多大的活动？

▶您是否希望您的丈夫陪您经历剖宫产？

▶您考虑过您的会阴部位会撕裂吗？

▶您希望当他/她出生后，或者是完成第一次体检之后，立即抱抱您的宝宝吗？

▶您想立即剪断脐带的束缚吗？

▶您想注射垂体素加速分娩吗？

要回答的问题

▶在分娩早期，可以正常地吃东西或喝水吗？

▶可以穿自己的衣服吗？

▶可以洗浴、淋浴，或者在分娩池生产吗？

▶可以采取什么镇痛方法？什么样的情况下可以采用硬膜外麻醉？

▶分娩时鼓励采取哪些体位？

▶即使分娩一直在进行，第二产程是不是也有时间限制？

偏差，分娩过程难免出现意想不到的状况。所以，您应尽可能灵活应对。

在我的医院，会为孕妇提供一张双面A4纸，上面有一系列需要提前考虑的事项。女性可在每个事项后的空格处写下自己的想法。接下来，在确定最终的理想分娩方法前，我们鼓励孕妇和助产士讨论想法。这种方法有诸多益处。

● 该表向您的助产团队传达了您对分娩的看法，以及您希望参与决策的意愿。

● 列出自己的意向清单可以让您感觉更加镇定，因为您已经花时间对分娩和生产进行了仔细思考，当您发觉自己对可能出现的某些情况还不够了解，您会花时间弥补这些信息缺失。

● 尽早规划有利于您的伴侣了解您的意向，并清楚他在您分娩时应当做什么。

脐带干细胞的收集

干细胞存在于胚胎细胞和婴儿脐带血中。它具备分化成各种类型血细胞的潜在功能。虽然干细胞处于幼年期，但是它对于糖尿病、退行性病变，如幼年型关节炎、阿尔茨海默病等病极具价值，还可以在白血病治疗中作为骨髓的替代品。

在产科或者互联网上，您可以看到很多关于收集脐带血干细胞的宣传册。如果您有意向，您需要在婴儿出生前8周参加计划并进行检查。婴儿出生时，采血师会来到医院收集婴儿的脐带血。在婴儿出生后，该样本被送至实验室并进行冷冻和封存，以备未来之需。

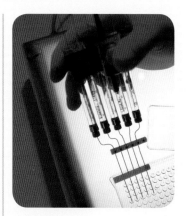

检测细胞 脐带血中找到的干细胞进一步被分成白细胞、红细胞和血小板。白细胞可以作为进行检测的样品。

分娩计划的缺点

首先，计划的文本篇幅过长会带来困扰。与其天花乱坠地写满3页纸，不如只在一张纸上概括出所有重点。在做计划时，试着采取积极的态度，着眼于您期望做什么，而不是消极地列出您不希望做什么。一些助产士常会被冗长的计划表耽搁——不能做这个，不能做那个。出于以下一些原因，分娩计划往往会适得其反。

● 许许多多分娩的经验告诉我们，没有哪个计划表能够完完全全、按部就班地进行。事实上，我认为分娩计划越详细，事情会越不符合我们的设想。

● 有些女性耗费巨大精力和时间编写一份"自然的"分娩计划。但是如果发生了意外，她们会更加失望。在很多危急情况下，紧急医学的干预是必要的。每当这些既不幸又幸运的母亲向我诉说，她们觉得不能让宝宝通过"自然的"方式出生是一种失败时，我都很理解她们。其实，让宝宝安稳地在子宫里生长，然后安全地把他们生下来，无论是以何种方式，都可以视为成功。有些患者认为，医生夺取了她分娩时的自主权利，对此我不打算发表意见。还有人认为医生让她失望了，或者她让自己失望，因而心情非常沮丧。对此我唯一的担心就是，她们患产后抑郁的风险会更高。

● 参与您分娩过程的所有人都有一个共同目标：安全分娩、母婴平安。医生和助产士固然希望一切都按照您的预期发展，但总会发生一些情况危及您和婴儿的安全，此时您确实应该听取专家的建议，对他们不顾您的想法而按照医生的方式让您分娩表示理解。

我的个人意见是，确保您的助产人员了解您有意密切参与所有决策，这比任何您编制的书面声明要重要、更有价值。这个世界上每分钟都有许多婴儿出生，而没有任何分娩计划——这些妈妈只是用言语表达自己的意向或提出疑问，确保自己和医疗团队能够密切沟通。

> 这个世界上每分钟都有许多婴儿出生，而没有任何分娩计划——这些妈妈只是用言语表达自己的意向……

分娩的方法

许多分娩理论家对孕妇和产科护理人员对待生育和分娩的
方式都产生了重大影响。以下是一些具有代表性的观点，
以及它们是如何付诸实践的。

西方国家在20世纪五六十年代时，已经可以进行高度医疗化的分娩，产科医生的话语总是被奉为真理。然而，在接下来的几十年，倡导采取更自然的方式进行分娩的人士提出了质疑——怎样才是可接受的分娩方式？他们的教学和理念在很多方面改变了产前和产后护理，其中一些变化现在已经被我们视作理所当然，因为它们成为产科护理的基本要素。

英国医生兰特·迪克瑞德博士在20世纪30年代意识到，对生孩子的恐惧是引起分娩疼痛的主要原因之一。他向人们传授了关于呼吸的放松理念和技巧，帮助产妇缓解恐惧和紧张。他也是首个倡导男性参与产前培训并鼓励男性进产房的人。产前准备现在已经成为必不可少的一项内容，可以满足产妇生理及情感上的需求。

佛丁安帝·拉玛泽博士在法国推进了相似的改进，为产妇分娩进行教育，并传授放松技巧，以对抗分娩时产生的疼痛。拉玛泽还探索了其他孕妇应对分娩疼痛的方法。迪克瑞德和拉玛泽的方法，都对现今孕妇准备分娩的方式产生了巨大影响。这种呼吸和放松技巧，已经被广泛应用于产前教育和产前准备的课堂中。

弗雷德里克·勒博耶的方法是基于这样一个理论：孩子在日后

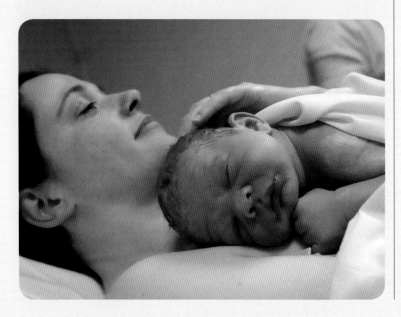

勒博耶式分娩 婴儿出生后马上被放在母亲的手臂上。

出现的许多疾病与分娩时遭遇的外伤有关。他在著作《无暴力分娩》中主张，孩子应该出生在一个安宁的环境中，没有任何噪声，或是存在降至最低限度的干扰。在这样的环境里，孩子出生后立即和妈妈的皮肤接触，而此时脐带是没有被剪断的。他还提倡孩子出生后应该立即被放在温暖的浴池里，通过模拟母体的环境来安抚孩子。

产房里柔和的灯光和水浴分娩的设备，都与勒博耶的理念相关。这些现在都已成为产房的必备设施。

希拉·肯增格是在20世纪60年代倡导自然分娩的关键人物之一，全国生育基金的创立者之一（尽管她后来脱离了这个组织）。她指出，女性的生产过程中应该自己控制。她不主张当自然分娩有可能危害母婴健康时仍采取这一做法，但她倡导避免不必要的产科介入。她相信分娩对于母亲来说是一种强有力、积极、个人化的体验。尽管分娩有时变得很复杂，必须用一些药物来减轻痛苦，甚至最后以剖宫产结束。得益于她的努力，女性剃毛不再是常规操作，在进入产房之前不必再实施灌肠，外阴切开术也不再是必要操作，至少在英国如此。

米歇尔·奥汤是一位法国的外科医生，主张采用主动的分娩技术。他提倡在法国降低外阴切开、

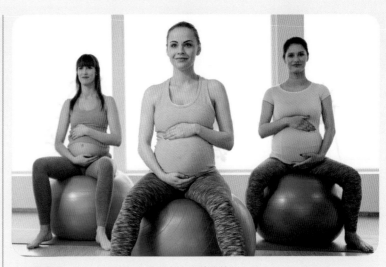

生育健身课 每天加强臀部、骨盆和大腿的锻炼。

产钳和剖宫产的使用率。他认为女性被限制在床上分娩，会导致分娩越来越困难。他的观点是，女性应该被允许采取最原始的方式（直立或四肢着地分娩）。人的本能会促使她们的大脑分泌一些抑制疼痛的化学物质，即内啡肽，从而无须使用镇痛剂。

珍妮特·布拉斯卡斯，1981年积极分娩运动的发起者，她在伦敦北部开设私人课程，传授瑜伽、按摩、呼吸技术和放松方法，帮助女性准备分娩。积极分娩运动和全国生育基金都强调产后支持的重要性，尤其关注母乳喂养方面的支持。

当然，现在许多女性都会对某种生育理念尤为感兴趣，汲取了她们认为有用的部分，但最后却并未按照这些理念坚持下去。您完全

可以学习瑜伽、按摩或者呼吸和放松的技巧，但是当疼痛难以忍受时还可以选择硬膜外麻醉。

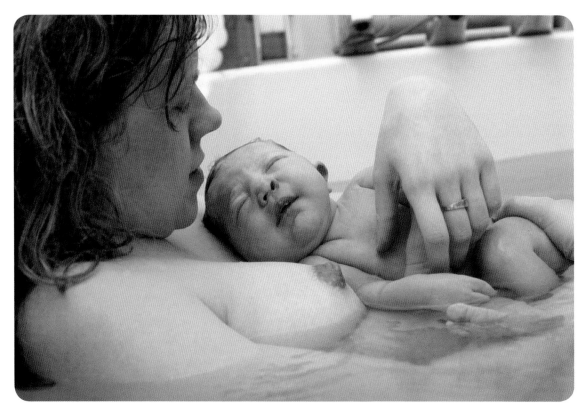

分娩池 在一些医院产科，您可以选择水中分娩，但也许只有一个分娩池可供使用。

水中分娩

过去的10～15年，分娩池和水中分娩愈加受到青睐，这在一定程度上是因为法国产科医生勒博耶的温和生产理念日益受到推崇。水中分娩流行的另一个原因是，它可以减轻分娩的痛苦。因此，很多产科医院都设有分娩池，供您在分娩全程或部分使用。我工作的医院坐落在一栋维多利亚风格的老建筑里，为了在产房区域安装分娩池，我们特意解决了水管的难题。事实证明我们的功夫并没有白费，水中分娩确实很受欢迎。

您如果喜欢这种方式，不妨事先了解一下您所选的医院是否配备这些设施，并且是否可以供您使用。如果只有一个水池，可能需要遵守先到先得的原则。如果医院没有分娩池，您也可以选择租用一个，将它带到您的产房里。

筑巢本能

随着预产期一天天临近，您也许会把房间收拾好来迎接您的宝宝。尽管此时应该为分娩保存精力，但大多数孕妇还是会为了收拾屋子而忙忙碌碌。这种奇特的冲动称为筑巢本能。许多女性在妊娠后期都会有这样的冲动。如果您发现自己想要清理地毯、清理橱柜、打算掸掉书架上的尘土，或是突然想重新粉刷卧室，无须感到惊讶。

我猜想，这种筑巢本能是我们面对分娩时的心理反应。很多女性表示，只有当她们确定她们的屋子已经完全准备就绪，随时可以迎接新生儿的时候，她们才能踏实，然后放心地进产房。有意思的是，早产妇常常很难来得及适应当妈妈的生活，这大概是因为她们还没有做好准备吧。

妊娠后期的空中旅行

在这个阶段，如果您打算出国旅游，您可能会为空中旅行的安全问题感到疑惑，并且担心航空公司会阻止您登机。通常情况下，很多航空公司不接受怀孕超过36周的女性，很多人认为飞机座舱的气压会催促分娩或者对胎儿有害，但是并没有强有力的科学依据来证明。我认为，这是因为有10%的孕妇会提前分娩，而航空公司并不愿意在空中处理这种事情。事实上，这也是任何人都不愿发生在自己身上的事情，因为它确实很棘手。其实在飞机上（长距离飞行）发生分娩的概率很小，更大的可能性是您需要在一个陌生的地方寻求帮助，寻找医生或助产士。

如果您确实需要在这个阶段飞行，请确保您已了解目的地的产科医院或相关情况。您还需要确定航空公司是否允许您乘坐返程的航班。

> 这种奇特的冲动称为筑巢本能。许多女性在妊娠后期都会有这样的冲动。

保育计划

对于上班族家庭来说，养育孩子无疑是最大的经济开销之一。然而，英国不论在保育的成本还是质量方面都远逊于邻国。托儿所和孤儿院在英国并不是随处可见的，好的托儿所经常被约满。因此，很多女性不得不去雇专业的保育员或保姆来照看孩子。一些朝九晚五的女性更是如此。然而，在计算儿童保育的费用之后，许多人就望而却步，宁愿自己在家带小孩。所以这种情况迫切需要得到改善！

虽然距离宝宝出生还有一段时间，但是保育这个关键问题，最好尽早讨论并做出安排。如果您打算生孩子后继续投入工作，更应该尽早考虑孩子的保育问题。尽量在产假期间把一切都安排妥当。您很可能会考虑以下选项。

月嫂。月嫂通常在您的孩子出生以后4~6周内到家里帮忙。有些独立的助产士也可以和您一起生活并提供产后护理。她们能帮助您满足孩子24小时的需求，包括喂养、换尿布、清洗婴儿衣物，让您有正常的休息时间。更重要的是，她们能教会您将来怎样看护宝宝。有些女性会倾向于这种服务，但是有些女性认为这样会侵犯她们的隐私，宁可自己摸索着度过最初的几周。有很多私人机构提供月嫂或助产士。如果您决定雇用一个，您首先需要清楚她们能帮您做些什么，雇用月嫂或私人助产士费用通常比较昂贵。

托儿所或育儿所。托儿所既有国营的，也有私营的。不同托儿所的时间安排和灵活性差异很大。热门的托儿所总是难以预约，所以应当尽早安排。所有托儿所都有严格的安全规定，对看护人员和儿童的比例也有要求。您还需要考虑托儿所的地理位置、设施和空间。亲朋好友提供的建议也值得您参考。

注册保育员。注册保育员通常在她们自己的家里照顾您的小孩，按照孩子的数量和照顾孩子的时长收取费用。这样的机构比您雇用一个保姆要便宜得多，但如果您希望她们照顾两个或者更多孩子的话，她们就和全天保姆一样比较昂贵。因为保育员同时要照顾多个人的孩子，有时也包括她们自己的孩子，所以灵活性不高。如果您的孩子生病了，不建议选择她们来照顾孩子，而是选择托儿所。另外，如果您的工作时间不规律或者有时下班会太晚，她们可能无法满足您的个人需求，或者需要您支付额外的费用。当地相关部门会将所有此类保育员登记在册，入册

对于上班族家庭来说，养育孩子无疑是最大的经济开销之一。

的保育员都需要接受严格的筛选和考核。

保姆。 保姆会到您的家里照看孩子，可以住在您的家里，也可以住在别处。她们可能只有您一个雇主，也可能同时为多个家庭服务。您必须明确她们的工作时间，以及是否愿意让她们承担其他家务，包括每周有1～2天时间需要在晚上照看孩子。从实际经验来讲，确定您希望她帮您做哪些事情是雇用一个保姆最重要的考量。像所有的雇佣者与被雇佣者的关系一样，信任和交流是非常重要的。谁也不能完全保证自己的家庭不受某些品行不好的保姆的侵害，您需要认真对待每个步骤，可以防止不愉快的事情发生。

通常，住在雇主家里的保姆比不住家的费用更低一些，因为雇主要为他们提供住宿和伙食。尽管如此，当您把所有花费都加起来，即使不算电话费，在家里养一个成年人的开销也会远超您的想象。对于某些夫妇来说，一个住在家里的保姆最大的好处是，当有紧急情况发生时可以被叫来帮忙，然而也有些人觉得这样是一种打扰。不管是哪种情况，重要的是要记住，如果您经常下班回家较晚，还经常需要保姆在周末休息时帮您工作，而您还不想支付他们加班费，您很快会发现您的保姆开始不高兴，并且开始寻找另外的工作了。

就您付出的薪资来说，不住在家里的保姆通常最为昂贵，但她们白天工作完后会在晚上离开，这样您拥有属于自己与家人专属的时间。当您考虑雇用一个保姆的经济问题时，您要明确一件重要的事，大多数保姆都希望由您来支付她们包含保险和税的工资。和其他家庭共同雇用一个保姆能节省一些开支，前提是要协调好。

您可以先购买一本好的指南来阅读，在

返回工作岗位 妥善安排宝宝的保育，您将从容应对第一次与宝宝的分离。

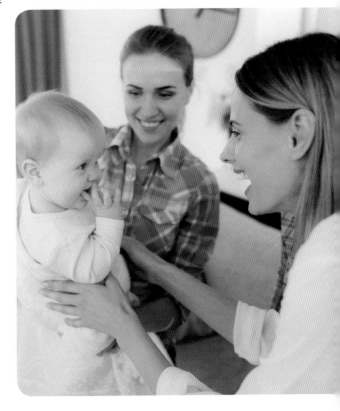

网上做一些功课，同时也尽可能地向朋友和熟人征求建议。如前所述，您一定要有清晰的目标，在翻阅广告之前，明确您希望找什么样的保姆。即便您决定通过中介来找保姆，那么在您决定雇用她们之前，必须确保与她们进行过面谈，或者亲自接触过她们的中介。面谈是一项非常费时间的工作，所以需要提前准备，这样才能保证她可以在您最希望的时间开始工作。不要去问新保姆是否可以尽快通知现在的雇主，然后更快地来为您服务。因为如果她现在这样做了，之后也可能随时不再为您工作。

来留学的外国女生或男生也可以雇来照顾孩子，而且价格相对便宜。只要安排房间、膳食和一些零花钱就可以请他们帮您照顾孩子，以及帮您分担一些轻松的家务。尽管如此，很少有讲英语、同时还具备照顾小孩子经验的外国留学生，我认为他们更适合照顾学龄儿童而不是新生儿。重要的是，您要有信心把孩子托付给这个人，而一个年轻的外国留学生似乎并不能完全满足这方面的要求。

年龄不太大的祖父母如果有时间每周去照顾孩子一两天，也是一种方法，特别是在您计划去找一份兼职工作时。他们和自己的孙子或孙女一同生活将感到乐趣无穷。但是您要确定不能对他们有过分的要求。此外，父母的某些育儿观念，比如喂养、睡眠、安慰孩子等方面，可能会跟您存在差异。而且，比起专业的保育人员，处理亲戚关系通常更难。时间可以改变很多事情，您的父母或岳父母或许需要重新适应一些新事物，比如复杂的婴儿车和安全座椅，同时也需要吸纳新的安全观念，尤其当他们在自己家里照顾孩子时。

一周偶尔的一两天中，如果您需要办理自己的事情，可以和朋友相互帮助轮流照顾孩子，但是这样的话，就意味着您会照顾两个或者更

雇用一个保姆，最重要的是确定您希望她帮您做哪些事情。

多孩子，而不是仅仅照顾您自己的孩子。

无论选择哪种方式，您需要花一些时间和精力，去寻找最划算、最合适的方法。请从现在开始考虑各类选项，因为您还需要明确自己的需求，找到合适的对象也需要一定的时间。如果您决定雇用一个保姆，您应该在宝宝出生后的2~3个月后再去工作，如果您考虑去找一家托儿所，可能会花更长时间。

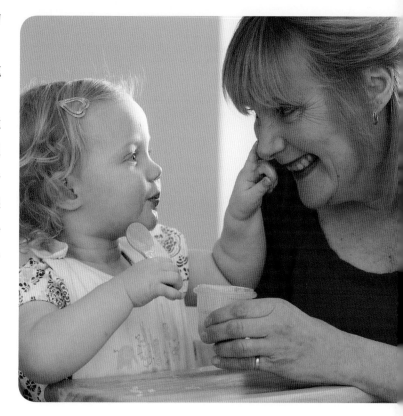

祖父母的照顾 和孙子或孙女一同生活可以给他们带来无穷乐趣。

专业的产前监护

在妊娠后期，大多数女性和她们的宝宝都被认定是健康的，因而不需要任何形式的专业监护。但是，如果您已经过了预产期，或者您已经发生或可能发生某些妊娠后期综合征，产前护理人员会安排您进行一系列专业检查。

需要采取专业监护的问题包括您的高血压、胎儿发育异常、胎动减少、妊娠期糖尿病、过期妊娠等。当然，您需要根据具体的情况接受特定的检查，但大多数情况下您必须接受超声波检查，以评定胎儿的发育状况，同时检查胎儿的健康状况，这称为生物物理学分析。这些检查涵盖心电图、电子心律检测，以及多普勒血管超声波检查——检查子宫血流、胎盘血流以及胎儿的主要血管状况等。

大多数产科都配备日常护理设施，为您提供详细的监护和试验。现在，产前监护的重点是在门诊背景下确保准妈妈的安全和健康。

胎儿发育监护

如果发现胎儿发育不正常，您可能需要接受超声波检查，每隔7~10天进行一次，确定发育不良的具体症状和病因。还需检测胎儿的头围、腹围以及股骨长度，这是判断胎儿是否健康的另一个重要指标。

子宫内生长限制分为不同类型，每一种都有特殊的原因，并以不同方式限制胎儿生长。均衡发育受限是指早期胎儿发育受限，头和身体的发育均受到同等程度的影响。一些先天的发育不全，还有一些如风疹、巨细

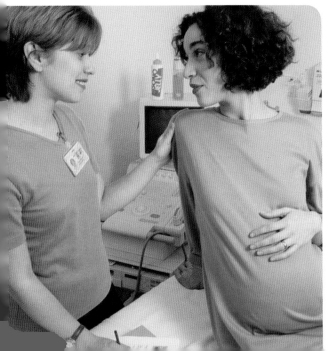

特殊检查 通常安排在某一天进行，您无须在预产期前住院检查。

多普勒超声波检查

这项高敏感度的超声波检查采用常规超声波检查的方式，旨在检查血流通过子宫、胎盘、脐带和胎儿大脑的情况。

当血流流过大脑和心脏时，其他器官的血流量就会减少，大脑中的主要血管（特别是中央大脑动脉）会扩张，以容纳额外的血流。这个变化可以通过扫描仪发现，进而可判断胎儿是否承受某些压力，比如缺氧。由此可以制订下一步的计划。

脐带动脉的血流减少是胎儿生长缓慢的一个危险预示。在正常的多普勒超声中，可发现心脏每次泵血循环结束时，血压会有所下降，但向胎儿提供的血流供给是不变的。如果在每次循环结束时，血流受到干扰，则胎儿可能出现缺氧。如果扫描显示血流倒回，则需要立即采取干预治疗。

心脏泵血开始　心脏泵血结束
时，血压升高　时，血压下降

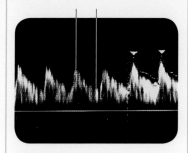

正常　虽然心脏泵血结束时，供应给胎儿的血流会下降，但它不会停止。这说明供血是持续的。

心脏泵血开始　心脏泵血结束
时，血压升高　时，未见血流

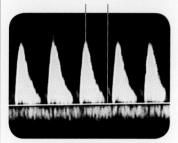

异常　波峰与波谷之间的小间隔，表明心脏泵血循环结束时，血流缺失，这预示着胎儿缺血。

胞病毒、梅毒等的感染，或者酒精、香烟、吗啡等都会影响胎儿均衡发育。

不均衡发育受限发生在怀孕20周以后，由胎盘缺陷引起，常见于先兆子痫、双胎妊娠或其他一些异常怀孕。由于血流不能满足胎儿的需要，身体就会引导血液更多地流向大脑和心脏，来保护这些重要器官的发育，这导致胎儿的大脑变得比肚子大得多。当储存在肝脏和肚子里的脂肪用尽后，胎儿就变得瘦骨嶙峋了。

如果胎儿生长太慢，尤其是头颅发育不好，您需要接受多普勒超声波检查，以评估胎儿的发育情况。如果当时没有异常，您会被要求每7～10天去复查一次。如果扫描显示胎儿没有继续发育或者发育异常缓慢，您可能被建议引产。在某些情况下，实施剖宫产也是有必要的。

胎心记录

胎儿监护仪是一种电子图示仪器，可评估胎儿的心率，以及您子宫肌肉的活动情况。该仪器经常在分娩期间使用，以评估胎儿如何响应母体的宫缩。孕期内，如果怀疑胎儿存在异常，也会使用到这个仪器。

仪器的使用方法很简单，用两根带子绑在您的肚子上，一根收集子宫肌肉的信息，另外一根记录胎儿心率。这两个数据结合起来，就可以反映出胎儿的心率是否正常，以及您的子宫处于活跃（收缩）或静止（未收缩）状态。

牛津胎心监测仪

此类监护有助于了解胎儿的总体健康状况，通常在妊娠后期使用。牛津胎心监测仪可以监测每分钟的心率情况，记录高低和快慢变化等指标。它可以在短时间内对比指标，十分便捷。最高的纪录是60分钟，但是计算机在10分钟之后才会开始分析。如果所有指标都合格，则分析将停止，您也无须再次进行这项检查了。

如果10分钟之内均未达标，计算机就会每2分钟分析一次，直到达标为止。如果记录了60分钟都未达标，就需要怀疑胎儿是否发育正常了。

认识胎心检测图

胎儿在子宫里的基础心率是每分钟120～160次。胎儿心率变化一般在5次/分钟～15次/分钟，除掉他们睡觉的时间，这一变化通常持续30分钟。这种变化是十分重要的，如果30分钟内胎心未改变，说明发生胎儿窘迫。

健康的胎儿也可能有心跳加速和心率变快（每分钟心率变化可能超过15次/分钟，持续时间超过15秒）的情况，这些变化一般伴随胎动发生，或者当有一些外在的刺激发生时，比如您的肚子受压，或者子宫肌肉收缩时发生。

胎动和子宫收缩后，心率减速也是很常见的。但当心率减速超过15次/分钟，持续15秒以上，也意味着胎儿有可能发生宫内窘迫，尤其是在没有宫缩的情况下。尽管如此，每个人对胎心监测的解读往往不一样，这就是计算机分析诞生的原因。

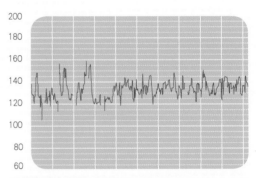

正常的变化 图中的波峰与波谷显示健康的胎心在短期心跳的加速和减速变化。

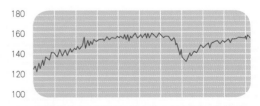

不正常的变化 图中显示胎儿的心跳超过30分钟的变化，提示胎儿在宫内发生窘迫。

极少数时候，一个警告信号会提示胎儿心率低于临界值（每分钟心率低于115次）。这时，机器会持续记录并反复打印出信息供医务人员查看，让医务人员检查是否有进一步的心率下降。如果当时有胎动，但胎儿心率没有形成一条正弦曲线（忽上忽下的变化），这就提示胎儿面临非常大的危险，如胎盘剥脱。

如同所有其他形式的检查，计算机分析也有可能产生错误的结果。它提示您可能出现问题，但事实上您和宝宝都安然无恙。这固然会使您心神不宁，但用来排除护理人员的错误判断也是理想的，即使它偶尔也会出错。

液体量

通常，借助超声波可以测量胎儿周围的水深度，进而衡量羊水的液体量。当羊水的最大值少于2～3厘米，或者4个方位的水深相加总量少于7.3厘米时，意味着胎儿需要分娩了。

为什么胎儿周围的羊水非常重要，目前还没有明确的科学解释。比较符合逻辑的解释是，无论羊水量是过多还是过少，都提示胎儿胎盘和新陈代谢出现异常。依我个人的经验来看，羊水量减少是非常危险的情况，当妊娠接近或超过预产期时，我总是决定在羊水量非常少时实施分娩。

生化指标

生化指标是通过试验得出一系列指标，将这些指标结合在一起进行分析，从而判断胎儿的健康状况。使用一个分值测试系统，我们可以评估胎儿的呼吸运动、身体运动、肌肉、听觉、体位、羊水量和胎心。目前，羊水量和胎心已被视为最重要的指标。尽管如此，如果您的羊水量少，但是胎心监测显示正常，助产士会结合您的其他参数，再决定是继续观察还是采取治疗。

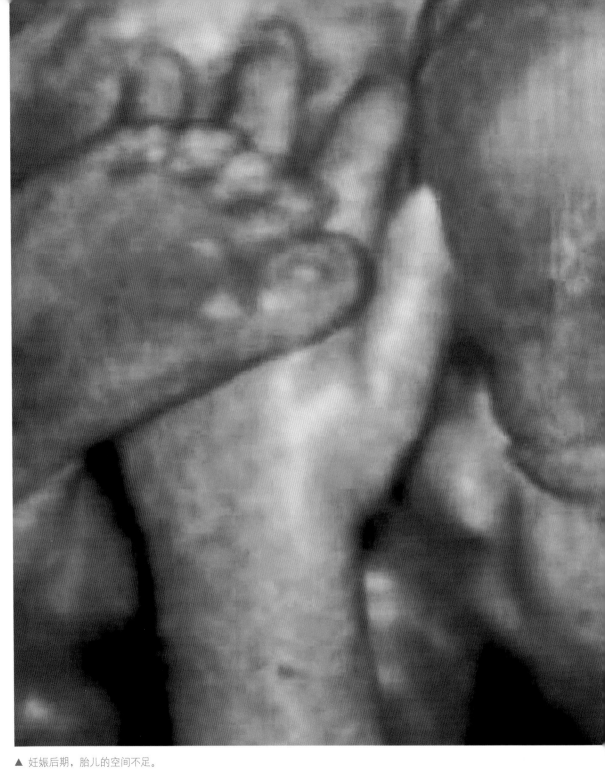

▲ 妊娠后期，胎儿的空间不足。

1	2	3	4	5	6	7	8	9	10	11	12	13	14	15	16	17	18	19	20

▶ 0~6周　　　　　　　▶ 6~10周　　　　▶ 10~13周　　　▶ 13~17周　　　　▶ 17~21周

▶ 妊娠早期　　　　　　　　　　　　　　　　　　　　　▶ 妊娠中期

▶35～40周

发育中的胎儿

现在，子宫里的空间不那么大了。胎儿通常蜷曲着身子，头朝下，等待出生。胎儿的活动越来越受到限制。但是您可能注意到肚子的轮廓有所改变，这是因为胎位在变化。

在这个阶段，宝宝的体重继续稳步增长，主要是因为皮肤下、肌肉周围以及一些腹部器官周围正在形成越来越多的脂肪。宝宝看起来越来越丰满，体重一般为3～4千克，男孩一般比女孩重一些。尽管胎儿活动已经不那么自由了，您还是能感觉到胎动和宝宝对子宫壁的撞击。记住，如果胎动的模式突然发生变化，应紧急就诊。

大部分胎毛已经消失，光溜溜的皮肤有助于胎儿顺利通过产道。出生后，新生儿的胎脂会脱落。每个胎儿出生时的毛发都不相同，有的稀松，有的浓密。出生时的毛发一般会在第一周的时候脱落，但很难被观察到，因为它们脱落的同时被适当的毛发代替。

准备出生

现在，胎儿的肺已经完全发育，健康的肺部能够分泌出大量的表面活性激素，可以同外界进行缓和的空气交换。心率为120～160次/分钟。当宝宝在出生后第一次进行呼吸时，他们的心脏和循环系统都会发生剧烈改变。

消化系统已经准备好接受流食。小肠内充满了墨绿色的黏液，称为胎粪。这些胎粪是由死掉的皮肤细胞形成的，还包括残余的胎毛、

非实物大小 38～40周时，胎儿体重约3～4千克，头顶至脚趾长约50厘米。

| 21 | 22 | 23 | 24 | 25 | 26 | 27 | 28 | 29 | 30 | 31 | 32 | 33 | 34 | 35 | 36 | 37 | 38 | 39 | 40 |

▶21～26周　　　▶26～30周　　　▶30～35周　　　▶35～40周

▶妊娠后期

胎儿体内的分泌物，以及肝分泌的胆汁等。胎粪通常会在出生后的几天内排出。如果宝宝在出生前受到惊吓，他们会出现肠道反应，把胎粪排入羊水。假如发现胎粪出现在羊膜破后流出来的羊水中，那就说明胎儿可能遭受宫内窘迫，需要在分娩时进行密切监护。对于男胎，睾丸在这段时期才降入阴囊，这也是早产的男婴出生时睾丸没有降入阴囊的原因。

胎儿的免疫系统现在已经能够抵抗一些感染，但主要还得依靠通过脐血输入的来自母亲的抗体；胎儿出生后，通过母乳吸收母亲已有抗体。在宝宝还无法自己产生抗体之前，让他在最初的几个月能够得到来自母亲抗体的保护，是母乳喂养的一个重要原因。

胎头如何适应

妊娠后期，胎儿头部所占的比例比妊娠之初要小一些，但是头仍然和肚子的大小相当，可以认为胎儿身体最大的部分仍然是胎头，所以胎头能否安全通过产道是分娩时的关键因素。尽管胎儿的大脑需要颅骨保护，但是胎儿颅骨的硬度不能与成人同日而语，相邻的颅骨甚至有发生错位的可能。新生儿的颅骨要在出生后很长时间才会愈合，因此，在分娩时胎头能根据产妇产道的形状进行变形，并顺利通过产道。

在正常的妊娠中，胎头会下降到骨盆以备分娩，这个过程叫作胎头入盆。如果是初次妊娠，可能早在36周时胎儿就开始入盆；而对于非首次分娩的产妇，胎头可能在即将分娩时才会入盆。

成熟的胎盘

此时，胎盘呈圆饼状，直径为20～25厘米，厚2～3厘米，其中包含着丰富的血管，用于物质交换。胎盘将营养物质和氧气输送给胎儿，同时将胎儿代谢的废物回输到母亲血液中。胎盘发育成熟后的重量约为700克，恰好是胎儿体重的1/6。尽管会有45%的产妇在第40周时还没分娩，但大多数医生和助产士会建议您不要让孕期超过41周，如果超过，他们可能建议您接受催产。一旦孕期超过40周，胎盘的功能就逐渐下降。这就是为什么过期产会增加死胎的风险。42周以后，离开母亲子宫生活更适合胎儿。

您的体形变化

如果胎头已经进入骨盆入口平面，宫底会下移，您会感觉腹部隆起的部位向下移动了一些。在一些产妇身上，这是一个特别显眼的体形变化，人们通常把这个现象称为入盆。

这并不意味着您马上就要分娩了，您可能还需要再等几周。这仅仅是提示您，子宫和宫内的胎儿提前为分娩做好准备了。如前文所述，入盆在初产妇身上通常会稍早些发生，这是因为初产妇子宫平滑肌的收缩性更好。因为没有怀孕过，也就没有造成子宫平滑肌的过度拉伸，当子宫平滑肌收缩时，作用于胎头的压力就更大，从而带动胎头下移入盆。此外，如果有过阴道分娩的经历，骨盆的结构会有轻微改变，这也会造成延迟入盆。

如果胎头已经进入骨盆入口，您呼吸时会舒服不少，这是因为膈肌和肋骨的压力减轻了，您的食量也会增加。但是胎头入盆也直接压迫了膀胱，会有尿频的现象出现，您不得不经常在夜里起床上厕所。骨盆韧带和各关节都会变得越发松弛，为娩出胎儿做准备。但同时也带来了各种各样的疼痛感，骨盆区和下腹部尤其严重。当胎儿下降到骨盆时，您的体态或许也要随之改变。虽然在孕期的最后几个星期，胎儿的体重会增加几千克，但是产妇体重的增长开始放缓，甚至不再增长。如果您此时出现了水肿的现象，必须尽快就医，以确认是否发生了先兆子痫。

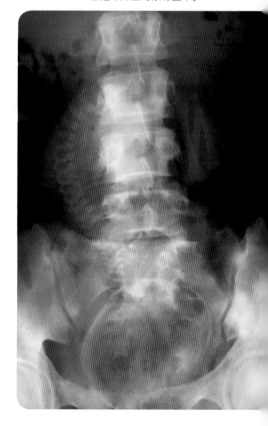

准备出生　彩色X光图显示，一个足月胎儿的头部已经下降至母亲骨盆中。

激素的影响

胎盘产生的孕激素会促使孕妇身体发生进一步改变。乳房增大且充满乳汁，甚至偶尔会滴出来。然而这种变化并不是每个孕妇都会有，可能您的乳房一滴初乳都未曾滴出过，直到宝宝出生后哺乳时，乳汁才分泌出来。很多孕妇发现她们阴道的分泌物增多，尤其在性生活之后，分泌物的颜色一般呈淡棕色或粉红色。这通常不值得担心，因为此时宫颈血液供应增加，宫颈变软，很容易发生擦伤，轻轻触碰可能就会有少量出血。但是，如果阴道流出鲜血，特别是伴有疼痛，必须紧急就医。

您的身体感觉

由于体形已经变得不能再大了，您会感到自己变得很笨拙，经常磕磕碰碰。上下楼梯时要格外小心，因为您身体的重心明显改变，而且连自己的脚都无法看到了。

>
> **在这个时候，您不应无视腹痛甚至指望它自行消失，也不应当为打搅大夫而感到难堪。**

在孕期的最后几周里，布拉克斯顿·希克斯宫缩会让您误以为分娩可能随时就要发生。然而真正的宫缩更加强烈并且疼痛，但是无论如何，只要您怀疑自己快生了就应该寻求帮助。在这个时候，您不应无视腹痛甚至指望它自行消失，也不应当为打搅大夫而感到难堪。无论警报真假，子宫疼痛都值得孕妇认真对待。

此时，不管再怎么休息，您依然可能感到疲倦，因为您不可能保证充足且不间断的睡眠来储备身体和精神上的能量。完整的睡眠周期有4个阶段：从入睡到浅睡眠，从浅睡眠到深睡眠，接着是快速眼动期（REM）。在快速眼动期中，您会做梦，不管您醒来发生在哪一个阶段，再次睡着时睡眠周期又会从浅睡眠阶段开始。所以您总是未进入到最重要的深睡眠期和快速眼动期，醒来时就感到精力未能恢复。即使您设法增加睡眠时长，但是长期缺少高质量的睡眠还是会使您感到筋疲力尽。

厌烦和沮丧

在妊娠后期，厌烦是孕妇的一种常见情绪。她们一直焦急等待分娩的那一天到来，但又因为无法预知分娩当天的情况而感到沮丧。此时，许多女性急切盼望她们的妊娠赶紧结束，不论此前她们过得多么愉悦。

如果您也有相同的感觉，请试着提醒自己目的地就在眼前了。如果您已经过期妊娠，那么您只需再熬几天而已。有时，您还需要应对另外一些压力，例如越临近分娩，您会接到越来越多电话，询问宝宝的状况，以及宝宝什么时候出生。亲友们的打探固然是出于好意，但孕妇会因此而更加烦恼。

分娩对精神和肉体都是一次巨大挑战。我猜很多孕妇既兴奋又焦虑，因为几乎没有人可以准确预测分娩时会发生什么，您的宝宝又会如何应对。好几个孕妇近来对我说，与怀孕相比，跑马拉松显得要更容易一些。如果您过于害怕，不妨和医务人员交流一下，他们会倾听您的想法并且帮您克服恐惧。

特别的感受　妊娠后期，您的大肚子让您欢喜又让您忧。

产前检查

在妊娠接近尾声之际，您需要频繁地接受产前检查，一般是在36、38、40和41周。如果最近发生任何新的或者异常的症状，如果您存在其他疑惑和顾虑，即使您无法准确描述某个问题，也一定要告知医生和助产士。

如果您近期时常感到疲倦，或者一直服用铁剂治疗贫血，您可能需要进行血细胞计数。如果您发现手指、脚踝或面部突然浮肿，医护人员将检查您是否为明显的水肿体征，并为您安排血检。如果您疑似患有先兆子痫，会定期检测血压。患有过期妊娠并发症的孕妇常常被安排住进护理中心或者产科的特殊病房，并进行严密监护。

在您每次产前检查时，医生或者助产士都会细致地进行腹部四步触诊，并将结果记录在您的医疗档案里。在这一阶段中，确定胎产式和胎先露是很有必要的，同时还要预估先露部位的衔接是否就位。这些因素会影响分娩计划，决定哪种分娩方式对您和宝宝最合适。腹部四步触诊还能够帮助产前护理人员在您分娩前判断您的临产情况。

产前胎头完全衔接通常是分娩得以迅速而顺利进行的好征兆。

胎头已经衔接了吗

孕妇往往不明白"衔接"的意思。其实，了解这个术语的含义，以及病例中那些简称分别指的是什么，对您是有好处的。从严格意义上讲，只有胎儿头部一半以上通过母体腹部的盆骨缘，才可称为衔接。最好的判断衔接的方法是腹部四步触诊。

- "High/Free"。如果医生可以摸到胎儿的整个头部，就会在产前记录卡上记为"High/Fr"，即胎头高浮。
- "NE"。即未衔接，当在耻骨以上摸到一半以上的胎儿头部（3/5或者4/5大小），就记录为胎头未衔接，或者描述为触诊到胎头的3/5或4/5大小。
- "E"。即已衔接，当在耻骨以上只能摸到不及一半的胎头大小

（2/5大小）时，说明胎头已衔接。如果只摸到1/5或不足1/5大小，记录为完全衔接。

另外一个判断衔接程度的方法是进行阴道检查，虽然这种方法目前在产前门诊已经很少进行了。但在某些情况下，产前阴道检查是非常有必要的，例如，当孕妇比较肥胖时，通过传统的腹部四步触诊很难判断胎头的位置高度。当胎儿头部已经完全衔接，且肩部在骨盆上缘以上时，触诊很难判断摸到的是胎儿身体的哪个部位。因为产妇在即将分娩时仍出现胎头高浮，会发生各种严重并发症，如脐带脱垂的风险，所以产前检查务必要准确。另外，产前胎头完全衔接通常是一个好征兆，预示分娩能够顺利、高效地进行。

如果您是初产妇，而且胎儿头部还未衔接，可能需借助B超检查来确定是什么影响了胎头衔接，前置胎盘、子宫肌瘤、卵巢囊肿等都可能成为影响因素。如果胎头无法通过这些障碍，则应当选择剖宫产。有时，胎头高浮还可能是因为产妇骨盆太小，以致胎头无法衔接，医学上将其称为头盆不称（CPD）。另外，如果胎儿过大，即使骨盆大小正常的产妇也可能会发生头盆不称。真正意义上的头盆不称情况非常少见，它是指产妇骨盆过于狭窄，即使胎儿再小也无法衔接。一旦疑似

衔接

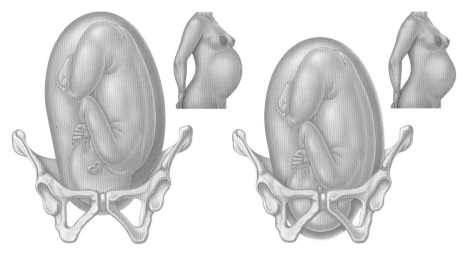

未衔接 胎头仍在骨盆边缘，子宫处于最高位。

已衔接 胎头落入骨盆，腹部外形发生改变。

未衔接　　　　　　　　　已衔接

头盆不称，就应该建议产妇详细检查，比如通过核磁扫描来测量骨盆的大小。

尽管如此，胎头高浮的问题往往会在临产前几分钟解决，使胎头完全衔接。这种情况发生时，静观其变往往是最可取的策略。

胎产式和胎先露

做完产前检查后，您的病历档案上可能会留下多种字迹，每个医生会分别记下自己对胎产式、胎先露和胎位的简单描述，下文的内容将帮助您更好地了解宝宝在您体内的姿势。

如前所述，胎产式有两种：纵产式，即胎儿在子宫内的垂直位置；横产式，即胎儿处于水平位置或者略有倾斜。

胎先露即最先接近宫颈的部位，也是最先露出母体外的部位。纵产式有头先露和臀先露两种。前者先露出的是头部，后者先露出的是臀部。横产式则没有先露部位。35～36周时，大多数胎儿均为头先露，临产前头先露的比例占95%，臀先露占4%，横产式占1%。

胎位指的是胎儿脊柱和后枕部与子宫内壁之间的关系。胎位分为前位、侧位及后位三种情况。分娩时通常认为前位和侧位是正常的。

胎儿姿势用来描述胎头和身体其他部位的关系，正常姿势是蜷腿低头俯屈。如果胎头、颈部向后伸将会导致额先露。

枕后位先露

如果胎儿处于后位，也就是说胎儿枕部转至母亲的脊柱方向，胎儿的脸是朝前的，那么阴道分娩时间会延长，难度也将加大。枕后位不利于胎头顺利入盆，严重影响正常的分娩机制。当初我接受产科训练时，关于枕后位先露有一个比喻，就像试图在左脚上穿右脚的鞋，虽然可以做到却很别扭。幸运的是，大约只有13%的胎儿（常见于初产妇）是后位，其中又有约65%可以在分娩中转至正常位，从而正常进行阴道分娩。有时候，枕后位先露是自发性的。

> 当初我接受产科训练时，关于枕后位先露有一个比喻，就像试图在左脚上穿右脚的鞋……

臀先露

即使在35～36周时您肚里的胎儿是臀位，后期依然有望自然转成头先露。但是如果临产前仍旧为臀位，那么只有约4%的可能可以进行阴道分娩。但是，由于臀位分娩通常比较复杂，产前护理人员会更细致地照顾您。

在第一产程中，臀位分娩的产妇宫颈管扩张不如头位分娩的产妇那样迅速，因此可能导致产程延长，并且有证据表明这样出生的胎儿更可能面临危险，需要紧急救治。如果胎儿是臀先露，并且羊水已破，产妇脐带脱垂的风险会很大，需要立即送到产科。这是因为臀部不能像头部那样紧密地贴合骨盆，所以对于臀先露的胎儿而言，脐带可以通过骨盆空隙滑落出来，胎儿的屁股或腿从宫颈露出的情况也可能会发生，这极有可能威胁胎儿生命。另外要特别注意的是，在第二产程中，躯干和腿出来之前，无法预知产妇的骨盆能否容纳下胎儿身体最大的部位——胎头。以下是3种主要的臀部先露方式。

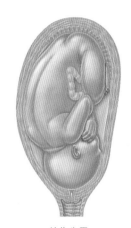

前位先露

在单臀位中，伸腿臀先露，髋关节弯曲，膝关节伸直且位于胸前，这是阴道分娩的最佳位置。

在完全臀位中，腿部弯曲且紧紧交叠于身体前面，这种情况只有少数病例可以采用阴道分娩。

在不完全臀位中，双腿伸直，单足或双足先露，这种情况下不建议进行阴道分娩。

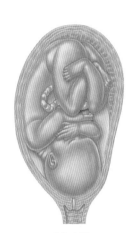

后位先露

最近的研究证明，针对确定臀先露的产妇最安全的分娩方式是剖宫产，这是出于减少分娩意外、产后并发症，以及新生儿未来生长发育的角度的考量。如果您热衷于阴道分娩，最好让产科医务人员进行人工腹外转动胎位，即外部头位倒转术（ECV）。这个方法并不适合所有情况。如果您在本次或者之前怀孕期间患有孕期并发症，进行腹外转动胎位是不合适的。

如果孕37～38周接受ECV治疗，必须由有经验的医务人员实施，并且准备好绿色通道，以便应对因并发症而引起的紧急分娩。孕妇在接

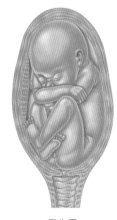

臀先露

胎位

胎位取决于胎儿在经过骨盆时其枕部和脊柱在子宫里的位置。以下所示的是6种常见的胎位以及发生的概率。

前位和后位，即胎儿面对或者背对您的脊柱，通常比较少见。

臀位即胎儿的臀部朝下。

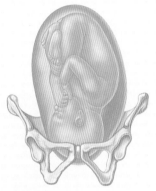

左枕横位（40%） 胎儿的后背和枕骨朝向子宫的左侧，与您的脊柱呈直角。

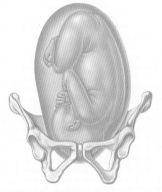

左枕前位（12%） 胎儿的后背和枕骨朝向子宫的左前方。

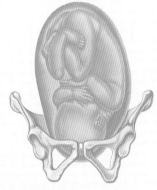

左枕后位（3%） 胎儿的后背和枕骨朝向子宫的左后方，正对您的脊柱。

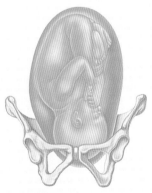

右枕横位（25%） 胎儿的后背和枕骨朝向子宫的右侧，与您的脊柱呈直角。

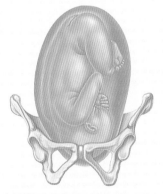

右枕前位（10%） 胎儿的后背和枕骨朝向子宫的右前方。

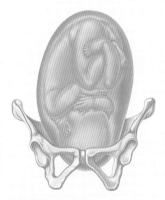

右枕后位（10%） 胎儿的后背和枕骨朝向子宫的右后方，正对您的脊柱。

受ECV治疗时应当同时进行超声波扫描和胎心监测。治疗之前，孕妇需要排空膀胱，操作者通过轻揉腹壁转动子宫内的胎儿，最好能保持胎头俯屈，从而帮助已入盆的臀部离开骨盆。倒转胎位前，孕妇需要口服舒喘灵，这种药可以使子宫平滑肌放松。倒转完毕后还需要监测胎心，并且进行超声波检查。如果您是Rh阴性型血，需要注射抗体。利用外部头位倒转术使胎儿头先露的成功率大约为50%～70%。

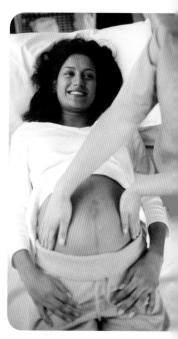

过期妊娠 医务人员评估胎位和胎头衔接状况。

过期妊娠

过期妊娠指孕妇到了预产期还没有分娩。大约有45%的孕妇在孕40周时还没能分娩，但其中大多数都会在孕41周分娩，只有15%的过期妊娠会超出41周。

对待过期妊娠的方式将取决于您对分娩方式的意向，以及医院产科的催产政策。以下是一些基本程序。

首先，医务人员需要为您校正预产期，综合末次月经日期和早期B超检查结果的考虑，许多产科都会允许持续妊娠到41周。41周后将检查胎位以及胎头是否衔接，同时可能进行阴道检查以了解宫颈成熟度。

如果胎头已经衔接并且宫颈成熟扩张，医生会建议给予前列腺素人工破膜，这种药物会诱发宫缩；如果无法进行人工破膜，医护人员将考虑是进行人工分娩还是再等一段时间。

如果您决定等待，很可能需要接受全天监护，接受过期妊娠评估。如果评估结果令人满意，没有发现任何问题，那么您可以继续等待，在这期间会每隔两天对胎儿再次做出评估，直至第42周。当然，您很可能再次出现临产征象，根据我的经验，此时仍旧选择继续妊娠的女性并不多见，只有胎心规律且超声扫描评估羊水状态符合要求，才能选择继续等待。

不论何时，一旦您的过期妊娠评估中发现任何异常，医护人员就会考虑是否需要引产。但如果胎盘连接不好，妊娠满42周时，胎儿会面临更大的危险甚至会出现不明原因死产。即使胎盘功能正常，41周后胎儿继续生长，如果胎儿过大，也将会引发分娩困难，从而带来危险。

通常，评估结果不会提示您必须立刻分娩。如果您的情况如此，为安全起见可能会建议您做剖宫产。但如果您坚持正常阴道分娩，所有人都会照顾您并尽他们最大的努力完成。

如果您需要做过期妊娠的评估，医护人员会为您测量胎儿的精确尺寸以及子宫内的羊水量，结果有可能会提示他们还需要做详细的多普勒血流分析。扫描仪会对胎儿进行生理检查，包括肢体的运动、肌肉的质量、呼吸运动以及心率，从而全面评估胎儿的情况。您还会接受借助计算机进行的胎心监测，这是一种由电子仪器合成的图像，用来监测胎儿的心率是否符合特定时期的健康标准。医护人员还会进行胎盘检查，并对其外观和质地进行评分，从而评估胎盘的运转情况。所有这些检查并不是百分百精确，所以应当作为值得考虑的指征，而不是明确的诊断。

理论上，性生活是另外一种诱发分娩的方式。

临产期的常见问题

我如何准备，以应对分娩时的疼痛？

如果您现在就已经对即将到来的分娩感到恐惧，您可以和助产士或医生详细讨论一下您的焦虑，让他们知道您的担忧，并从他们那里获得建议。但愿您已经和助产士、医生或产前辅导班的老师有过交流，并且了解应对疼痛的各种方案。在分娩初期，许多女性发现分娩镇痛机、呼吸锻炼、按摩推拿和在温水里浸泡等方法都可以达到缓解疼痛和放松心情的效果。

我的胎儿好像不如以前活跃了，我如何确定一切正常？

许多胎儿在孕期的最后几周会变得不如从前活跃，这通常是因为您的子宫无法提供足够的空间让他们像以前那样自由活动。如果您有几个小时没有感到胎儿在活动，试着左侧卧或喝一些冷饮，以此来触发胎儿活动。如果这些都不奏效，您应当向医生寻求建议。您可能需要到产科接受胎心监护，确保一切安全。同时，您还需要在接下来的几天填写一份胎动记录表。胎儿在孕后期将形成它们自己独特的运动模式。您需要关注的是这种胎动模式的变化，不要过于在意胎动次数的变化。如果孕期已经超过37周，您的医生可能会建议您进行剖宫产，因为有证据表明胎动减少有增加"足月"死产的风险。

我的宝宝已经足月，我能做些什么来催促自己分娩？

尽管下列方法没有被科学证实，但是有些的确值得一试。吃热咖喱被认为是传统的可以引发分娩的方法，可能是因为咖喱可以刺激肠胃蠕动。吃蓖麻油的原理相同，但过程可能不那么愉快。

如果您觉得自己快没有耐心了，一些锻炼可以帮助胎儿下移。对宫颈施加的压力越大，分娩就越可能开始。试着走较长的一段路程，看看是否能有帮助。

从理论上来说，性生活是另外一种诱发分娩的选择，因为精液中含有前列腺素，这种化学物质可以用来催产。因此只要您不是太疲惫，可以尝试。刺激乳头也常作为一种催产的方法，因为这可以诱发催乳素释放，而催乳素会刺激子宫。尽管如此，您或您的伴侣为了达到这个目的，需要每天3次、每次1小时对您的乳头进行按摩，所以我对这个方法是否奏效表示怀疑。

如何辨别此时的阴道流血和分娩前兆？

只有进行检查才能知道确切的结果，所以最简单的办法就是直接告诉您的助产士。一个典型的分娩前兆包括分泌黏膜样物质，掺杂着新鲜血液和陈旧的棕褐色血块。但是，需要确定新鲜的出血不是由其他原因导致的，尤其是在伴有突发性腹痛的时候。

> ❝ 在妊娠最后几周，宝宝会改变胎动模式。 ❞

准备在家分娩

如果您打算在家分娩，确保提前把一切安排好，而不是到最后才手忙
脚乱地准备。您一定不希望在发生宫缩的时候再到处找毛巾。

如果您计划在家里生产，确保要提前做好准备。您的助产士会带上所有必需的医疗器具，但是您一定要在预产期前几周和她讨论时，明确了解她希望您准备什么。

她们会建议您准备一些实用但不是必备的物品，在分娩阵痛和分娩时，您会发现它们很实用。

准备一个待产包

您也许认为这很奇怪，因为您并不去医院生产，为何还要准备待产包。准备待产包可以帮您将必需品集中起来，当需要用时能够马上找到。而且当分娩顺利时，这个包裹也会很有用。

准备婴儿设备

准备一个包或者设计一个抽屉或橱柜，专门存放新生儿所有的生活必需品，这是一个明智的做法。虽然您预备在家分娩，但是不久之后您就会带新生儿外出，因此准备一个婴儿提篮、婴儿推车或者一个汽车安全座椅也是必要的。

计划在哪里分娩

舒适、温暖、洁净是分娩场所必需的要求。确定您有足够的塑料单子来保护被褥、床垫、椅子和地板，还要有一个大箱子来存放垃圾。您还需要很多条毛巾、足够的热水、肥皂、碗和海绵。

如果您打算在床上分娩，床的两边要便于助产士行走。一些可替换的单子，枕头和垫子都会非常有用。

额外的舒适考虑

您可以使用生育球、地垫等用品。分娩池也是值得考虑的，但需要提前预订和准备。尽管为了放松，您希望在昏暗的灯光下生产，但您的助产士需要灯光进行工作，尤其是进行分娩之后的缝合，所以您需要准备一盏便携的、可转方向的灯。

助产士分娩包

基本物品

▶ 血压计
▶ 温度计
▶ 多普勒超声波仪
▶ 手套
▶ 脐带钳夹
▶ 呼吸机
▶ 新生儿复苏设备
▶ 消毒剂
▶ 尿检试纸
▶ 剪刀
▶ 缝合设备/会阴修复工具
▶ 静脉注射设备

镇痛工具/药物

▶ 安桃乐止痛气
▶ 麻醉剂
▶ 局部麻醉剂
▶ 催产素，米索前列醇

应该考虑的事情

在这个阶段，关于生育的准备和产后的生活，有许许多多的因素值得您去考虑。尽管如此，您最关心的就是分娩什么时候才会到来。

关于分娩，确实会有一些征兆预示某些事情将会发生，但这在第一次分娩时往往很难被察觉。我在关于分娩的章节解释了许多典型的体征和症状，您继续阅读便可了解。如同以往，当您有困惑时，应当积极寻求建议，查明真相——没有人会认为孕妇小题大做是在浪费他们的时间。

舒适的衣服

妊娠后期的最后几周，买几条适合您大肚子的灯笼裤会特别实用。这些着装虽然不那么时髦，却可以让您感到舒适。特别是当您为内衣时不时地滑上滑下而苦恼时，更应该换一些舒适的衣物。有些女性发现，在大肚子下面系一根带子，有助于支持腹部以减轻背痛或身体不适，但带子不能捆得太紧。这些物品在母婴专卖店和网上邮购目录中都可以看到。

如果您有母乳喂养的打算，选择一些可靠的哺乳乳罩是明智的，这会让您不管在医院还是家里都格外轻松。您可以在专卖店或百货商店销售人员的建议下购买，在买之前您需要亲自试穿，穿着要舒适，大小要适宜，并且要为泌乳时胀大的乳房留出空间。哺乳乳罩可以让哺乳更便捷。每一次喂奶都要重复解衣、穿衣的动作，会给您增添不少麻烦，尤其是当您在凌晨5点喂奶的时候。

您还需要准备您住院时的着装——舒适且经得起糟蹋的衣服，例如，宽大的T恤、宽松的裤子。从产房出来之后，您还会需要一套新的睡衣、一件长袍和一双拖鞋。

孕妇灯笼裤虽然不时髦，但是可以让您感到格外舒适……

为孩子做好准备

如果您从医院驱车回家，您需要在汽车上为孩子安装安全座椅，同时还要准备一个帽子、一件外套、一件披肩和一条用来包裹孩子的毯子。进展到这一步，您就需要规划孩子的护理事宜了。

您可以把孩子放置在自己的卧室里，这一阶段的宝宝每天都需要喂养很多次。一个睡篮、一个防水的垫子、一条棉被和一条羊毛毯是您必备的物品。孩子暂时还用不到枕头。如果您在睡篮边上做好了保护，请注意移除所有有带子、穗子的物品等，这样孩子就不会把它们放进嘴里或者把自己缠住了。

如果您打算母乳喂养，您可能会在晚上睡觉的床上进行，确保您有足够的内衣来应对溢乳。几周之后，您或许想把孩子放到一个独立的房间去，此时，需要准备一把适合哺乳的椅子。如果您想使用奶瓶喂养，一套消毒器具和足够的奶瓶、奶嘴是必须准备好的，这些物品在您到家之后就会用得上。为避免孩子出现肠胃问题，最好在需要的时候再将奶灌入奶瓶，而不是提前好几个小时就把奶瓶灌满备用。

选择合适的尿布，同时配备足够的棉布和婴儿用纸巾来擦拭宝宝。新生儿的皮肤非常娇嫩，为了避免尿布皮疹，最好使用纯棉材质的尿布，同时用凉开水清洗皮肤。纸巾无论在什么时候都是有用的，但最好为孩子选择脱敏型。母婴用品通常都是大件的，不便搬运回家，因此您可以考虑网购。此外，超市和其他零售商现在也提供直接送货服务。

您还可以考虑在橱柜和冰箱里储存一些方便、速食的食物，以便您在回到家之后，应付头几天的生活。您不必因为没有时间在家里做饭而感到愧疚。可能有不少亲朋好友来看望宝宝，要为访客准备好足够的咖

> 66 **在孩子出生后的最初几天内，**
> **爷爷奶奶也可以发挥很大作用。** 99

啡、茶、牛奶和饼干等。

如果您还有其他的孩子，在带着新生儿回家时，务必花一些时间来关注他们，这样他们就不会感到被冷落了。您会发现其他小孩子的母亲非常乐意探望您，她们会陪同您，甚至在您家里过一夜，为您提供实用的服务和帮助。在孩子出生后的最初几天内，爷爷奶奶也可以发挥很大作用。没有什么比和自己的孙子或孙女无忧无虑在一起更开心的事情了。

您的待产包

您不必备像外出度假一样准备一个行李箱。您的伴侣、朋友和家人都可以帮您把遗漏的东西带来。大多数医院产科都希望您能为生产和坐月子准备好足够且必要的东西，除非您是紧急入院。

待产包的必备品

▶睡衣和宽大的T恤
▶个人护理和洗漱用品
▶卫生巾
▶换洗的内衣
▶相机
▶手机，存好您的联系人号码。使用智能手机时，千万要留意周围的事物，而且不要为了玩手机而耽误重要的事情

可选物品

▶摄像机（事先了解医院的政策）

▶海绵、唇膏、按摩油
▶随身听、音乐杂志和书
▶配偶换洗的衣服
▶配偶的食物和水

婴儿包

▶一包新生儿适用的尿布
▶婴儿油
▶棉球
▶两套小睡衣
▶两套小衣服

为分娩后准备

▶前开口的睡衣
▶旧灯笼裤
▶超强吸收力的卫生巾（虽然厚重，却是必需品）
▶防溢乳垫
▶卫生用品
▶毛巾
▶拖鞋
▶长袍

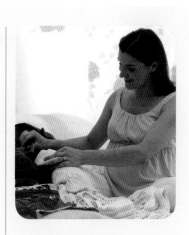

▶宽大的连衣裙
▶喜欢的小吃、高能量的食品、饮料
▶冰袋和热敷袋

可选物品

▶眼罩和耳塞（用来遮光和防止噪声）
▶育儿读物
▶枕头（有些产房只能提供一个）

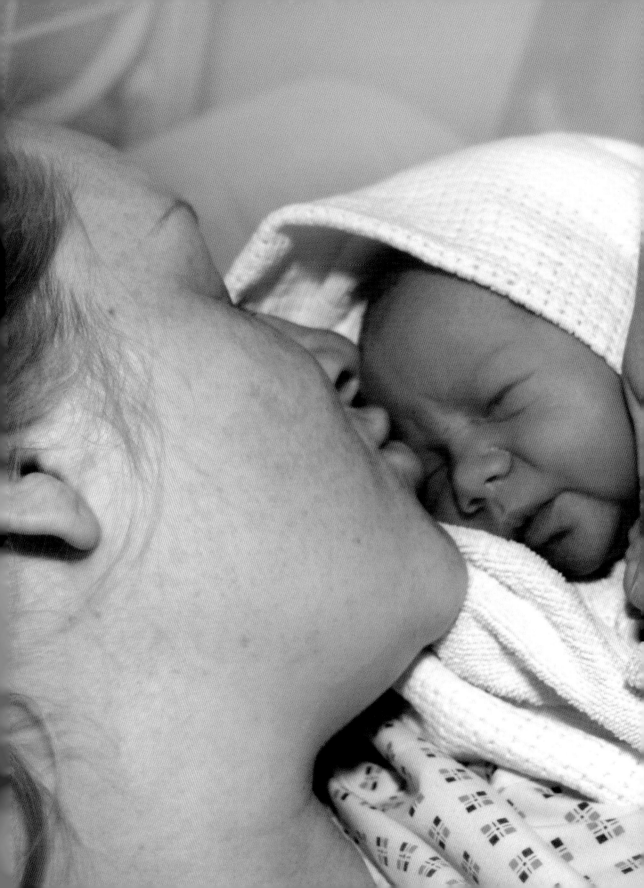

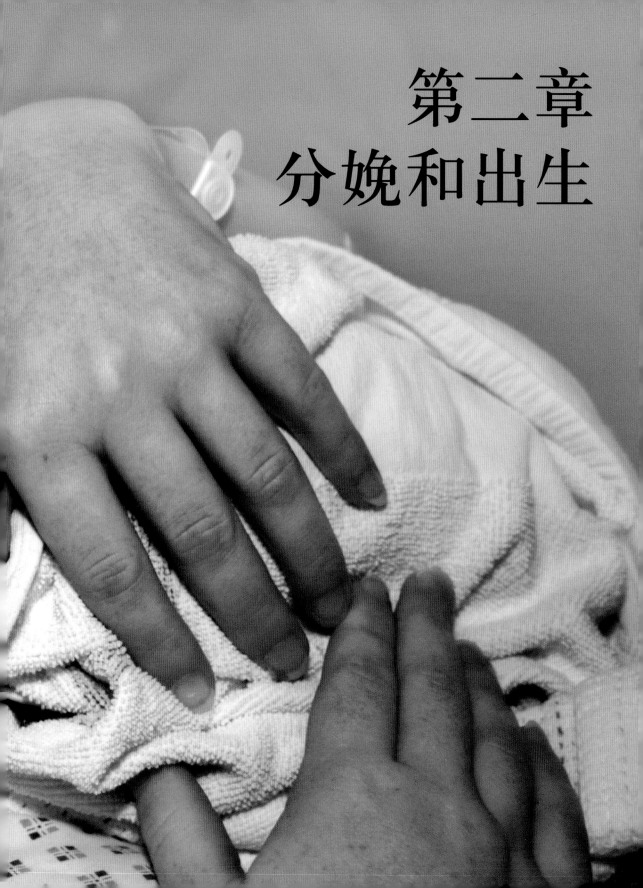

第二章
分娩和出生

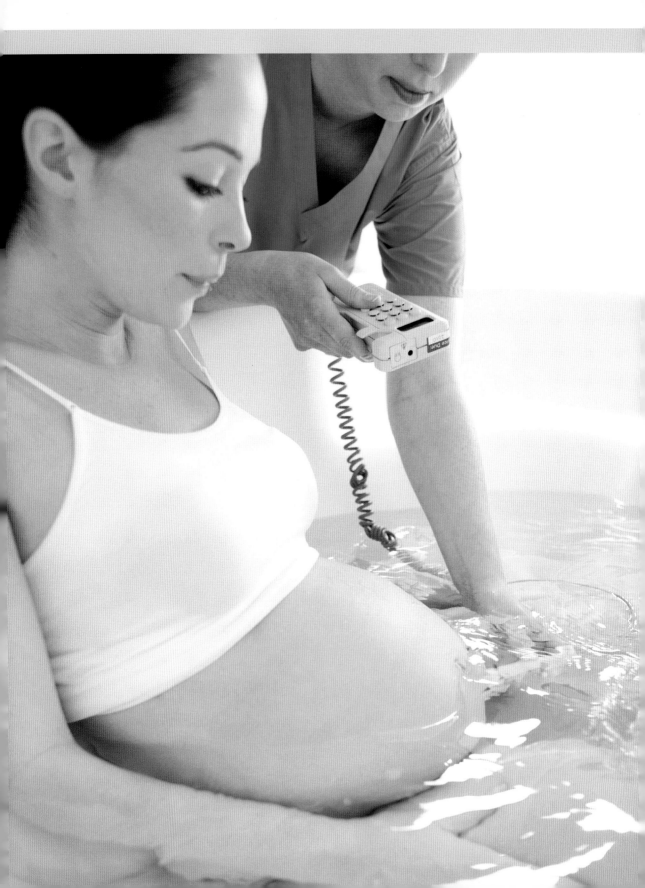

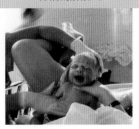

分娩的阶段

关于怀孕，唯一可以预测的结果是，大多数情况下，母亲能够安然无恙地顺利生下一个健康的宝宝。我认为这不失为一项伟大的成就，毕竟过去几十年的研究都没能发现触发分娩的关键是什么。确实，如果我们能更好地了解分娩这个过程，就能够更准确地预测预产期，并能够采取措施避免早产。

提要

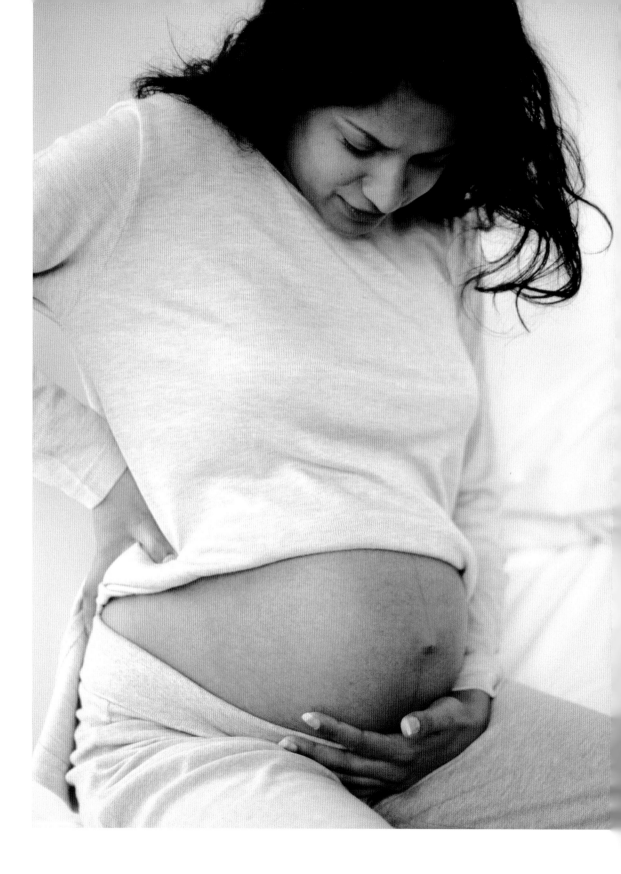

第一阶段

临近分娩总是让人格外兴奋，因为这意味着您的妊娠之旅即将结束，下一段难忘的旅程将要开始。在这个阶段，您的子宫将反复收缩，促使宫颈变薄、变短并膨胀，直到您的宫颈充分膨胀，允许分娩时胎儿的头通过宫颈进入产道。

每一位孕妇的分娩经历都是不同的，即使对于同一位孕妇，也没有哪两次分娩过程是完全相同的。有意思的是，在妊娠即将结束时，孕妇们对分娩前和分娩早期她们可能经历的症状和体征更关心，而不是何时可以进入最后的第三阶段——分娩。这种心情可以理解，分娩前的这个阶段可能会持续几天，也可能完全没有——在您意识到之前，宫颈已经膨胀到了5厘米。

早期分娩的症状和体征

有各种各样的症状和体征预示着妊娠即将结束，分娩即将到来。

胎头进入骨盆对初产妇来说是即将分娩的标志。妊娠最后几周的产前检查会评估胎头下降入盆的位置。当胎头进入骨盆后，您会感觉呼吸变得轻松多了，消化不良和心跳过快的感觉也得到缓解，这是因为您腹部受到的压力已经减轻。但是，骨盆马上会承受新的压力，小便次数也会因此增多。如果这不是您的第一胎，胎头入盆可能到分娩开始前才会发生。

布拉克斯顿·希克斯宫缩在分娩之前会变得愈加强烈和频繁。尽管它们往往是无痛的，有些产妇也会感到不舒服。这非常容易被误判为真正的分娩宫缩，特别是当它们很剧烈而您又是第一次经历分娩的时候。其实，间歇性宫缩是很有规律的，基本每小时很少超过两次，分娩疼痛虽然开始得较慢，却会逐渐加重并且会越来越频繁。

每一位女性的分娩都是不同的，没有哪两位分娩过程是一模一样的。

为防止从阴道到子宫的逆行性感染，宫颈管在整个怀孕期间都会分泌黏液。当宫颈变软、变短并且膨胀时，黏液开始减少并被排出体外，这种现象就是所谓的"见红"。这是由于黏液通常贴附在宫颈管的细小血管上，所以时不时会染上少量的血色。见红代表着分娩的开始，但实际上您可能发现见红很多天后，分娩才真正开始。可以肯定的是，宫颈黏液的消失是宫颈变化的一个标志，也是怀孕即将结束的标志。

当阴道出口变得湿润或流出清亮的液体时，有可能是已经破膜了（胎膜破裂），也可能只是一些尿液，必须查明究竟属于哪种情况。同时，您需要用一个干净的垫子吸干多余的水分，并迅速联系您的助产士。她将为您进行检查，以确定这些液体是什么。

每个孕妇分娩前的情绪症状各不相同。有些女性会尽快完成尽可能多的工作，另外一些则会避免自己离家太远，以防有什么事情发生。毫无疑问，这是一个让人捉摸不透的时期，您可能感觉自己身陷绝境，可能会产生期望、兴奋、焦急、忧虑和害怕的情绪，害怕主要是针对您不知道分娩时要面对的情况以及怎样对付疼痛。以下将提供减轻疼痛的方法，这些帮助会使您觉得轻松、自信，并且能够控制好自己的情绪。

您的产前护理人员全天都可以为您提供建议和帮助。

识别真正的分娩

这是许多女性最大的担忧之一。当自己以为分娩已经开始，兴冲冲地赶往医院，却被医院打发回家，这的确会让人失望。但是，为了您和孩子的安全，不要在乎您误判了多少次。您还应当知道，分娩标志的出现并没有特定的顺序，有些症状甚至很可能根本就不会出现在您身上。您可能会有几个小时毫无征兆，然后突然出现一种或几种症状就开始临产。不过，宫缩的总体趋势是逐渐强烈、逐渐疼痛，但这种疼痛并不是循序渐进的。更常见的情况是，孕妇会经历一段疼痛的宫缩，之后再经历一段时间强度较弱的宫缩。

初产妇大多可以知道自己什么时候要分娩，因为她们的子宫从未产出过婴儿，所以宫缩时间会很长。而经产妇的分娩则非常迅速，如果可以忍受宫缩的疼痛，甚至偶尔会看到一些经产妇直到感觉孩子马上要出生时，才意识到自己的宫口已经开全，但是还没有来得及去医院或者没等助产士赶到，就在家里分娩。

真正分娩的指征

▶每隔15分钟有规律地出现宫缩

▶宫缩持续时间越来越长，越来越强，也越来越频繁

▶四处走动和改变体位并不能减弱宫缩

▶后背感到疼痛，与下腹相对应

▶有排便的感觉

▶排出不是尿液的液体（破膜）

▶宫颈发生变化（由助产士判断）

联系您的助产士或医院

如果您有任何担心，或者不确定发生什么以及不知道该怎么做，请联系助产士或医院。您的医生会给您建议和帮助，判断您是否应该立即去医院，这取决于以下多种因素。

- 您是第一次、第二次还是多次分娩。
- 您的宫缩强度以及频率。
- 您在家如何处理这些状况。
- 您是否出现任何形式的阴道流血（不止一次见红）。
- 您距离医院有多远。
- 您是否破膜。
- 您的胎动是否明显改变。

如果您在怀孕期间没有出现任何并发症，而且您是一位初产妇，助产士可能会建议您在家中等待，直到宫缩变得规律为止。宫缩并没有什么固定的规律，如果您的宫缩以15分钟为间隔规律地出现，且每次持续1分钟以上，您觉得腹部不适而不得不停下手头上的事情，那么就建议您去医院。如果您住得离医院很远，或者在途中会有耽搁的可能，那么就应该提前给路上留出富余的时间。

另一件值得考虑的事情是如何处理宫缩疼痛，是否需要一些止痛方法。许多女性都认为一到医院，止痛剂就"触手可及"，她们在身体上

和感情上都会感到比较放松。

破水

如果在子宫发生不规律或规律的宫缩之前您就破水（破膜）了，那么最好向您的助产士或医生寻求帮助。如果接近临产日期，且您与助产士均得知胎头已经衔接，您可不必经过检查而安全地在家里待几个小时，观察之后会发生什么。但既然保护胎儿的羊膜已经破了，您就不应该用浴缸洗澡了，而且在便后要确保仔细清理，从而预防经子宫感染。

另外，如果您已经破膜，或者羊水的颜色变得发绿或发黑不再清澈，且这些情况发生在37周之前，您必须马上就医。这个症状意味着胎儿已经将胎粪排至羊水里，这同时提示胎儿窘迫，必须进行分娩。在怀孕期间，胎粪这种黏稠物质会存在于胎儿消化系统内，当胎儿处于不良的应激环境中时，神经系统的反应会影响消化系统，使一些胎粪从胎儿的肛门排出至羊水中。

实际上，在宫缩开始之前就破膜的情况只占15%，而一旦发生破膜，产程也就不可避免地启动了。破膜后，感染的风险很高，并且会影响胎儿。通常情况下，如果在胎膜破后24小时内还未出现宫缩，而孕期已达35周或更久，那么绝大多数医院都会建议孕妇引产。

如果您发现阴道流出的液体混合着大量的血液，或者在破膜后有鲜红的新鲜血液不断流出，您必须立刻提高警惕，马上联系助产士，并到医院进行紧急处理。

当破膜发生时，产程也就不可避免地启动了。

准备住院

一旦助产士或者医务人员建议您住院，您要做的第一件事就是拎起您的待产包，带上产前病历档案。总是有孕妇把所有物品都带齐了，却忘记带上自己的产前病历档案。

如果您计划开车去医院，确保您和您的伴侣提前规划好路线，并估算路途中花费的时间。除非万不得已，您不应自己开车去医院。一旦开始强烈的宫缩，您会难以集中精力驾驶，进而引发交通安全隐患。

提前确认好医院停车是否方便，并在待产包内准备些零钱用来支付停车费。假如您紧急赶往医院，可能无法按正常方式停车。在这种情况下，司机应当在挡风玻璃上留下便条，告知医院保卫处您需要尽快赶到产房，随后会尽快安排停车。

如果家里人不开车去，那么可以叫救护车或者出租车载您去医院，一定要说清楚路线，以便他们能够快速来到您的家门口，还要提供您的电话号码，以免不必要的延误。救护车上都是训练有素的急救人员，可以保证将您和即将出生的孩子安全送到医院，万不得已时他们甚至可以为您接生。

确保您知道到达医院后应该从哪个门进入产科，并且能准确找到产房。很多医院在夜晚都开设通往产科的绿色通道。

> " 除非万不得已，您不能自己开车去医院。 "

入院

如果您给医院打电话，产房人员可能会为您安排救护车。如果您自行前往医院，记得告诉医院医务人员您正在路上，让他们做好准备。到了医院，医务人员会浏览您的病历档案，接着会为您测量体温、脉搏、血压和尿蛋白及尿糖，还将对您进行腹部触诊，初步查明胎先露情况，并监听胎心音。他们还会检查子宫情况，比如检查是否羊水已破、是否需要止疼等。这些问题的答案加上腹部检查的结果，可得出您是否需要进一步接受宫颈检查的结论。

所有这些结果都会记录在您的病历中。如果您已经有规律的宫缩和宫颈扩张（大于4厘米），就可以确诊为临产。大多数产程记录都包含产程图，即用图表记录产程随时间变化的情况。

接下来是产科病房的安排。在生产前，一些医院的产科病房设有单独的产前护理间，您可以在此休息等候，直到被送入产房。还有一些医院可能会在同一个房间为您完成产前护理和接生过程。您可以申请让您的伴侣陪同。

如果您还没有临产

如果宫缩较弱，不成规律，羊膜未破，就没有必要做阴道指诊。在确定您还未临产，且您和您的孩子没有异常情况后，助产士会和您讨论，接下来是住院观察还

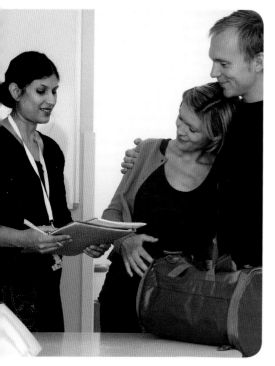

赶往医院 如果您即将分娩，应当提前告知医院以便他们做好准备。

是回家等待。这个决定取决于很多因素，如怀孕期间是否有异常情况发生，您的产科病史情况，有无产前抑郁以及从家到医院的距离。

即使您到了医院后发现自己并非临产状态，也不必感到尴尬——尤其是对初产妇而言，这种情况很正常。不要指望自己能准确估计出临产的时间。

产房

在产前阶段参观医院产科是有益的。孕妇可借此机会见到产房究竟是什么样，并且询问一些分娩时的程序和可能接触的设备。

产床通常比家用床高一些，可通过操作面板控制升降。床的末端可以分开，并且在那里放置腿架。

监测仪是一种仪器，连接有一条能够膨胀的宽绑带，把它缠在您的臂上即可监测血压。有一些监测仪是便携式的，有的则挂在墙上。放在小推车上的自动仪器是最先进的。

应对突发的分娩

突如其来的阵痛和迫在眉睫的分娩通常是很少见的。不过您有必要了解一些实用的建议，以应对不时之需。

努力保持冷静。这一点说起来容易做起来难，但是突然处于惊慌中确实会使事情更复杂。如果您的助产士能在身边是最理想的，否则的话要尽快联系附近能给您提供实际帮助和支持的邻居和朋友。

给急救中心打电话，说清楚您的情况，并让他们联系您的助产士。急救中心的工作人员受过很好的训练，会在分娩时与您交谈。记住要保持电话不离身，将其随身携带。

如果有条件的话，用肥皂和水清洗手及阴道部位。烧一壶开水，并准备充足的毛巾。如果您还有时间，用塑料单子、毯子、被单、报纸或干净毛巾盖在床上或地上，找一个干净的桶来装羊水和血，然后躺在床上或地上。

如果您觉得马上就要分娩了，请躺平并开始短促地呼吸。您可能已经在产前训练班上练习过呼吸控制法，这样可以预防胎儿的头部突然产出。

尽管您已经做了短促呼吸，但是如果在援助人员到来之前胎儿的头已经开始娩出，请用手放在阴道口，对孩子的头部反方向施加比较温和的压力，确保胎头缓慢被娩出，以防突然娩出。

当胎头已经娩出，用您的手指检查一下是否有脐带缠绕胎儿的颈部的情况，如果有，请用手指钩住并仔细地将它解开。

让胎儿的鼻子朝下，对其轻轻拍打，帮助他将鼻子和口腔中的黏液和羊水排出。

援助到达后，可以在急救人员或助产士的帮助下完成胎儿身体部分的分娩。如果这一步也需要您自己完成，请用手握住胎儿的头并用较恒定的力向下（不是拉或扯）帮助一个肩膀娩出，然后向上朝着您的耻骨方向轻拉胎儿的头和先娩出的肩膀。这样会使另一个肩膀和身体的其他部分也顺利娩出，迅速用毛巾或毯子将胎儿包住以保持体温。

不要拉扯脐带，如果胎盘同脐带一起娩出，要把脐带抬高，以免血液流进胎儿身体。您这时不必切断脐带。

此时最重要的事情是为您和您的孩子保暖，直到专业人士到来。

努力保持冷静，惊慌会使事情更难办。

管道气体出口和管道安装在床头上方的墙上，这几乎是所有医院产房的标配。这些装备可通过面罩和口腔通气管为您输送氧气和镇痛气体。

婴儿复苏设备通常置于一个可移动的高平台上，上面有一个可供孩子躺卧的垫子。复苏设备配有为孩子保暖的加热器，给孩子输氧的氧气管，还会有一个装有儿科设备的抽屉。

产床的两旁装有特殊的腿架，以便您将腿抬高进行彻底的检查，确定是否需要产钳或吸引器，以及是否需要产后缝合。

点滴架安装在产床上或者置于附近的轮子上，如果发现以下情况，您需要静脉输液。

- 如果您决定进行硬膜外麻醉。
- 如果您正在引产。
- 如果您想通过药物加强宫缩。
- 如果您在失血，您的医生需要立即接通静脉以维持血压不至于下降太多。
- 如果您需要抗生素。

导尿管和便盆，在产程中有时您无法上洗手间，需要这些设备。

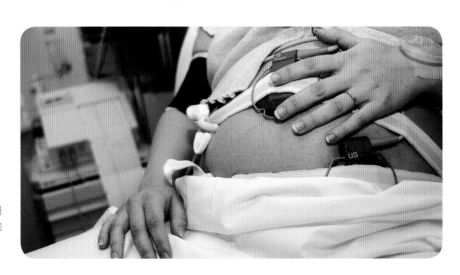

外用电子胎儿监护仪　用于监测胎心和每次宫缩的强度。

胎儿检测仪器

当我还是见习人员时，一位有名的产科专家告诉我，"人类一生最危险的一次旅行就是通过产道"。这就是为什么我们花费大量的精力去尝试监测产程和胎儿的承受能力。

产程和分娩期间，监测胎儿最简单的办法就是把听诊器放在孕妇的腹部去听胎心。在过去，这个短的、手持的、喇叭样的金属仪器是听胎心的唯一方法。现在，可使用一种手持的、电池驱动的多普勒超声波仪来做常规监测。

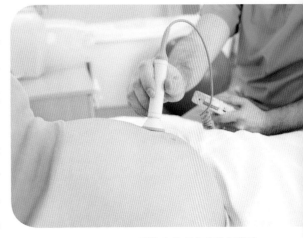

手持电池式多普勒超声波仪 在医院或家里分娩时，助产士用它来监听胎心。

电子胎儿监护仪（EFM）可以持续进行对胎儿心率和宫缩频率、强度的监测，并在一张纸上打印或者描绘出相应的信息，这被称为胎心率与宫缩描记图（CTG）。健康宝宝的胎心率基线为120次／分钟～160次／分钟，在5次／分钟～15次／分钟范围内上下浮动，这种范围内的差异可以被称作"良好的差异"。缺乏差异则提示您的胎儿无法很好地适应产程。心率小于120次／分钟或者大于180次／分钟也是危险的指征。然而，从CTG收集到的最有价值的信息，是胎心率对宫缩做出的反应。

电子胎儿监测分为两类，即外置监测和内置监测。外置电子胎儿监测是非侵入式的，只是用柔软的腹带将两个电极固定在您的腹部，一个用于监测胎心，一个用于监测每次宫缩的强度。它们通过数据线与胎心监护仪相连，记录数据会以闪烁的数字形式在显示器上呈现出来。大多数孕妇只需断断续续地接受外置监测即可，而不必时刻躺在床上。

如果胎心难以监测、存在胎儿窘迫的明显征兆，或者产程进展缓慢的，则需要使用内置式电子胎儿监测系统，以便医疗人员通过该系统持续监护胎儿，这会比由外置电子胎儿监护仪获得的信息更加准确。这种设备叫作胎儿头皮电极（FSE）。设备将小电极连在胎儿的

> 大多数孕妇不必时刻躺在床上。

头上（如果臀位的话连在臀上），和胎心监护仪连接。只有在宫口已经扩张大于2厘米，且胎膜已破或者人工破膜以后才能使用这种电极。同时，需要用腹带测量您的宫缩压力。在第一产程，助产士会在每次宫缩发生的15分钟之后监听1分钟；在第二产程，宫缩发生的5分钟后监听1分钟。

自20世纪70年代电子胎儿监护仪问世以来，已经得到了广泛使用，很多医院将其作为一种常规监测。但最近的研究发现，电了胎心监测的常规使用大幅增加了对所谓"胎儿窘迫"的非必要的干预治疗，而且对正常分娩的胎儿也没有带来显著的益处。

胎儿血液取样

如果电子胎儿监护仪或者胎心率与宫缩描记图发出了胎儿窘迫的信号，医生可能会取一些胎儿血液样本。医生将在胎儿头皮处取血，在一个特殊的仪器里检测胎儿血样的酸碱度。酸性越高，说明胎儿缺氧越严重，干预就愈加迫切。为采集胎儿血，需要将您的双腿置于腿架上接受内诊。

如果检测结果确诊胎儿窘迫，那么最佳的应对措施取决于您何时会进入产程，同时也会考虑其他因素。显然，如果您的宫口只打开了几厘米，就有必要进行剖宫产。如果您的宫口已经扩张至10厘米，或您已处于第二产程，阴道分娩可能是最高效的方式。虽然有时可能需要用到产钳来辅助，但只要在胎儿健康的情况下，您就可以继续安全地分娩。

分娩时您伴侣的角色

关于一个父亲在他的孩子出生时是否应当在场，任何争论都是没有意义的。看着自己关心的人在经历分娩的折磨和痛苦是很难受的，所以不论他多么爱自己的妻子，一些准爸爸仍不愿待在产房。但可以肯定，参与宝宝出生过程的准爸爸们将见证一个奇迹般的时刻，这会让他永远铭记。此外，丈夫和妻子共同分享这一经历必定会增进他们之间的感情。无论如何，鼓励您的伴侣去做他认为正确的事情吧。

妻子分娩时，丈夫需要知道准妈妈想要什么；其次，需要了解分娩过程。第一件事要求夫妻之间有密切沟通，第二件事可以通过产前讲座或这本书中的相关章节来了解。

产妇的需求各不相同，有些需要身体上的安慰，例如按摩、握手、抚摸额头；也有一些需要语言鼓励和心理安慰。丈夫必须做好心理准备，接受妻子可能出现的情绪波动。不要表现出恐惧以及焦虑，对您的伴侣来说这相当重要。

获取信息

您的伴侣还有一项重要的职责，那就是和您的医疗人员及助产士沟通。分娩过程可能存在一些您不能完全掌握的状况，您的伴侣可以在这时发挥作用，他可以询问详情并向您解释。他需要提出问题、获取信息，确保你们对所有情况完全了解，并且能够参与任何必需的医疗决定。

您的伴侣 他能做的最重要的事情是，确保自己事先了解分娩的过程，使您在分娩时能够放心地依靠他。

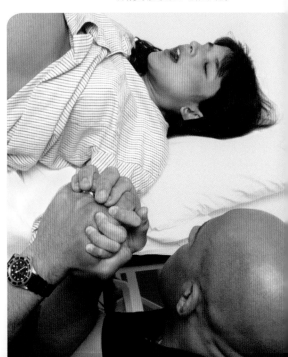

引产

引产是指在自然分娩发生之前人为地将分娩提前。如果医务人员决定立即实施分娩，则引产是必需的，因为此时分娩不是自然发生的。

> 引产很难按照教条来界定，它往往是难以预测的。

引产是针对那些没有任何即将分娩征兆的孕妇，以及胎膜已破但是24小时内还没有出现宫缩的孕妇。您有必要了解，引产并不是特定时间的简单干预，这个过程是一系列复杂的干预和交互作用，这取决于产程中可能发生的一系列事情。因此，引产很难按照教条来界定，它往往是难以预测的。这就是为什么多数助产士和医生在没有特殊理由的情况下不愿实施引产。

不同国家、不同医院产科，甚至同一个产科中的不同产科医生之间，引产率都存在较大的差异。它受很多因素的影响：以怀孕的复杂性为主，其他因素为辅。每个产科医生对母亲和胎儿的判断也是影响因素之一。

一般而言，如果实施引产，则有70%~80%的概率是阴道分娩，但是引产会增加产钳和真空吸引器的使用概率。成功的阴道分娩需要孕妇具备很好的阴道分娩条件：宫颈成熟，胎儿大小合适，胎头和正常大小的盆腔衔接。

引产指征

实施引产的唯一判断标准是胎儿在外界比在子宫内能得到更好的照顾，或者出于母亲健康的考虑需要提前分娩。在这种情况下，所有的条件都是相对的，一个决定往往是综合考虑胎儿和母亲的因素后再得出的结果。

出现下列情况时可以考虑引产。

胎儿——如果产前监测显示胎儿发育迟缓或停止发育，或者有信号表明胎儿在子宫内窘迫，则可能实施引产。胎儿窘迫可能包括胎儿运动减少以及羊水量减少，通常是由于胎盘功能衰退造成的。其他条件还有，胎儿受母亲Rh同种免疫的影响，以及母亲患有糖尿病，这些情况都会增加孕期最后几周胎儿在官内的危险。同理，如果胎儿异常，也需要产后立即进行外科手术。决定引产之前，医生会评估未成熟胎儿离开子宫后是否有危险，当所有专家意见已经达成共识时，引产对胎儿来说更安全。得益于现代新生儿护理技术的进步，大多数28周后分娩的新生儿不会有太大的问题。

母亲——如果患有严重的先兆子痫，难以控制的糖尿病、肾病、肝病、心脏病、自身免疫疾病，都需要实施引产。

综合考虑母亲和胎儿因素——如果出现上述关于胎儿和母亲的多个因素，也可能需要实施引产以确保母亲和胎儿的健康。通常情况下，先兆子痫、妊娠糖尿病、胎膜早破是最常见的需要引产的综合指征。

过期分娩——很多医院会给孕期超过41周的孕妇进行引产，这是因为它减少了无法解释的死产和其他晚期妊娠并发症的风险，而且不会增加剖宫产率。

毕晓普评分

毕晓普评分（Bishop's Score）能够客观地评价宫颈是否适合引产。如需实施引产，大多数医院会参照毕晓普评分来确定产妇的情况。您的助产士或医生会通过阴道检查，确定宫颈的扩张程度、长度、硬度及位置，也会测量胎儿到达骨盆的情况。这些因素将得到0~3分的评分。总分大于5分，表明宫颈成熟，适合引产。

分数	宫颈状况				
	扩张程度（厘米）	长度（厘米）	硬度	位置	头位
0	关闭	3	硬	后	-3
1	1~2	2	中	中	-2
2	3~4	1	软	前	-1
3	5+	0			0

引产方法

采取引产的决定往往取决于孕妇是第一次怀孕还是再次怀孕，是否已有子宫疤痕存在，内膜是否完整以及宫颈的状态，并非只在胎儿不是头位，或者胎儿入盆情况不佳时才考虑引产。

当您进入产房，您的助产士会对您进行检查，并使用胎心率与宫缩描记图监测胎儿的心率，以确保不存在胎儿宫内窘迫的指征。检查由腹部触诊开始，助产士首先会确定胎儿的长度和头径，以及胎头入盆的程度。接下来，助产士会使用毕晓普检测系统轻柔地进行阴道检查来评估您的宫颈情况。理想的宫颈条件对引产成功是非常重要的。

前列腺素胶囊或药片

在分娩过程中，缓慢释放的前列腺素刺激子宫开始收缩。如果您的宫颈条件不理想，助产士或者医生会建议您将一些合成前列腺素胶囊或片剂放入阴道中，从而刺激宫颈松弛。在第一次给药大约6小时后，可以进行第二次阴道给药，因为一些孕妇需要更多的剂量才能使她们的宫颈充分放松。据经验判断，在前一天晚上给药是较好的选择，这样孕妇可以在第2天醒来时进入分娩或者为下一产程做准备。

这个过程非常简单，在普通病房里就可以操作，但考虑有危险因素存在，会将孕妇移至产房进行。每次给药后需进行30分钟的电子胎儿监测，只要胎心率与宫缩描记图正常，就可以使用听诊器间断监测。一旦宫缩开始，就需使用电子监测。

近年来，新推出了一种缓慢释放的前列腺素，对宫颈条件不理想的再次妊娠的产妇十分有效。

人工破膜（ARM）

人工破膜通常在宫颈口扩张至2～3厘米时进行，通过阴道将一细长的塑料钩插入宫颈，破坏脆弱的羊膜使羊水流出。这样有助于释放更多的前列腺素，引起规律宫缩。在有些产程中，人工破膜后无须更多干预，因为宫缩已经在相对

黏膜按摩

在确定预产期前，医生或助产士会向您建议做一个阴道检查。他们会轻缓地插入一到两根手指，环绕宫颈口按摩黏膜。这可以促进前列腺素释放，有助于宫缩开始。过程中可能有不舒服，有时导致轻微出血，但这种按摩是有效而安全的。

较短的时间内形成了。若还未发生宫缩，您需要进行下一步——注射催产素。

催产素或者合成催产素

催产素是脑垂体产生的一种激素，可以引起子宫肌肉收缩。合成催产素是一种等同于催产素的合成品，给药时会通过前臂静脉滴入。合成催产素通常会被注入已消毒的液体袋中（通常是糖和盐溶液的混合），给出的起始剂量较小，之后逐渐加量直至有效的宫缩建立，即每10分钟3次、中等至强烈的宫缩。与点滴相连的特殊仪器或者输液泵会控制输入剂量，这样便于根据您的产程，最重要的是根据胎儿对宫缩的反应来调节剂量。

由于合成催产素造成的宫缩强大而迅速，胎儿无法经历较温和的子宫运动，很容易产生胎儿窘迫。例如，如果胎儿因为发育不良需要催产，他的自身条件本身可能就不及正常发育和自然生产的胎儿。因此，一旦合成催产素开始滴入，就需要对胎儿进行电子监护。

在后面的部分，我将解释在正常宫缩变得足够强大、足够规律以及在宫颈完全扩张之前，必须延长子宫活动。

了解到这一点，会更容易理解为什么使用合成催产素会是一个更漫长、更痛苦的分娩过程。分娩并不是真的被延长了，而是宫颈在开始扩张前需要一段较长的时间。此外，诱导的宫缩会使疼痛加剧，因为您没有经历子宫活动逐渐加强的过程，这个过程只有在自然分娩的潜伏期里才会发生。这也解释了为什么大多数产科大夫会建议您在诱导之前接受硬膜外麻醉，以及在滴入合成催产素前通常会先进行硬膜外麻醉的原因。

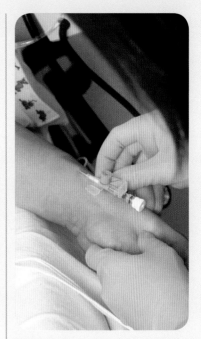

合成催产素 通过手臂或手静脉点滴给药。

" **理想的宫颈条件对引产成功是非常重要的。** "

第一产程

理论上，第一产程是从开始出现规律宫缩到宫口全开（10厘米）的过程。这一阶段又分为三期：潜伏期、活跃期和过渡期。

潜伏期

第一产程潜伏期时，子宫开始收缩，这种收缩通常是轻柔且不规律的。对大多数孕妇来说，这种疼痛类似于不严重的痛经或者后背疼痛。这种早期宫缩非常关键，它可以使长约2厘米的厚厚的桶状宫颈变薄、变软、变短。

您可能无法察觉宫缩顺着您的子宫由上而下扩散，它正在使您的子宫下段和宫颈变得越来越薄，像一只手套一样越来越接近胎儿的头部。宫颈管消失指的就是这个过程，它是宫颈延伸、开放、扩张的前奏。这一潜伏期会持续8小时左右，初产妇相对较长，经产妇较短——她们甚至可能意识不到宫缩已经开始。

妊娠最后几周释放的激素有助于宫颈变软，但是第一产程中宫口的开放必须依靠逐渐加强的宫缩。在潜伏期，宫缩通常为15～20分钟一次，每次持续不超过30～60秒。

如果您觉得潜伏期疼痛难忍，可接受镇痛干预。但在活跃期开始之

第一产程

分娩的第一阶段，宫颈变大，子宫口张开到10厘米，使胎儿的头部和其他部位顺利通过。

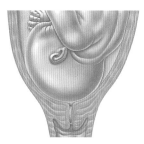

潜伏期 宫颈变薄并开始扩张。

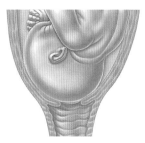

活跃期 宫缩变强，继续张开。

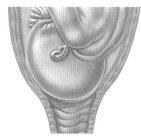

过渡期 宫口张开10厘米，胎儿下降。

前，助产士或医生会建议您吸入医疗氧气，或者采取肌肉注射盐酸哌替啶，而不是进行硬膜外麻醉。在重力作用下，您更容易进入活跃期，所以此时医生会鼓励您站立而非卧床。

活跃期

当宫颈扩张至4厘米，宫缩变得更规律，表明活跃期已经开始。助产士会通过宫缩情况而不是依据宫颈情况来判断您是否已经进入活跃期。

随着第一产程进入活跃期，宫缩已经可以从肚子周围观察到，用手就能够直接感知到子宫肌肉的紧缩。子宫是一个巨大的肌肉组织，需要许多能量供应才能高效运转，这也是宫缩之所以疼痛的原因。在宫缩期，子宫肌层内的血管被压缩，造成供血不足，进而导致肌肉缺氧并释放出疼痛介质，而在间歇期，血管开放，疼痛便会消失。

要注意的是，胎盘内的血管也会承受压力，所以宫缩会导致胎儿供氧量的减少。因此，处于宫缩高峰时，胎儿的心率可能会下降。随着产程推进，需要密切观察胎心，以确保您的宝宝不会发生宫内窘迫。

子宫是一个巨大的肌肉组织，需要许多能量供应才能高效运转。

宫缩改变

进入活跃期后，宫缩会显著改变。首先，它会变得更强烈、更疼痛。其次，疼痛范围不再局限于您子宫的下段，而是由宫底向整个子宫扩散。宫颈在这种作用下开放至10厘米，并将胎儿的头向推进至宫颈。宫缩从每10~15分钟一次，变成每5分钟一次或每2分钟一次，这里计算的是从一次宫缩开始到下一次宫缩开始的时间。

活跃期末，每次宫缩会持续约60~90秒，两次宫缩的间隔时间变得非常短。在宫缩加强时，子宫肌肉会被带动紧缩，您会感到腹部似乎被一条紧缩的绷带紧压着。疼痛会在每次宫缩中逐渐加强，然后达到高峰，持续30秒后衰减。

> ## 第二产程开始之前，胎儿的头和肩降至骨盆。

宫颈口开至4～9厘米时，宫颈的开放速度达到最快，随后会减缓。这是因为宫颈扩张不是产程的唯一标志。第二产程开始前，胎头和胎肩降至骨盆腔也是非常重要的指征。

第一产程活跃期的长短取决于孕妇是初产妇还是经产妇。如果您是初产妇，第一产程宫颈开放约每小时0.5～1厘米，如果您已经生产过，宫颈开放速度会更快。

破膜

约15%的孕妇会在第一产程开始前自然破膜，而且大多数会在24小时内宫缩开始，宫颈管扩张。另外85%的孕妇在产程开始前胎膜是完整的，自然破膜通常发生在产程开始后，有时产程过快甚至会出现急产，会将胎儿随羊膜囊一起产出。

有些产科会在强有力的宫缩形成以后，宫口开放达到4～5厘米时采取人工破膜。这是因为人工破膜可以促进前列腺素的释放，加速子宫收缩，而且可以除去胎头周围的液体垫，使宫颈更加直接地受到压力，进而推进产程。但是如果您希望经历一个没有任何干预的自然的产程，没有必要进行人工破膜。

当您需要引产或者您产程过于缓慢需要加速时，可以采取人工破膜。它不仅可以加速产程，也是确定胎儿是否窘迫的重要手段。如果胎心率与宫缩描记图提示有任何异常，助产士可能会建议您破膜，以便内置电子监测仪能够直接接触到胎头。同时，助产士会检查羊水，查看是否有胎粪沉着，从而确定胎儿情况。

如果您的宫口已经发生部分扩张，人工破膜的操作通常不会引起额外的疼痛。但有些情况下不建议实施人工破膜，比如早产。早产发生时为了保护脆弱的婴儿，减缓其所受到的压力，最好能将羊水保留，而且时间越长越好。

过渡期

过渡期是指一段中间时期，常见于第一产程末期，但并不总是出现。第一产程末期，孕妇宫口已全开，但还未出现第二产程中的强烈的排便感等临床表现。过渡期可能持续几分钟，也可能持续1小时甚至更久。对于一些孕妇来讲，这个过程是她们分娩中最困难的时期。好几个小时的宫缩已经使她们疲惫不堪。部分孕妇还反映此时会感到恶心。此时的宫缩较此前更为强烈，每次持续60～90秒，间歇期30～90秒，几乎没有给孕妇喘息的机会。很多孕妇会因为无法控制事态发展而恐惧。从某种角度来说，失控的确是事实，因为从此开始，分娩会显现出某种趋势并不间断地进行下去，直到把婴儿分娩出来。但好消息是，过渡期的出现意味着分娩即将结束，一切痛苦也将成为历史。

想要使劲儿

一些产妇会在宫口未开全之前就进入过渡期，产生强烈的排便感。但如果在宫口开到8～9厘米时就使劲儿的话，子宫就会变得又厚又肿胀，像一个禁锢在婴儿头部的环，而正常情况下，子宫薄如纸张，非常利于胎儿下降和顺利通过。如果您想要使劲儿，助产士会教您如何喘气和轻快地呼吸。她也会让您改变体位，以便减少胎儿头部对子宫的压力（比如以手或膝关节支撑抬起臀部）。请注意，直立位会增加您的压迫感。或者您可以选择硬膜外麻醉，当宫口完全张开，胎儿进一步下降，这时再使劲儿。

观察产程

产程进展是否顺利，取决于宫缩是否持续和胎儿是否沿产道下降。既没有什么绝对的胎儿或骨盆指标，也没有哪次宫缩可以完全预示产程

> 66
>
> **过渡期的出现意味着分娩即将结束，一切痛苦也将成为历史。**
>
>

的顺利进行。因此，腹部检查和阴道检查对您的产程评估同等重要。在每次检查中，助产士都将触摸您的腹部以确定胎儿的胎产式和胎先露。大多数妊娠中，胎儿都是纵向的头位。关于其他胎儿体位的信息，如臀位或横位，可阅读本书相关内容。

促进产程

如果自然分娩过于缓慢，或许有必要人为地加快或推进产程。产程图是帮助判断何时应采取促进产程的措施的最好工具。如果宫缩良好，但胎膜未破，应当人工破膜推动产程。如果宫缩无力，频率不足或不规律，但是胎膜已破，应该注射催产素加强宫缩力度并使其变得规律。

衔接和位置

分娩过程中，医生有必要评估胎头进入骨盆的深度。入盆的界定是胎头的双顶径进入骨盆入口平面，也可以理解为在腹部只能触摸到1/5或2/5的胎头。能摸到的胎头部分越少，产程会进行得越顺利。医生通过阴道检查可以知道您的宫口扩张了多少厘米以及胎头最低点进入到骨盆哪个水平面。这个水平面是在人为划分的骨盆内水平线。当胎头最先接触骨盆的入口平面，标记为−5；当胎头的顶端到达骨盆中间平面时，标记为0；当胎头到达阴道出口平面时，胎标记为+5。

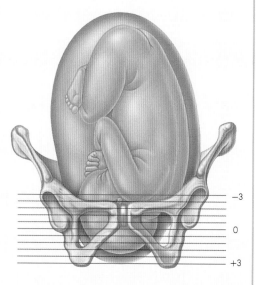

−3

0

+3

下降 胎头下降的位置是根据高于（−）或低于（+）坐骨棘（骨盆最狭窄的部位）多少厘米来描述的。

产程图

监测产程的最好方式是使用产程图。下图是一张绘有各种不同曲线的大图表，其中的数据都来自产程观测的过程。

在表的最顶端会记录产妇的所有个人信息以及一些面向助产士和医生的特别提示和说明。下面就是一系列的曲线图，包括胎儿的心率，孕妇每间隔10分钟的宫缩次数，孕妇的体温、血压、脉搏和尿量。如果您使用了止痛药或催产素，药物的剂量及使用时间也将被记录下来。

表格中最有价值的部分是记录宫口扩张及胎头下降的图表，助产士会在每次测量评估后进行记录。产程的进展通过表格可以一目了然，其中的异常也可以明确体现。事实上，在多数的表格上都可以看到陡峭的黑线，这是宫口从0～10厘米变化过程中的标准曲线。初产妇的曲线大多会顺着理想曲线逐渐往后发展，会比想象中稍高一点儿，而经产妇的曲线变化会更陡峭一些。胎头下降的曲线在理想曲线的下方。当然，并非所有产程都严格按照理想曲线来进行，但如果产程延缓（记录结果的曲线在标准曲线的右方），应尽早采取必要的补救措施。

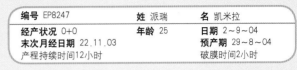

编号 EP8247	姓 派瑞	名 凯米拉
经产状况 0+0	年龄 25	日期 2～9～04
末次月经日期 22.11.03		预产期 29～8～04
产程持续时间12小时		破膜时间2小时

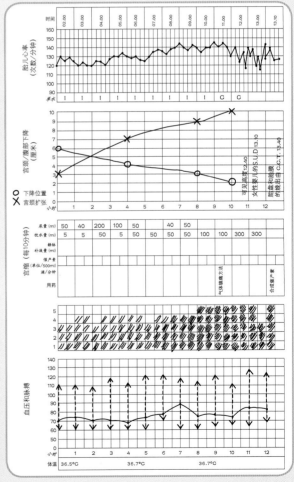

第一产程

正常的分娩是以下三个因素共同作用的结果。

▶力量——强有力的子宫收缩力使宫口扩张更充分

▶乘客——合适的胎儿大小和正确的胎位，可确保胎儿顺利通过母亲的骨盆，进而顺利娩出

▶通道——骨盆为胎儿娩出提供充足空间

三个因素相互关联，产程顺利与否取决于三者的相互作用。

> 绝大多数妊娠都是纵产式和头先露……

因为催产素具有诱导作用，开始时应使用小剂量，之后再把剂加量逐步加大，直到宫缩会每10分钟规律地发生3~4次。

促进产程的过程中，孕妇需要时时刻刻接受监测，确保胎儿不出现窘迫，4小时后应该做进一步检查。通常监测结果会提示在注入药物后宫口会进一步扩张，胎儿进一步下降，这种情况会持续到下次检查（4小时后）。所有的观察数据都应记录在产程图上，这时的宫口扩张图看起来更符合常规。但偶尔也会出现这样的情况，几个小时过去产程没有任何进展，此时医生将会再次给您检查，必要时会建议实施剖宫产。

产程延长

产程延长是指产妇出现规律宫缩超过12小时。大约5%～8%的分娩会出现这一情况，而且初产妇的发生概率要大于经产妇。

如果宫口无法充分扩张使胎儿顺利进入产道，或者如果胎儿不能旋转以致无法以最佳体位完成分娩，产程都有可能延长。因为宫口扩张，胎儿下降和旋转往往是相辅相成的，所以产程延长是由多种因素综合作用导致的。常见的产程延长的原因有头盆不对称、胎儿或母亲的阻碍、无效的子宫运动、枕后位，这些原因相互关联。

头盆不对称

头盆不对称指相对于母亲的骨盆来说胎儿的头太大。它是一个相对的概念，同样的骨盆，这个胎儿通不过，换一个胎儿也许就能通过。对于初产妇，当发现胎头未能及时进入骨盆内时，就应当怀疑有可能头盆不对称。医生通过母亲的身高和鞋子尺码可以获得更多的信息。如果产妇身高不足150厘米，穿34或更小号的鞋子，那么她的骨盆很有可能非常小，这时想要顺产就会很困难，甚至不现实。

如果在产前检查时出现疑似头盆不对称，医生会建议实施剖宫产，以避免延长产程。也可以理解为，如果胎头已经进入骨盆，而且产妇坚持顺产，就意味着她将经受更多的考验。在这种情况下，只能利用产程图密切进行监测。一旦计划失败，应该立即选择剖宫产。

对于经产妇来说，胎头一般只在产程开始时才进入到骨盆，所以更难判断头盆是否对称。回顾第一次生产时的情况和胎儿的重量会有多一些的线索。有些医生曾经认为X线或CT检查可以确定产妇骨盆的确切大小，但现在已经很少使用这种方法。无论测量出的骨盆大小如何，只有监测产程才可以确认胎头是否能顺利通过。

只有通过监测产程才可以确认胎头是否能顺利通过。

产程受阻

产程受阻通常是因为忽视或错误处理产程中出现的问题而引起的。常见的问题有头盆不对称或胎位异常，如肩位或横产式，除此之外还包括盆腔病变，例如子宫纤维瘤、卵巢囊肿、肾移植或胎儿患有先天性疾病，如脑积水。好在这些现象如今已经不多见了，即使存在，在大多数情况下也会在分娩前被检查出来。

在第一产程中，子宫会强有力地收缩，减少分娩时的障碍，此后子宫就不那么活跃了。然而，如果在第二产程中出现问题，子宫会产生条件反射性收缩，从而形成叫作邦德环的形状。这时的子宫上部变得厚且短，下部被拉紧、变薄。这种情况要实行紧急剖宫产，以防止出现子宫破裂。

无效宫缩

只有宫缩有效并且沿子宫向下传导，才能确保产程顺利地推进，否则产程将被延长。无效宫缩是指过度宫缩和宫缩乏力，5%的初产妇和1%的经产妇会发生这种情况。宫缩不活跃被称为子宫乏力症，但除非是子宫不对称或同时存在另一种阻力，否则子宫对催产素是非常敏感的。子宫过度收缩又称为不协调性宫缩，它是由于子宫缺乏协调性，产生了各个部分独自收缩的情况。这种宫缩往往不能使宫口开全，而且孕妇会感受到剧痛。这种痛苦通常是为了加速产程而滥用催产素引起的。如今，随着硬膜外麻醉的广泛应用，很难再监测到孕妇在产程中出现局部疼痛的情况。因此，产程图是一个监测无效宫缩的良好依据，它适用于各种类型的无效宫缩。当宫口不能持续扩张，或是在4小时内扩张小于2厘米，同时伴有胎头下降困难的情况，就应该采取剖宫产。

> 宫缩有效并且沿子宫向下传导，才能确保产程顺利地推进。

枕后位

如果胎儿是枕前位，产程将顺利进行，分娩也不存在任何问题。枕前位是指胎头的后部对着母亲的前方。当胎儿处于枕后位时，面部朝前，头的后部压着母亲的后背（骶骨），脊背压在母亲的脊背之上。因为胎儿的头顶着母亲的骶骨，所以很难在这种姿势下活动自己的脖子和下巴，相当于运动受到了阻碍。这样的情况下产程会延长，产妇也会更加煎熬，尤其是后背部会更加不舒服。正因如此，有人把枕后位产程称作背痛产程。

为了减少背部的压力，您可以尝试利用手和膝盖的力量支撑在地面上；或是双腿交叉而坐，并向前倾斜；或是活动您的骨盆。此外，还可以通过按摩来缓解疼痛区域。让胎儿头部旋转的最好方法就是直立坐着，并且不断地活动。如果您必须躺着，一定要躺成一个有利于胎儿旋转的姿势（您的助产士会指导您）。尽量避免平躺，在这种情况下胎儿的重量会完全压在您的脊柱上，您可能会感到眩晕。

胎儿旋转

有10%的胎儿在产程刚开始时是后位，由此可见这个问题并不少见。多数情况下，胎儿会在第一产程结束前自动旋转到前位，但是这个过程漫长，常常还会导致产程延长，使母亲更痛苦。

当胎儿后位时，通常需要采取硬膜外麻醉和促进产程的措施，产妇的体力消耗过多再加上胎儿窘迫，往往会使局面更严峻。如果在第二产程开始前，胎儿仍未能转到前位，助产士会建议您进行硬膜外麻醉（避免任何使劲儿的冲动），并改变体位，以促使胎儿的旋转，让您进行1小时甚至更久的休息。之后，如果胎儿仍呈后位，阴道生产仍有可能实现，但会加剧您会阴受损的风险，这时最好能利用产钳等工具使胎儿变成枕前位。当这些措施都没有奏效时，只剩下剖宫产这一个选项了。

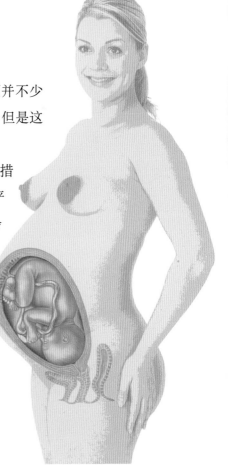

枕后位 如图所示，胎儿的头部和背部朝向母亲背部，胎儿脊背压在母亲脊背上。

缓解分娩的疼痛

止痛是一个棘手的问题，毕竟没有人愿意忍受疼痛。然而对于产妇而言，为了把孩子顺利生下来而经受宫缩是极为难受的，尽管有多种方法帮助您缓解疼痛。

关于分娩时的止痛，孕妇和医学专家已经为此激烈争论很多年了。在众多论点中，主要可以分为两种观点：一种观点认为，分娩是一个自然进程，这个自然进程也包括疼痛，所以采取任何方法进行止痛都是不可取的；另一种观点则认为，女性所承受的疼痛应该是有限的，所以在出现不舒服前就应该采取减少痛苦的措施，某些情况下，剖宫产也是可以选择的。

我对两种观点均无异议，无论采用哪种观点的方法，前提是产妇在做决定之前对所有可行的选项有所了解，并得到合理的建议。初产妇很难真正地理解这种痛苦，因为在她们一生之中或许还从来没有经历过如此刻骨铭心的疼痛。经产妇或许会好受一些，然而每次生产的情况各不相同，所以她们也不能肯定自己到底有没有把握去应对。我从不认为，在生产过程中使用了止痛药的产妇就不能被称为伟大的母亲。

我的个人意见是，保持开放的态度，不要墨守成规，在合适的时间采取最佳的办法即可。因此，我鼓励产妇尽可能多了解全面的知识，关于止痛，您了解得越多，就越有可能在那一刻做出最适合您和宝宝的选择。

缓解疼痛的医疗办法

有三类止痛方法：
止痛剂，用于减轻痛觉。
▶吸入性止痛剂，如安桃乐
▶全身性止痛剂，如盐酸哌替啶

局部麻醉，阻止痛觉的传递。
▶硬膜外麻醉
▶脊髓麻醉
▶外阴麻醉
▶子宫麻醉

全身麻醉，使患者失去知觉而感觉不到疼痛。

止痛药

止痛药会作用于大脑，通过阻止痛觉神经系统的传导使人产生无痛感。医疗氧气和盐酸哌替啶是两种在分娩过程中最常被使用的止痛类药物。

吸入止痛药

医疗氧气（一氧化二氮和氧气的混合气体），又称为安桃乐，是一种止痛气体，通常与空气按1∶1比例混合。它主要作用于痛觉中枢，阻断痛觉神经传导，有显著的镇定作用。然而使用时经常会出现头轻的感觉，好像自己飘浮在空中，大多数孕妇都很喜欢这样的感觉。

英国国家生育信托最新的研究表明，英国有99%的产妇、全球有55%的产妇在分娩时会选择医疗氧气。医疗氧气之所以得到广泛应用，主要优势在于产妇能够自己控制它的用量，不会使用过量，并且对胎儿没有任何副作用。在家分娩时也可以使用。

如何使用

安桃乐的最佳使用方式是在宫缩开始时吸入。孕妇通常借助导管或面罩缓慢地、深深地吸气，然后再缓缓地吐出。如此反复五六次后，药物就会进入大脑，您就会感受到疼痛被缓解，同时身体有轻飘

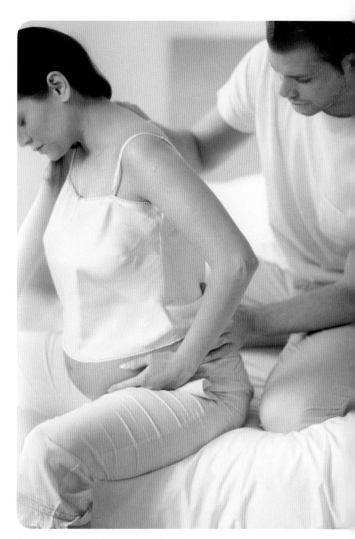

伴侣参与 让丈夫意识到妻子的痛苦，帮助她进行腹部呼吸和其他放松治疗。

飘的感觉。这时不要立刻停止，而是应当重复吸入和呼出这个动作，直至宫缩消退。

注意，在宫缩期间无法使用安桃乐，它不但对缓解下次宫缩的疼痛起不到任何作用，反而会让您感到不舒服和心慌。有些人很排斥面罩的橡胶味，所以我建议使用导管。而且，在宫缩剧烈时嘴里咬着某个东西也会让您好受一些。

对大多数产妇来说，安桃乐在产程的初期很奏效。所以有些人希望整个产程只使用这一种药物，而另一些人则认为她们需要一些额外的药度过第二产程强烈的宫缩。我认为在产程初期使用安桃乐好处之一就是，让您更加专注于呼吸的技巧，这样您会更加有把握，某种程度上这也是缓解疼痛的办法。

尽管这种药物会通过胎盘接触到胎儿，但它在产妇和胎儿的体内代谢都非常快，不会引起不良反应，所以您不必担心宝宝出生时会不停大笑，或者处于兴奋状态。

全身性止痛剂

全身性止痛剂作用于整个身体。盐酸哌替啶，即人工合成的吗啡，目前已广泛应用于分娩。此类药剂分为很多种，它们不仅会减轻疼痛，也会使人嗜睡。盐酸哌替啶通过刺激大脑和脊髓中的特异性受体，从而阻断痛觉神经系统的信息传导。脑内啡是人体的一种内源性止痛物质，它同样通过这种特异

性受体发挥镇痛作用。盐酸哌替啶可迅速发挥作用，且易于注射，通常都在大腿上部或臀部注入，15～20分钟内发挥效用，3～4小时后失效，失效后您需要再次注射。

从1950年起，助产士可以在没有医生处方的情况下给正在分娩的产妇开盐酸哌替啶，至今它仍是主要的止痛药物，在英国有40%的助产士选择用它来帮助产妇止痛。

盐酸哌替啶的问题

作为分娩使用的麻醉剂，盐酸哌替啶也有一些不光彩的历史，它有时很容易使产妇镇静过度，在宫缩期间感到呼吸困难，或处于低氧水平。盐酸哌替啶引发的一些不良反应包括恶心、呕吐、消化不良和胃排空延迟，还会使很多产妇有飘飘然的感觉。

盐酸哌替啶还可以快速通过胎膜进入胎儿体内，引起胎儿嗜睡。当胎儿处于麻醉镇静的情况下时，胎心率与宫缩描记图通常会出现一条低于基准线的曲线，这对胎儿心脏是不利的。新生儿的阿普加评分会因为呼吸水平的下降变得很低，有时甚至需要通过注射纳洛酮以消除盐酸哌替啶的副作用。

局部麻醉

局部麻醉经常被用来在分娩的三个阶段中缓解疼痛，它通过麻醉药物阻断神经传递，进而发挥作用。

是否使用局部麻醉的方式取决于分娩的过程，比如，硬膜外麻醉适用于包括自然分娩在内的所有分娩方式，而脊髓麻醉只适用于剖宫产和普通的人工流产。同理，外阴或宫颈麻醉能够彻底消除因产钳助产、吸引助产引起的疼痛。

硬膜外麻醉

良好的麻醉可以有效抑制来自腹部的感觉和子宫的疼痛，这种消除疼痛的方法涉及许多重要的医学手段，因此只能在接受24小时待产的医院中进行。请务必告诉助产士您同意采用硬膜外麻醉，之后她会向您交代麻醉后可能出现的风险。

硬膜外麻醉如何起作用

您的脊髓被一层叫作脊膜的厚膜（鞘膜）包裹着，与此同时，脊椎骨牢牢保护着您的脊髓。脊椎骨与脊髓之间存在硬膜外腔隙。

控制疼痛的神经纤维始于脊髓，穿过脊膜，经过硬膜外腔隙和脊椎骨，最终到达腹部。神经纤维被注射进硬膜外腔隙的麻醉药物浸润，进而阻断疼痛的传导。

如果药物的浓度过高，控制腿部运动和膀胱的感觉神经也会被阻断。这意味着您将感到腿很沉重，不能进行正常活动，同时小便不再受控。

什么时候需要硬膜外麻醉

▶根据您的需要，用来缓解分娩第一、二阶段子宫收缩产生的疼痛

▶再次怀孕

▶早产

▶产程过长；分娩过晚；子宫收缩无力或者收缩不规则；头盆不对称引起的产程延长

▶器械助产：吸引器、产钳助产

▶胎儿臀位

▶选择性剖宫产手术（禁忌证除外）

▶急诊剖宫产手术（禁忌证除外）

▶会阴修复或者必要的会阴切开

硬膜外麻醉Q&A

硬膜外麻醉会痛吗?

会麻醉局部皮肤,因此在插入硬膜外麻醉管之前,您不会感到疼痛。

硬膜外麻醉没起作用怎么办?

如果麻醉药物没能均匀分布在硬膜外腔隙,您会感到腹部或者臀部的某些部位无麻醉效果。有时会发生麻醉药物只麻醉了半个身子的状况,这时麻醉师会调整硬膜外麻醉管的方向,或让您侧身使麻醉药物能遍布全身。极少数的情况下,麻醉药物没进入硬膜外腔隙,麻醉师很可能会再次注射。

如果后背受过伤,我能进行硬膜外麻醉吗?

这主要取决于受伤的情况。通常情况下,硬膜外麻醉不适用于后背受伤的人。在您怀孕期间向产科麻醉师咨询相关事宜,从而选择最适合您的麻醉方法是最明智的做法。

硬膜外麻醉管会伤害脊髓吗?

硬膜外麻醉管进入脊髓的情况很少见。一旦这种小概率事件发生,麻木的区域会移动到一个更高或更低的水平,麻醉师会马上意识并纠正这个错误。麻醉药物不会伤害脊髓致使您瘫痪。

我能在第二产程自己娩出孩子吗?

答案是肯定的。但是想要在硬膜外麻醉的情况下娩出孩子会更加困难。因为在第二产程您感觉不到子宫的收缩和随之而来的强烈的分娩意愿,这决定了您不知道向哪里使劲儿。助产士会告诉您子宫是否收缩,你们将共同配合并完成分娩。另一种解决方法是降低硬膜外麻醉的效果,这样您便可以知道子宫什么时候收缩,更重要的是您知道用力的方向。

我是否更适合人工分娩?

很多女性不愿意独自完成第二产程的分娩,硬膜外麻醉也促使产妇更加依赖产钳助产、吸引器助产和剖宫产。我个人的看法是,一位强烈渴望自然分娩的女性,在经验丰富的助产士的帮助下很少发生难产。

我的孩子会受影响吗?

任何麻醉药物都不会通过胎盘,所以对宝宝是无害的。但麻醉药物会导致血压的突然或持续下降,进而导致胎儿窘迫。在接受硬膜外麻醉后,需要进行至少30分钟的电子胎心监护。

> 66 **助产士会告诉您子宫是否收缩,你们将共同配合并完成分娩。** 99

硬膜外麻醉前的准备

如果您决定接受硬膜外麻醉，助产士将向您解释操作的全过程，麻醉师会回答您所有的问题并征求您口头或书面形式的认可。

实施麻醉的过程中，您需要呈蜷腿左侧卧位，或者用双手支撑在桌子上维持身体前屈状。当子宫强烈收缩时，左侧卧位能避免子宫压迫到盆腔内的大静脉，进而可以防止在进行硬膜外麻醉穿刺的过程中（20～40分钟内），因血压下降造成的头痛和胎儿缺血。

在准备阶段，需要您躺平或坐直。子宫收缩时麻醉师会停止操作，子宫收缩结束再继续进行。助产士会给您输入葡萄糖盐溶液，这些液体能抵抗麻醉药物的降血压作用。

麻醉师首先会给您的腰背部消毒，同时用无菌铺巾覆盖身体的其他部分，这样可以减少感染的风险。之后，在选定部位向皮下注射麻药来麻痹皮肤，这样可以最大限度地减轻整个穿刺过程中的疼痛。

硬膜外麻醉的过程

麻醉师会小心翼翼地将穿刺针刺入两块脊椎骨之间，缓慢推进，最后到达硬膜腔，然后注射小剂量的麻醉药物来检查穿刺的效果。如果腹部成功产生了麻醉效果，麻醉师会通过穿刺针将一根较细的塑料软管送入硬膜腔

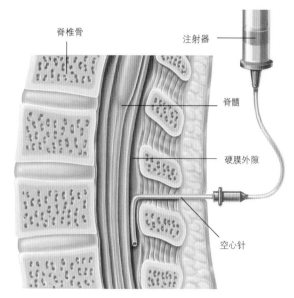

脊椎骨　注射器　脊髓　硬膜外隙　空心针

插入　一根较细的塑料软管被送入硬膜外，和脊髓保持一定的距离，防止触碰硬膜腔。

并将其固定。一切就绪后，在软管的末端接上细菌过滤器。

体外的软管会绕过肩膀固定在背部的皮肤上，这样可以防止其脱落。随后，麻醉药物会全部推入软管，您会感到一阵凉意沿脊髓向下蔓延。

麻醉师和助产士会立刻为您测血压，并在之后30分钟里每隔10分钟检查一次。同时进行的还有胎心监测。很多医院将胎儿监护列为硬膜外麻醉之后的常规监测项目。您的肚子会很快变得麻木，但是麻醉药物需要20～30分钟才能使剖宫产、产钳助产、吸引器助产中产生的疼痛完全消失。

常规的硬膜外麻醉会阻断您控制膀胱的

神经，因此您感受不到尿意，也不知道什么时候该排尿。插入导尿管导尿可以解决这个问题。如果采取移动式硬膜外麻醉，您就可以自己小便了。硬膜外麻醉成功后，每隔3~4小时镇痛泵会泵入药物来消除疼痛。具体的时间取决于分娩的需要。

移动式硬膜外麻醉

大多数医院都使用移动式硬膜外麻醉，因为它使用的是较小剂量的麻醉药物阻断疼痛的方法，这样可以完全保留膀胱运动神经的功能。您膝盖以下的部分不会被麻醉，这也可以让您在分娩的过程中感到更舒服自

在，无须导尿管来帮助排尿。这种麻醉方式的另一个好处是可以根据分娩的不同阶段给药，但它并非在任何情况下都适用。

不宜使用硬膜外麻醉的情形

硬膜外麻醉的禁忌证是：针头插入可能导致血块（血肿）或脓肿（脓液聚集）形成并压迫脊髓的情况。这些都是潜在的非常严重的并发症，可能会导致瘫痪。尽管这种情况很罕见，但遗传性和后天性出血疾病都可能使您处于危险之中。同理，如果您使用了大量的抗凝血药物（例如，因为您在怀孕期间发生血栓），就不建议您使用麻醉药了。

极少情况下，孕妇患有背部感染性疾病，或者结核病和骨髓炎（严重的骨髓感染）。这种情况下，在穿刺部位发生脓肿的概率会增加，即硬膜外麻醉和脊髓麻醉都不适宜进行。

脊髓麻醉

大多数有关硬膜外麻醉的信息也适用于脊髓麻醉。脊髓麻醉的原理和硬膜外麻醉的原理相同，都是通过阻断支配骨盆的神经抑制疼痛。不同之处在于，脊髓

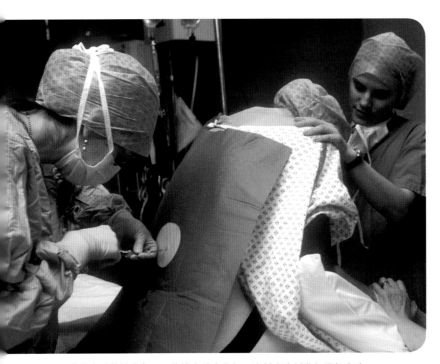

硬膜外麻醉前的准备　无菌铺巾盖在背部，注射麻醉剂进行局部麻醉。

麻醉在穿刺时进入的不是硬膜外腔隙（硬膜外麻醉需要），而是通过硬膜外脊膜进入脊髓腔中，向脊髓腔内注入药物。

近几年，脊髓麻醉在剖宫产和急诊分娩中的使用越来越普及，因为它可以立即起到麻醉作用，相比之下，硬膜外麻醉则需要20~30分钟才见效。脊髓麻醉是一次性的，效果可持续1~2小时，所以它无法在整个分娩过程中发挥镇痛作用。很多麻醉师在

剖宫产中会把硬膜外麻醉和脊髓麻醉联合起来使用。如此一来，脊髓麻醉能够消除痛苦，而硬膜外麻醉可以在手术中维持无痛的效果。

外阴麻醉

外阴麻醉即向阴道组织注射麻醉药物阻断外阴神经（支配阴道下半部分的神经）。适当的外阴麻醉能够减轻在第二产程中阴道

麻醉并发症

血压降低

血压降低是麻醉药物的一个副作用，通常在注射第一剂麻醉药时就会出现。因为在阻断痛觉神经的同时，也阻断了控制腿和盆腔血管容量的神经。这使得血管容量失去控制、不断增加，有更多的血液流入这些血管，导致供应大脑和心脏的血液就相应变少了。

这会造成通过胎盘的血流量减少，进而造成供应给胎儿的氧气减少。

出于对上述因素的考量，麻醉师会尽量避免将麻醉针刺入血管，使麻醉药物从血管中经过，同时还要不断监测您的血压。您的助产士会同步用胎心率与宫缩描记图进行胎心

监护。

头痛

头痛也是麻醉药物的副作用之一，但发生的概率较低。

麻醉后头痛是因为穿刺针伤害到了脊膜进入脊髓腔，使脑脊液渗漏，进而牵拉脑膜。这个问题可以通过平躺来缓解。

基于同样的道理，一些母亲会由于背痛而感觉到轻度的腿痛和麻木。

需要强调的是，上述后果尽管骇人听闻，但都是很少见的，大可不必担心。

这些症状在一两个小时或者几天后会消失。

背痛

近期一些研究表明，麻醉并不是长期背痛的罪魁祸首。产后背痛大多数是由产前的背痛引起的，例如姿势不当，而不是因为分娩时使用了麻醉剂。

在怀孕后期和分娩过程中，僵直的姿势和紧张的骶髂关节都可能引发背痛。而怀孕和分娩的经历使得很多母亲忽略了这些，最终把背痛归咎于麻醉过程。

近期也有报告称，使用移动式的硬膜外麻醉可以减少产后的疼痛。

> 近几年，脊髓麻醉在剖宫产和急诊分娩中的使用越来越普及，因为它可以立即发挥麻醉效果。

和会阴的疼痛，但是对于子宫收缩的疼痛无法发挥作用。因此，如果产妇尚未使用其他止痛方法，在使用低位产钳和真空吸引器帮助分娩时，通常采用外阴麻醉来止痛。外阴麻醉可以持续很长时间，适用于分娩以及外阴切开或阴道、会阴和肛门撕裂的情况。

由于需要向阴道的远端注射麻醉药物，所以麻醉针往往又长又细。医生会先向进针的位置喷洒产生凉感的麻醉药物，将表面的黏膜麻醉。这些药无须由麻醉师注射，医生就可以完成。在外阴麻醉的同时使用盐酸哌替啶和安桃乐对宝宝是没有影响的。外阴麻醉一般用于低风险的分娩和无麻醉师全天候待岗的情况下。

全身麻醉

在过去20年里，硬膜外麻醉在剖宫产中的应用越来越普遍，一定程度替代了全身麻醉。尽管如此，传统的麻醉技术偶尔还会用于剖宫产。

进行全身麻醉

所有的技术准备都在您清醒的情况下进行。在您进入睡眠后，您的伴侣可能会被要求离开。您首先要戴上氧气面罩，然后深呼吸，使血液中的氧气浓度提高。在手术台上您需朝左面躺，以便增加子宫的血液供应。

一切就绪之后，麻醉师会给您吸一种麻醉药物使您进入睡眠状态。之后，将一根导管快速插入您的气管，这根导管可以帮助您正常呼吸，同时防止胃内食物反流至口腔。

待您腹部的肌肉在麻醉药物的作用下松弛之后，外科医生会在麻醉药物影响到您的子宫之前将孩子取出。

您大约会睡45～60分钟，与此同时医生会逐层缝合子宫以及腹部的切口，帮助您止血。

为什么使用全身麻醉

母亲的原因

害怕打针、背痛、手术的过程（决定剖宫产）和很严重的产伤，这些都是母亲要求全身麻醉的原因。

产科学指征

出现极为紧急的情况威胁到胎儿的生命，如胎盘早剥、脐带脱垂。严重的出血情况也会促使麻醉师选择全身麻醉，或者将局部麻醉升级为全身麻醉，以稳定心血管系统。很多在怀孕早期被诊断出前置胎盘的孕妇也会使用全身麻醉。

母亲的指征

有心脏病的女性最好采用全身麻醉。类似地，一些因为有严重脊柱问题（侧弯和脊柱裂）而不能实施硬膜外麻醉的孕妇也适用全身麻醉。

孕妇有凝血问题、出血和先兆子痫等问题时，都不能进行局部麻醉，否则会造成穿刺处的出血渗入硬膜外或者脊髓腔。

非药物学麻醉

还有许多方法可以在不使用药物的情况下缓解疼痛，但需要明确的是，它们的效果各不相同，而且因人而异。

这些镇痛方法大致可分为两类：

● 需要使用仪器或专业医生操作的：经皮神经电刺激、针灸、催眠术、反射疗法、水中分娩。

● 由您或您的伴侣实施的自然方法：深呼吸放松法、按摩、芳香剂法和顺势疗法。

经皮神经电刺激

经皮神经电刺激（TENS）设备的电极通过导线和电池相连，在分娩时放在您的腰背部（如图）来缓解疼痛。它的工作原理是通过电流的刺激使身体产生一种被称为内啡肽的物质，阻断传向您大脑的痛觉信号。在分娩的早期，很多女性都选择这种方法，因为它不妨碍您到处走动，而且可以通过一个开关自行控制。宫缩开始时，您通过按钮可以自己控制电流的大小。这会给皮肤带来一点点刺痛感，但能够立即达到阻断疼痛的效果。它对宝宝是安全的。TENS不能在水中使用，所以当您洗澡或者在水中分娩时要将其取下。

您可以在分娩前先行支付整个租用期间的费用，医院或助产士会为您提供一台TENS设备。您最好在37～38周时就租到这套设备，以便有足够的时间练习穿戴和使用的方法。

针灸

针灸是另一种镇痛方法，它通过在身体特别部位进行针刺和指压，而非通过电流来刺激内啡肽的释放。

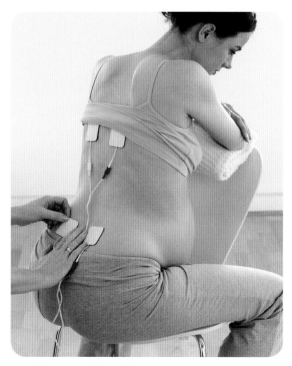

TENS设备 这是分娩初期较为流行的一种镇痛方法，它允许产妇到处走动，而且可自行控制。

这些部位在中医里称为穴位。中医的理念是，人体内存在"气"，生病是因为"气"的失衡，而通过针灸可以重塑这种平衡。针灸确实解决了孕妇恶心、头痛、过敏、消化不良、背痛和情绪紊乱的问题。它也是一种非常奏效的分娩镇痛方法。

如果您希望实施这种办法，您需要请一位经验丰富的针灸师协助您在家或者在医院分娩。

催眠术

催眠术通过暗示起到镇痛作用。您要坚信子宫收缩的疼痛可以控制，有许多方法可以达到这样的效果，不过都需要认真准备和练习。

您可以请一位催眠师和您一起待产，也可以自我催眠。对很多女性而言，催眠的方法很难奏效，因为在分娩的时候很少有人能完全集中精神。

反射疗法

反射疗法即通过轻柔按压或按摩脚上的一些穴位，刺激神经末梢，从而缓解疼痛。在分娩的过程中，反射疗法可以解决背痛等大多数的疼痛问题，也可以和传统的医疗方法结合用于治疗妊娠糖尿病。治疗师认为，妊娠期间定期参与反射疗法课程的孕妇可以在分娩时将其作为镇痛方法。据称，反射疗法还能加速产程，促进子宫的收缩和宫颈口扩张。如果您打算使用这种方法，您和助产士需要花费一段时间来学习如何正确地按摩脚上的特殊反射区。

水中分娩

毫无疑问，水中分娩能够缓解您的疼痛，尤其适用于分娩的早期。温水可以使您的肌肉放松下来，水的浮力可以撑托起您的身体。水还可以托起胎儿挤压阴道的头部，有效地避免阴道黏膜撕裂。分娩刚开始时，您可以在家或者医疗机构中享受水浴。

需要注意，英国通常是不允许产妇在分娩池的水中完成分娩的。即使您在水中完成了第一、第二产程，助产士会要求您"上岸"生出孩子。理由很简单，医院希望在最后关键的阶段可以最大限度地关注、检测您和您的孩子，而且也不是所有的助产士都具有水中接生的经验。

以往，很多女性担心水中分娩会造成孩子呛水。其实在最开始的几分钟里，脐带尚未被剪断，宝宝仍可以得到充足的氧分，因此不太可能呛水。

另一件值得担心的事情是，当母亲浸泡在水里时，孩子的体温会上升。体温上升会直接导致心率的增加，孩子的需氧量也就随之增加。助产士会测量您的体温，当比正常值上升1℃时，您就要离开分娩池了。

深呼吸和放松法

当我们紧张和害怕的时候，会感到疼痛更加剧烈。产妇应该学习如何放松和深呼吸，让自己更冷静，进而更好地应对分娩。在上产前辅导班时，可以学习如何有效地呼吸和放松，每天花几分钟来练习，分娩时就可以在助产士的提醒下放松自己，最终达到

缓解疼痛的效果。在分娩的早期，您需要缓慢地呼气和吸气。

用鼻子平缓地吸气，想象此时此刻气息正遍及全身各处，同时集中精力放松每一块肌肉。然后，用嘴缓慢呼气，想象此时此刻您正在通过呼吸将宫缩引起的疼痛排出体外。您或许已经在产前课程上学会了这种想象的技巧和方法。这种方法管用的原因是当您将精力集中于一个意象或是在想象中游历某个场景时，您会心神安定，在精神上远离疼痛。这属于催眠术的一种，对于部分女性有较明显的效果。

随着宫缩逐渐增强，您会发现自己的呼吸变得更短促，即2～3次一组。强烈的宫缩会打乱您平缓的呼吸节奏。在这一阶段，您应该了解，呼气是最重要的，如果您能正确呼气，一定也能正确吸气。我能提供的小技巧是，您可以想象自己呼出的风在穿过树林，每一次呼气的气流都能吹到30厘米外的地方。我的经验是，假设有一位强烈宫缩的产妇，我会坐到她的面前并让她尽力呼气，使每次呼气都能吹到我的鼻子，那么她能快速掌握新的呼吸频率。一旦产妇进入这种状态，再让她的伴侣坐在我刚才的位置，并鼓励她继续这样呼吸。

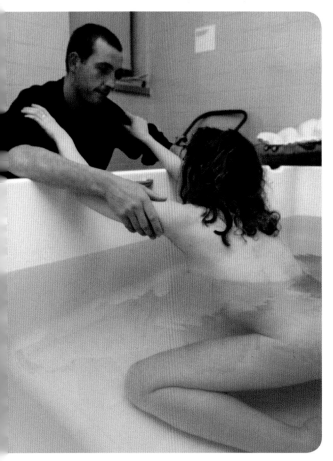

水中分娩　水中分娩能够缓解您的疼痛，尤其适用于分娩的早期。

按摩

良好的按摩总是能让人放松下来。在您

分娩故事

穆里尔，31岁，已有一个2岁8个月大的孩子。她的第二个孩子
名叫希里安，在妊娠39周零5天出生，体重为3.1千克。
第一次宫缩到分娩过程结束共花费约12小时。

我的第一个孩子麦拉是在家中出生的，但未使用分娩池。所以我们仍打算让第二个孩子在家中出生，与第一次不同，这次我们为他准备了一个分娩池。我开始感到一阵阵宫缩是在距离预产期还有3天的那个晚上，宫缩很强烈，但持续的时间并不长。第二天，我送麦拉去托儿所时，告诉那里的工作人员我将在当晚生下腹中的孩子。我强烈地预感到晚上的一切都会很顺利——后来的事情确实如此。

起初，宫缩很强烈，但我还撑得住。晚上麦拉照常在喝我的奶，我试图尽量把她喂饱些，以便她能在这个长夜安睡，但这却加剧了我的宫缩，宫缩变得越来越强烈了。这一阶段的宫缩每4分钟发生一次，我必须集中精力呼吸和放松。

我的丈夫史蒂夫开始准备分娩池，但我们决定先征得我的助产士玛格丽特的同意，再使用分娩池。

晚上大约11点时，我给玛格丽特打电话，告诉她我快要生了，她接到电话后来到我家查看我的情况。我很高兴看到她，因为我很想进入分娩池中，所以我请她为我做了阴道检查。检查的结果是我的宫口还完全没有扩张，虽然宫颈已经薄了。玛格丽特待了一会儿后就回去了。她说我还不能进入分娩池，但可以用浴盆来代替，会有一点儿帮助。我试着接受甚至迎接一阵又一阵的宫缩，虽然这并不容易。大约凌晨3：30，我按照一位产前辅导老师的方法做了一次自检，我估计自己的宫口已经开大到4厘米了。史蒂夫又给玛格丽特打了电话。玛格丽特来到我家时是凌晨4点。这一次，她总算能让我进入分娩池中。我觉得自己终于来到生小宝宝的地方了。

宫缩来得迅速而密集，快到7点时，我使出全身力气准备生产了。我半蹲在池中，宫缩有了变化，同时我能感觉到孩子的头在开始下降。玛格里特让我看着她并喘气。小宝宝出生了。

我把那个小小的生命带到水面，并把他的头从水中托出。我们一起离开水池，这时我感到胎盘娩出了。我不想让钳子夹住脐带，所以按照玛格丽特所说，我自己剪断了脐带。最后，我无比幸福地抱住了新降生的小宝宝。

**我把那个小小的生命带到水面，
并把他的头从水中托出。**

分娩的过程中，按摩是缓解您背部疼痛的有效方法。如果您的宝宝是枕后位，他的背紧抵着您的背和骶骨，您会特别需要有人为您按摩背部，在臀部上方进行缓慢而平稳的环形按摩是非常舒适的。

按摩除了能为您提供身体上的舒适之外，更是一种情感上的抚慰。有人正陪伴在您身旁，帮助、陪伴您应付着不适与疼痛，这一行为可以减少您因为身处未知境地而不断涌起的孤独与恐惧。

请陪护人员按摩您的肩部、颈部、面部、前额以及太阳穴，可以更好地帮助您缓解紧张和焦虑，使您在分娩过程中倍感放松。需要注意，按摩者的手应该是温暖的，并在按摩前摘掉手上所有的饰物。香油或护肤液会使双手在皮肤上的移动更为顺滑。

芳香疗法

芳香疗法所使用的精油有助于抚慰和放松孕妇的身体。天然内啡肽在精油散发的浓郁香气触发神经系统后产生，从而帮助产妇减轻紧张感，在一定程度上减轻疼痛。

分娩初期，稀释的精油可以在按摩的同时被皮肤吸收。将精油加入浴盆或分娩池中也可以达到相同的效果。您也可以使用香薰炉或蒸馏器缓缓加热精油，为自己营造一种舒缓且芬芳的氛围。

如果您希望在分娩过程中使用芳香疗法，

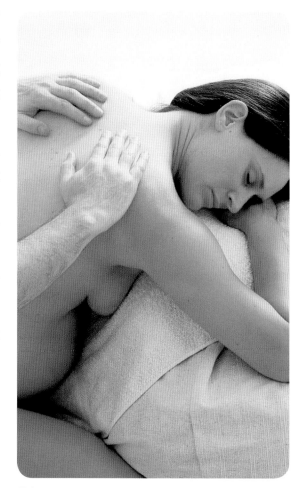

按摩 这是您的伴侣发挥作用、帮助您分娩的好机会。在您怀孕后，鼓励他去学习按摩的本领。

需要预先将精油和蒸馏器带到医院产科。请确保您将使用的各种精油是孕期适用的。

顺势疗法

分娩过程中，可以使用多种顺势疗法或草药疗法来缓解产妇的疼痛、紧张感。您首

先需要询问专家的意见，以确保使用的草药及其剂量是适合孕妇的。任
何您希望在分娩时服用或使用的药品、物品，务必预先咨询助产士或医
生，并以他们的建议为准。

减轻分娩疼痛小技巧

以下是分娩当天一些实用的小技巧。我最早是从好朋友那里学来的，之后把它们分享给了我的许多患者。

▶分娩犹如走钢丝，您需要保持好平衡，不能跌落。

▶把每一阵宫缩看成一步，一次迈出一步。

▶不要去想您还有多远的路要走，没有人能告诉您距宝宝出生还有多久。

▶集中精力用正确的呼吸方法度过下一次宫缩。

▶不要去想三次宫缩期会多么难熬，而去想象你只需认真地在钢丝上迈出下一步。

▶沿着钢丝走下去，疼痛的程度多变且难以预料，您正在经历的一切在未来的半小时里可能变得更好，也可能更糟，所以您的担心也是多余的、无用的。

▶每一次宫缩，您都向怀孕的终点——宝宝降生迈进了一步。所以，这是您坚持走下去的动力。

▶无论走到哪里，都要确保自己有充足的饮水和饮食，让自己能量充沛。

▶想办法让自己分心，使思想摆脱疼痛。

▶尝试不同体位来缓解身体疼痛。

▶总而言之，尽一切可能保持放松，紧张只会加重疼痛。

▶如果您需要镇痛措施，宜尽早实施，以免错过时机。如果您必须使用镇痛药，不要贪图更大剂量或是超过日常用量，不要阻碍分娩的进程。

把自己认为有用的提示写在一张小纸条上，随身携带。当您需要时或在分娩过程中头脑一片空白时，可以读一读，让自己建立信心。

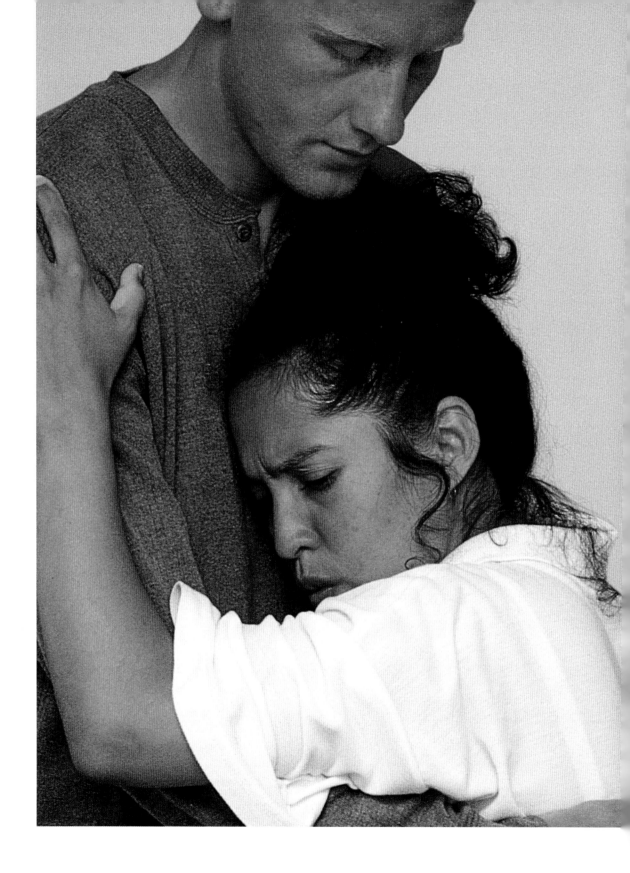

第二阶段和第三阶段

第二产程从宫口全开时开始，至宝宝降生时终止。接着进入第三产程，胎盘和胎膜将娩出。在这期间，您或许已经精疲力竭了，但是当您得知胜利的曙光就在眼前，您一定会抖擞精神，坚持到底。

第二产程期间，宫缩更频繁、更强烈，迫使胎儿通过您的产道，这个阶段的宫缩平均每2～4分钟发生一次，每次持续60～90秒。该阶段中，您会觉得宫缩仿佛是持续不断的，并且自发形成某种规律，事实上也正如此。通常情况下，这种强烈而持久的宫缩会一直持续到胎儿娩出。初产妇的第二产程通常要持续1小时，有时甚至会长达2～3小时。而经产妇通常只持续15～20分钟，这段时间太短，以至于有时胎头将要娩出时，产妇和她的助产士才察觉到第二产程已经开始了。

第三产程即胎盘娩出，这个过程通常持续10～20分钟，也可能更短或更长，主要由分娩是否积极以及胎盘是否能够自动剥离决定。

依赖他人的帮助

在第二产程和第三产程中，您的陪护人员将发挥相当重要的作用。当您为娩出胎儿努力时，他（或她）会为您提供身体上的帮助，告诉您宝宝的头部已经可以看见了。他们可以为您提供重要的支持，帮助您建立起信心，就好像你们与宝宝一起经历了新生。

> **在第二阶段，您会觉得宫缩好像是持续性的，并且自发形成某种规律，事实上也正如此。**

第二产程

对大多数准妈妈来说，过渡期结束，第二产程开始的迹象是她们产生了强烈的想要用力向下推挤的冲动。需要注意的是，在助产士确认您的宫口已经完全扩张前，您必须控制住自己的这种冲动。

一旦助产士确认您的宫口已经完全扩张，您就可以开始向下用力了。您的动作应该与助产士的口令保持一致，这一点非常重要。此时宫缩能够自发地继续进行，您需要做的是听从助产士的指导，主动提供向下的推动力以帮助胎儿娩出。

正确的用力方法是，当宫缩达到顶点时用尽全力，并在两次宫缩间歇时休息。每次宫缩开始时，您要深吸一口气，然后屏住呼吸，用双脚支撑住身体向下用力，促使胎儿到达盆腔更低处。您需要用力收缩膈肌和腹肌，从而产生对盆腔的推动力。需要注意，不要制造向腹腔的推动力，这对胎头的下降毫无帮助。试图想象体内正在发生的一切，想象您的力量所指之处。您的力量应对阴道和直肠产生作用，而不是笼统的"下身"。当然，您也不可以长时间屏住呼吸，因为这会让您的身体缺氧，进而头晕目眩。在一次优质的宫缩中，您大约可以进行3次呼吸，并完成3次很好的用力。

何时用力

如果您接受了硬膜外麻醉术，用药剂量通常是计算好的，目的是确保在您进入第二产程时药效有所降低，也可以理解为您能够感受到宫缩但不会感到疼痛。如果麻醉药使您完全丧失了感觉，助产士会提示每一次宫缩的到来。您自己很快也会发现，如果将手放在腹部，每次宫缩时都可以感到子宫的绷紧。另外，胎心率与宫缩描记图也会提示每一次宫缩的开始和结束。尽管辅助工作很全面，我仍建议您将精力集中在呼吸和用力上面，让助产士和陪护者提示您何时该用力、何时可以休息。每

> " 您的动作应该与助产士的口令保持一致，这一点非常重要。"

如何应对第二产程

尝试找到一个相对直立且舒服的体位，但千万不能完全平躺。到这个阶段，多数产妇希望待在床上，尽管也有一些产妇更愿意蹲坐或是借助一些分娩用具。事实上，您的身体越直立，重力就会起到越大的帮助，您的宝宝也就可能尽快降生。

一些产妇担心自己在这一产程中会大喊大叫或是看上去滑稽可笑，无须太在意这些，这不是您保持风度的时候，您要做的是尽可能让自己感到舒适。不管是哼出声音或是大声喊叫，只要能缓解您的不适，那就可以这样做。同样，您也无须因为在此产程即将结束时使用助产器具或是溢出尿液而感到难堪，这些是很常见的。您应当明白，您的助产士和医生对此早已见怪不怪了。

有意思的是，一旦进入第二产程，绝大多数准妈妈都放弃了对自己的克制，宫缩以及本能反应占据了您的全身，除了把胎儿娩出，您无暇顾及其他事情。

关于产妇，另一个惊奇的迹象是，较第一产程末，在第二产程她们会表现出更强的忍耐力。我认为这是因为此时她们已经能够积极地参与分娩进程，这在一定程度上能够帮助她们从宫缩疼痛引发的紧张情绪中解脱出来。尽管用力分娩并不是一项轻松的任务，但当感觉到腹中的宝宝又下降一些时，您会很满足。最后不要忘记，应该随时为自己提供必需的能量。

第二产程体位

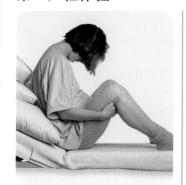

直立坐位 用枕头支撑身体，在两次宫缩期间，缓慢放松自己的背部。

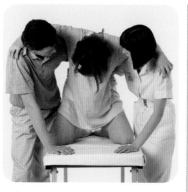

跪位 两边各有一名陪护人员支撑您的身体，如果感到舒服，您也可以用自己的四肢支撑着跪下。

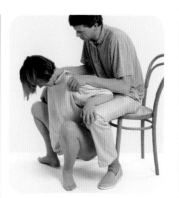

蹲坐位 这一体位可以将骨盆开大，并且利于更好地利用重力作用将胎儿娩出。

一次宫缩结束后，不应立刻放松，只有缓缓地放松下来才可以帮助您的
宝宝继续下降。

胎儿下降和娩出

当胎头被推入盆腔低处，您的直肠可以明确感受到压力，并且您会
感受到疼痛向双腿放射，这是因为挤压到了您骶尾部的神经。这一阶
段，肛门开始膨出，阴道和会阴因为胎头的挤压而膨隆变薄，因而会引
起严重的疼痛。宫缩最强时，胎儿的头顶会在阴道口露出；在宫缩间歇
期，它又会缩回产道中，这种现象被称为胎头披露。胎头双顶径会慢慢
地从骨盆出口露出不再缩回去，这种情况被称为胎头着冠。此时阴道会
阴部极度扩张，产妇们通常会感觉到强烈的刺痛或烧灼感。这时您必须
听从助产士的口令，特别是当她要求您停止用力并大口喘气的时候。这
么做是为了防止胎头过快娩出，伤害胎儿，也是为了防止阴道及会阴组
织撕裂。

胎头着冠后，通常只需要再经历1～2次宫缩，胎头就能够被娩出。
助产士将评估您是否需要切开会阴。宫缩时，一些助产士会保护您的会

胎儿降生 ....

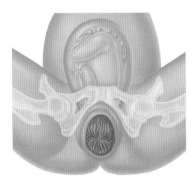 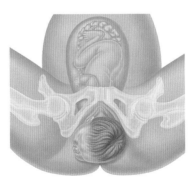 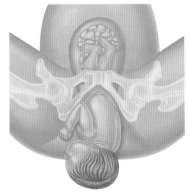

胎头着冠后，通常只需要1～2次宫缩
便可将胎儿娩出。大多数胎儿为前
位、头先露、鼻尖朝下。

胎头一旦到达会阴，胎儿的颈部会伸
出来，身体自然旋转使得脸部朝左或
右，让肩部顺利娩出。

上方的肩膀从耻骨弓下娩出。宝宝全
部娩出后，医生会将宝宝放在妈妈的
肚子上。

阴部，有一些则会避免触碰您的身体，两种做法都是安全的，取决于助产士自己的决定。助产士还会扶着胎儿的头部，以免突然娩出。胎头一经娩出，医生或助产士会用手托住它并快速检查胎儿颈部是否被脐带缠绕。如果有，他们会将脐带从胎儿头上解下，同时擦去宝宝口鼻中的血水和黏液。

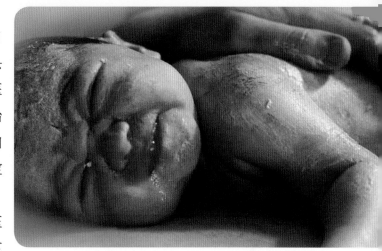

刚出生时 宝宝身上沾有鲜血、液体和胎儿皮脂，是一个滑溜溜的小家伙。

下一次宫缩时，助产士会向下轻压胎儿头颈部，帮助胎儿前肩从耻骨弓下娩出。之后，再托起胎头和胎肩向上，便于在下一次宫缩时后肩能有更多被娩出的空间。在双肩娩出后，胎体及下肢会以侧位娩出，整个过程会伴随大量羊水涌出。医生或助产士会接住这个滑滑的小家伙——他的身上还沾有鲜血、液体和胎儿皮脂，并把他放在您的腹部或胸前，用毛巾给他擦干并盖上小被子以防着凉。如果您想给宝宝喂奶，应当尽快把宝宝抱在胸前。

如何应对第二产程

如果产程未延长，也没有出现其他困难，初产妇的第二产程通常会持续2~3小时，而经产妇多为15~20分钟。在这个阶段，助产士会根据您第一产程的情况来决定使用比纳听诊器，还是使用内部或外部胎儿监护仪，以便在您的每一次宫缩及用力后密切监测胎心，同时还会认真观察记录您的宫缩强度及频率。有时在第二产程中会出现宫缩乏力，这时为了帮助您迅速将胎儿娩出，会建议您静脉滴注低剂量缩宫素以恢复子宫的收缩能力。

对于产妇在分娩期间的用力，每家医院都有各自的惯例和规定，但是为了避免胎儿窘迫及产妇疲劳，多数医院会建议女性积极应对，把这段时间维持在1~1.5小时以内。一旦超出这个时限，医生及助产士将建

外阴切开术及外阴裂伤

在理想的情况下，您的分娩无须借助外阴切开术，也不
会造成外阴裂伤。然而，有可能您需要面对两者必选
其一的情形，此时您需要认真思考哪种做法更好。
两者各有优缺点，怀孕期间，应当尽可能了解医院
在这方面的政策和相关知识。

外阴切开术

外阴切开术是指有准备地切开外阴及阴道，避免胎头娩出时产妇软组织遭受无法控制的裂伤。过去普遍认为，外阴切开术不但可以防止外阴过度裂伤，更可以防止产后阴道脱垂。但最新的研究认为，后一种言论是缺乏理论支撑的，因此，外阴切开术已不再作为分娩时的惯常做法。

尽管如此，在许多情况下，产妇仍然需要进行外阴切开术。

▶初产妇或经产妇外阴过紧
▶胎儿过大
▶胎儿窘迫应尽快结束分娩
▶需要产钳及真空吸引助产
▶为保护早产儿的头部
▶为保护臀位胎儿的头部（但目前大多数出现臀位胎儿的产妇都会进行剖宫产）

如果您对于外阴切开术有某种强烈的意愿，无论是不惜一切代价避免它，还是主动要求进行，应当在产前明确告知您的助产士。

手术程序

如果助产士或医生认为有必要为您实施外阴切开术，会在术前征得您的同意。助产士将为您擦洗和消毒外阴，并做会阴局部麻醉——已经接受了有效的硬膜外麻醉的除外。

外阴切开术分为两种，一种为J形，将阴道与直肠连线成一定角度的普通斜切；另一种为正中切开，即切口从阴道底部垂直向下直到直肠。两种方法均使用剪刀操作。由于此时会阴已极度扩张，甚至像纸一样薄，因此切开时通常不会出太多血。会阴普通斜切术的优点是切口距直肠区较远，可以延长切口，更适用于产钳助产。会阴正中切开术出血量较少，伤口也更易愈合，但如果切口发生自然延长，会导致肛门括约肌撕裂的危险。

在胎儿与胎盘全部娩出后，助产士或医生会为您缝合切口。他们会让您将双腿呈马镫形岔开，并为您注射一针麻醉剂，从而确保进行这些操作不会给您带来疼痛。

缝合切口需要逐层进行，确保阴道和会阴部的所有组织结构能够恢复正常。缝合线可能间断，可能连续，可能外露，可能埋在皮下。但无论类型如何，它们是可被吸收的，您不必经历拆线和取出。

会阴切开术

会阴切开经常采用中侧切口——切口沿会阴和阴道下方呈一定角度延伸，位于阴道和肛门之间，这是英国和世界大多数国家的做法。研究表明，相对于传统的垂直切口（阴道和肛门之间垂直切口）来说，这种做法出现撕裂的可能性较低。

共同的担忧

产妇们的一大共同担忧是，会阴切开术到底会对她们造成何种程度的损伤，这种损伤又需要多久才能恢复。事实上，您会感到疼痛，尤其是术后2～3天内，您会感

> ## 分娩时尽早向助产士说明您对于会阴切开术的看法。

到缝线部位发紧和不适。因为损伤的组织不可避免地会有水肿，这也是机体自然愈合时的正常表现。

缓解疼痛的一个好办法是坐在充气橡胶圈上，并用冰袋冷敷伤口局部。阴道有相当丰富的血管组织，需要您保持局部的干燥和清洁，一般伤口都可在1～2周内完全愈合。经常温水坐浴对于缓解不适感也大有帮助。您无须为伤口消毒，但是不能使用刺激性过大的香皂或油剂，因为它们会使伤口的疼痛更严重。

一段时间后，多数女性不再介意切口的疤痕，但仍会感到会阴部位疼痛，这会让她们感到沮丧，尤其是当性生活受到影响时。使用润肤液或雌激素乳剂按摩疤痕组织，可以帮助局部组织恢复柔韧性，各种盆底健身操也有助于您改善不适的症状。如果疼痛持续时间长且未缓解，您应当就医，寻求其他外科手段的帮助。

会阴裂伤

会阴裂伤按程度分为4度。

▶Ⅰ度 阴道口周围皮肤黏膜轻微裂伤，通常无须缝合即可自愈。

▶Ⅱ度 裂伤已达会阴体肌层和阴道后壁，但肛门括约肌未受损。通常需缝合数针来恢复肌层及浅表组织的解剖结构。

▶Ⅲ度 肛门括约肌裂伤，但还没有到达直肠黏膜层。这种情况需认真缝合伤口，确保将肌肉缝合牢固。

▶Ⅳ度 肛门括约肌断裂，并有部分直肠前壁裂伤。这种裂伤程度需要进行极精细的缝合，以确保裂伤顶端不会继续蔓延，避免出现直肠阴道瘘（直肠与阴道间形成通路）。这种裂伤并不多见，仅有1%的发生率，多见于初产妇采取真空吸引或产钳助产分娩，持续枕后位，以及胎儿体重超过4千克等情况。

会阴切开术

会阴切开常选用中侧切口——切口沿会阴和阴道下方呈一定角度延伸，位于阴道和肛门之间，这是英国和世界大多数国家的做法。研究表明，相对于传统的垂直切口（阴道和肛门之间垂直切口），这种做法出现撕裂的可能性较低。

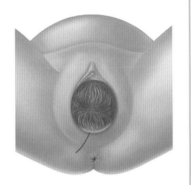

会阴中侧切 切口呈一定角度向下，远离阴道和会阴，深入肌肉。

议产妇接受真空吸引或产钳助产，目的是尽快结束分娩。尽管如此，在您应对分娩时，也不会有什么硬性的规则。同时，细致的监护也是很重要的。

第三产程

第三产程包括胎盘和胎膜的娩出。当然，见到宝宝的那一刻总是令人无比激动，您和您的伴侣也许只顾着拥抱新生儿，把其他一切都抛诸脑后了。

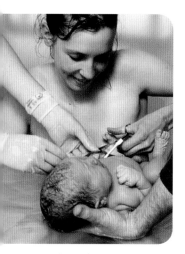

剪断脐带 这是一个简单的过程。如果您的伴侣想亲自动手，请事先告诉助产士。

剪断脐带

许多产妇要求在产后立刻将宝宝放在腹部，迫不及待地开始享受母子之间的亲密时刻。这时胎儿身上还连接着脐带，并且脐带会继续搏动1～3分钟。不必急于夹住并剪断脐带，除非胎儿在生产过程中发生窘迫需要儿科医生的照顾。通常说来，再多等几分钟时间是有好处的，因为胎盘中尚有一些残留的血液会在此后的几分钟流至宝宝体内。在宝宝的肺部正常运转之前，这会为宝宝提供正常的血液量和氧气。如果没有这个步骤，宝宝缺铁或贫血的概率会有所增加。

助产士会在脐带中部3～5厘米处各用两个夹子夹住，防止胎儿端和胎盘端出血，然后在两个夹子之间将脐带剪断，或者可以让您的伴侣来剪断。接下来需要用一个塑料夹子夹住胎儿脐带残端，对胎儿脐部进行处理。几天之后，脐部会发生皱缩，塑料夹随之脱落或被去掉，婴儿脐部会留下一个软组织结节，但不久后就会褪去。

胎盘娩出

处理好脐带后，助产士接下来（除了给新生儿做检查）要确保胎盘顺利且迅速地被娩出。因为胎儿娩出后宫缩还在持续，子宫收缩后，容积变小，导致胎盘发生错位。此时，胎盘向宫腔内弯曲，撕裂子宫壁上的血管和附着物，造成胎盘出血并形成血肿，使胎盘进一步剥离。剥离过程在胎儿娩出后5分钟内完成，但胎盘还会留在宫腔内，直到胎膜在一段时间后从宫腔壁剥离。胎盘一旦开始剥离，子宫平滑肌的收缩会使胎盘上血管不再流血，形成血凝块，阻止血液流失。

自然处理

第三产程的自然处理方式，就是让胎盘和胎膜在没有任何外力的情况下自然剥离，直到胎盘剥离的明显征象出现且可以被看到。胎盘剥离的明显指征是出血（胎盘后血肿）。宫缩使宫底上升至脐部之上，当您感到一种向外产出的力量，就表示胎盘已经完成剥离，子宫将要娩出胎盘。在这种情况下，助产士会把手放在您的耻骨上保持子宫的位置，然后需要您稍用力，同时她将轻拉脐带帮助胎盘娩出，胎膜和胎盘上的血凝块也会一同被娩出。胎盘娩出后，助产士将会轻柔地按摩子宫，从而刺激其收缩以减少出血。产后1小时内有规律地按摩子宫可以帮助子宫收缩。

如果您希望在第三产程不被医疗干涉，您可以在产后立即把新生儿放在胸部，鼓励其吸吮以加速胎盘自然剥离的过程，这样还可以避免大出血。婴儿的吸吮会刺激母体释放后叶催产素，这种激素将促进您的子宫收缩，帮助胎盘剥离。您的膀胱内没有尿液也有助于胎盘迅速娩出。

主动处理

许多医院产科建议在第三产程采取主动处理的做法，因为胎儿和胎盘娩出后可能引发危险的大出血。据实际情况来看，产后出血在全世界范围内仍然是导致产妇死亡的最主要原因。在怀孕期间，助产士将会和

> 66 把新生儿放在胸部鼓励其吸吮，可加
> 快自然处理的过程。 99

您协商有关第三产程的问题，并且会解释主动处理的做法，比如当胎儿头部和一侧肩部被娩出时，迅速给您注射催产素。它是由缩宫素和麦角新碱组成的化合物——麦角新碱可以加快子宫收缩，缩宫素可以维持宫缩并延长时间。虽然奏效很慢，但这种化合物能帮助子宫稳定地收缩，促进胎盘和胎膜的剥离和排出。注射催产素后，宫缩会持续大约45分钟。等到子宫收缩稳定时，助产士采取有控制的脐带牵引——将一只手放在您的耻骨上，防止您的子宫在她轻轻拉出脐带时被过度牵扯向下，帮助胎盘和胎膜迅速娩出。过度用力会造成子宫外翻——子宫内壁被拉出。

您的身体反应

母亲在胎盘娩出前后往往会有一种奇特的反应，这是您身体对生产时消耗的巨大能量的回应。您也许会感觉到身体在不受控制地颤抖，牙齿咯咯作响，如同周围天寒地冻。呕吐也时常会随之发生，这通常是催产素的副作用造成的。这种身体上的不适一般来说经过休息就可缓解，助产士不会为此大惊小怪，而是会沉着地帮您缓解这些反应。

当问题发生时

一些并发症会在第三产程出现。

检查胎盘及胎膜

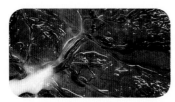

胎盘表面 来自脐带的放射状血管存在于表面光滑的胎盘中。

胎盘和胎膜娩出后，应立即予以检查，确保它们是完整的。一个足月的健康胎盘约重达500克，直径20～25厘米，外观呈圆盘状。检查外观后，助产士或医生会将胎盘送去进行病理分析。大部分情况下，胎盘是正常的，在称重、记录外观后，医院将处理这些胎盘。您也可以将它带回家。

胎盘滞留是指新生儿出生后胎盘停留在子宫的时间超过1小时。大约1%的孕妇会出现这种并发症，不过大多在早产时发生，这是因为早产时脐带更细，而且可能更容易在拉出时突然断裂。胎盘滞留往往引起产后大出血，必须迅速人工移除滞留的胎盘。

初期的产后出血是指顺产或剖宫产后的24小时中，阴道出血达500毫升以上。在英国，大约有6%的孕妇会遇到这个麻烦，但大多数发生在使用产钳、真空吸引或剖宫产后。产后出血的发生率在过去的50年内呈下降趋势，这是因为人们增强了防范大出血的意识，预防和迅速应对的措施也得到了改进。主动处理的做法对降低第三产程的产后出血发生率有重要的贡献。当然，孕期对胎盘的检查诊断、麻醉技术的改进、工具助产的实现以及对难产的研究同样做出了贡献。

得益于严格的病房流程、上级产科医生和麻醉师的参与、重症监护的改善、输血备血的便利、更好的抗生素，以及贫血产妇的减少，如今发生严重产后大出血的死亡案例已经大幅减少了。

后期的产后出血是指产后的24小时至6周中子宫或阴道的突然出血（不考虑出血量）。发生后期产后出血的概率为0.5%～2%，通常是由于产后胎盘和胎膜残留引起的：这些残片留在宫腔内会引起感染，炎症又引起出血。后期的产后出血发生时，产妇通常会感到不适，下腹疼痛和压痛，还伴随发热和有异味的阴道恶露，这些问题需要使用抗生素干预。借助全身麻醉来取出残留组织通常是解决这个问题的必要医疗措施。

第三产程的主动处理的做法对降低产后出血发生率具有重要的贡献。

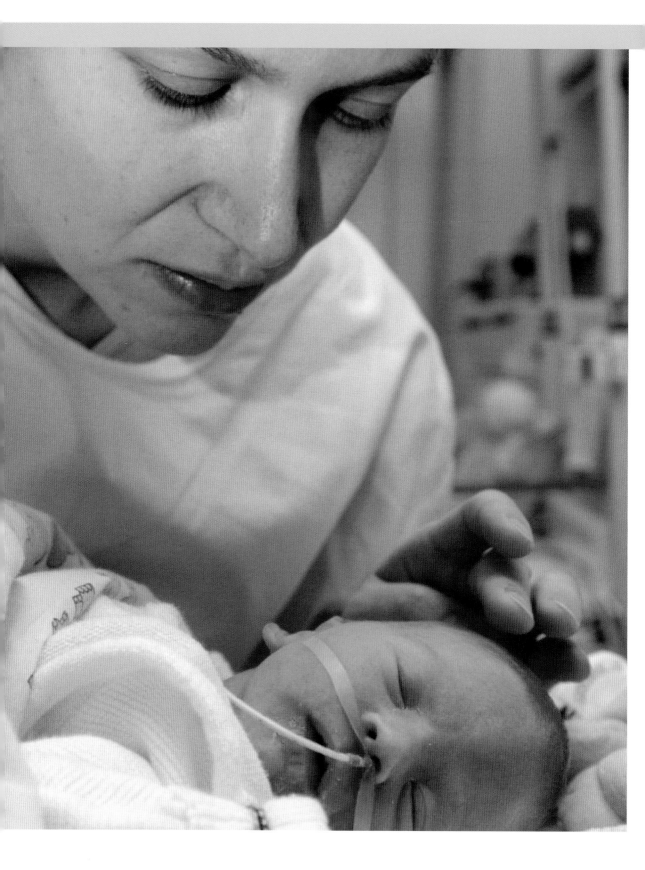

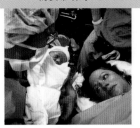

需要帮助时

　　所有女性和她们的护理人员都希望胎儿足月并顺利诞生，但是当出现意外或困难时，有必要寻求额外的医疗帮助，确保母亲和宝宝平安。提前了解分娩时可能出现哪些问题和结果，能够帮助您更好地做出决定。

早产

333 早产的诱因
334 早产的征象
335 早产儿的分娩
335 您的孩子可能会遇
　　　 到的问题
337 出生以后

多胎分娩

339 分娩双胞胎
340 阴道分娩双胎
343 分娩故事

辅助分娩

346 吸引器助产
348 产钳助产
350 臀位分娩
352 分娩故事

剖宫产

356 择期或者急诊手术
359 要为手术做哪些准备

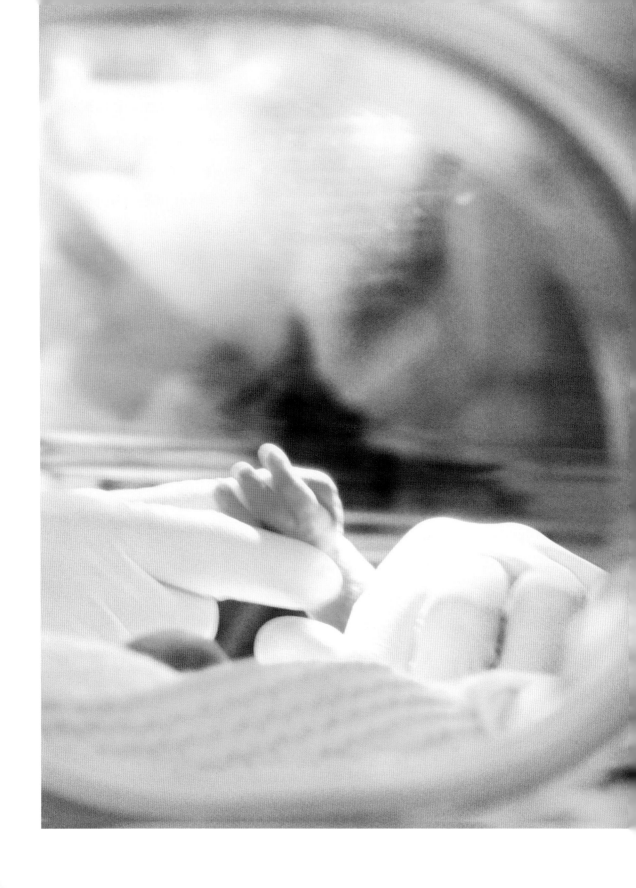

早产

在英国，大约有10%的分娩都发生在妊娠37周前，因而被归类为早产。但是，随着新生儿护理技术的巨大进步，30周后出生的婴儿，只要没有严重并发症，在长期发育上与足月婴儿并没有什么不同。

对于早产，最重要的是要知晓，一个健康正常的胎儿在子宫内待的时间越长、出生时体重越重，出生后出现问题的概率也就越低，待在新生儿监护室的时间也就越短。婴儿的存活率会随着妊娠时间的增长而提高，在23周时出生的婴儿存活下来且无身体障碍的概率只有1%，但接近26周时，就有将近1/4的婴儿可以存活，到30周时婴儿有严重并发症已经是小概率事件了。这是为什么我们竭尽全力希望让宝宝在子宫内生活得久一些的原因，除非有迹象表明宝宝在外界能得到更好的护理。所有妊娠中，只有1.5%会在32周之前早产，28周之前早产的概率更是不足1%。

产前临床观察通常会将大量的时间用来鉴别那些早产风险性更大的女性。在本书关于孕期的章节里，我已经描述了早产可能出现的相关症状，但愿能够帮助您、您的助产士和医生确诊您是否有可能早产。

> 66
>
> **要竭尽全力保证宝宝在子宫内生活得久一些……**
>
> 99

早产的诱因

引起早产的原因很多。尽管许多研究都致力于探索为什么孕妇会早产，为什么胎膜在预产期前会突然破裂，但是我们依然无法阻止大量早产儿的出生。事实上，我们根本无法准确了解是什么诱发了分娩，更别说了解触发早产的确切机制了。从医学上看，有一种观点认为这是胎儿、母体或胎盘分泌的激素综合导致的。而另外一种观点则认为，当产妇将要临产时，阴道或宫颈内的一种特殊蛋白质（即胎儿纤连蛋白）的水平将会升高，这会引起20%～40%的早产。如果您已经经历过早产，那么您再次早产的概率也会比较高。除此之外，胎儿有时还会因为医学原因而提前出生，包括先兆子痫、高血压、糖尿病、胎盘早剥和胎盘前置出血。这些问题可能会在您的下次妊娠中再次出现。

早产的征象

妊娠37周之前，如果发生羊水破裂、腹痛、阴道出血或者开始宫缩，应当赶快联系医院产科，让助产士或医生给您做检查。他们会检查您的宫缩情况，并确定胎位。随后，他们将通过内检的方式评估宫颈水平，进而确定先露部位并确认脐带没有脱垂。如果胎膜已经破裂，医生将进一步判断是否有感染迹象，如果被感染的风险较高，医务人员会用催产素来促进产程或加强宫缩，好让您尽快分娩。有时您需要接受剖宫产，尤其是出现胎儿窘迫、胎位不正、宫颈不成熟的情况。

如果羊水未破但您感觉到宫缩已经开始，或者已经见红，您也需要立即联系医院。医院会建议您住院并卧床休息，同时接受密切监护。如果没有禁忌证，您会被要求服用宫缩抑制剂，来减少宫缩的次数。硝苯地平（一种钙通道阻滞剂）通常是低价的口服药物，但对产妇有一定副作用。阿托西班（一种选择性的催产素拮抗剂）价格较高，且需要静脉注射。它通常用于出现宫缩且胎儿纤连蛋白测试呈阳性的产妇，通常这类产妇需要推迟分娩，而且需要使用类固醇来促进胎肺的成熟或者到医院进行特别监护。如果孕周小于32周，需使用单次剂量的硫酸镁，这是一种神经保护剂，可降低宝宝患脑瘫的风险。

如果您的宫缩非常轻微，那么只需要卧床休息就可以阻止分娩的开始。当子宫活动停止，您就可以放心回家

胎儿纤连蛋白

▶**征兆**
受威胁的早产
24～34周的宝宝
胎膜未受影响
宫颈开口小于3厘米
健康胎儿

▶**方法**
母亲阴道采样
样本放入测试液
机器显示纤连蛋白+或−

▶**结果解释**
阳性（＋）：每6位产妇中，就有1位产妇将在未来14天分娩。措施：使用宫缩抑制剂、类固醇等。
阴性（−）：每25位产妇中，就有1位产妇将在未来14天分娩。措施：安抚产妇，若宫缩稳定，可出院回家。

了，不过在随后的妊娠期，您务必谨慎，同时要避免性生活。如果您已经开始宫缩，并且宫颈已打开，那么48小时后，即使用药也难以阻止分娩。36周前，与出生相比，宝宝留在子宫内会更安全。所以您会被要求服用上述某种药物，以抑制或减少宫缩。注意，宫缩抑制剂可延长您的妊娠期，但无法让宝宝变得更健康。

早产儿的分娩

当分娩势在必行，或者当分娩是更优的选择，则您要么继续产程直至阴道分娩，要么采取剖宫产（如果有胎儿窘迫的征兆）。好消息是您的分娩时长将会短于足月孕妇，因为这时孩子的头稍小一些，而您出现外阴撕裂的概率也比较低。如果胎儿下降过程中医生们决定使用产钳，您也有可能需要接受外阴切开术。早产儿的头盖骨比足月胎儿的头盖骨更软，所以必须防止胎头突然娩出。医生可能会建议您避免使用盐酸哌替啶来缓解疼痛，因为这会影响宝宝的呼吸系统，有可能在日后引发其他问题。

如果胎儿是臀位，医生不会建议您尝试阴道分娩，而是采取剖宫产来避免风险，但孕龄小于26周的宝宝例外。如果您已经有一些其他并发症，如胎盘早剥、胎盘出血或者先兆子痫，对早产儿实施阴道分娩也是很危险的，医生也将建议您采取剖宫产。不论您以哪种方式分娩，您都将由儿科医生、产科医生和助产士共同照顾，他们也会在孩子出生后迅速对其给予辅助，比如辅助其呼吸。您也许有机会在宝宝被抱去特殊婴儿监护室（SCBU）之前短暂地抱一抱他。如果您分娩的医院没有婴儿监护室，您可能需要转到最近的妇幼医院，或者您的宝宝会被专门的救护车送往妇幼医院。

> 早产孕妇的分娩时长将会比足月孕妇短一些。

您的孩子可能会遇到的问题

大部分在35周或不足35周出生的健康宝宝将被送到特殊婴儿监护室进行照顾，因为他们很可能会呼吸困难，进食也需要他人帮助。之所以呼吸困难，是因为宝宝的肺还未发育成熟，不具备独立呼吸所必要的弹性。

我们在前文曾说过，在怀孕的第三阶段，胎儿的肺会继续发育出微小的气道和肺泡，并且肺表面活性物质从26周才开始分泌。正是这种物质包裹着生长中的肺泡，以便在婴儿出生后肺泡能够进行氧气交换。如果缺乏这种物质，肺部会变得僵硬且容易塌陷，造成早产儿更加困难的呼吸。儿科医生会建议通过雾化为新生儿喷一些肺表面活性物质。一般情况下，35周以后出生的早产儿，肺表面活性物质充足，不必采用机械通气，但是您的孩子仍需在鼻子上暂时性地插一些管子以确保氧气充足。

如果您被迫在35周前分娩，医生会给您注射一些类固醇，如倍他米松或者地塞米松，目的是加速胎儿肺表面活性物质的分泌。这些类固醇药物需要24～48小时见效。医生们会尽可能将分娩推迟，从而保证类固醇有足够的时间发挥药效。同理，宝宝的吸吮反射在35周前也很难形成，而且消化系统尚未完全成熟，无法进食液体，所以早产儿需要借助插管有规律地喂养少量的乳汁（最好是挤出来的母乳）。许多母亲因

安全的操作 不必担心特殊婴儿监护室里的设备。这些设备和管子可以监护并帮助早产儿呼吸和进食，直到宝宝可以独立完成这些活动。

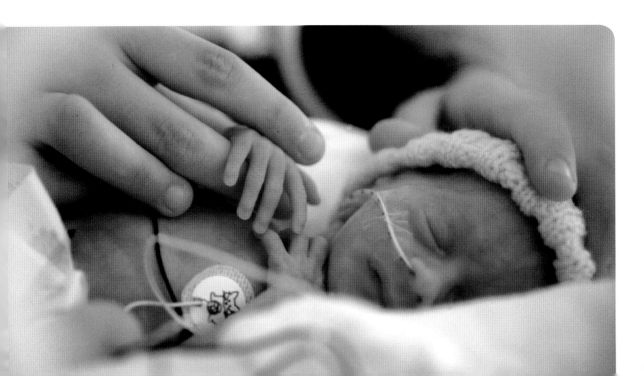

为自己的宝宝被送往监护室而焦虑不安，我常常安慰她们，如果她们的孩子每3～4小时可以吃掉60毫升的母乳，就意味着他们很快就能离开监护室了，因为那时他们就能够吸吮母亲的乳汁或者使用普通的奶瓶喝奶了。

出生以后

调动所有必要的机器、设备、医务人员，确保宝宝在生命中最脆弱的阶段处于最好的监护之下，这是十分必要的。参与孩子出生的所有医务人员都非常明白父母在这种处境下是多么焦急，特别是那些初为父母、毫无经验的夫妇。医生会尽量帮助您，比如给宝宝拍照片并发给您，好让您熟悉宝宝的相貌；或是不厌其烦地解答你们所有的疑问，应对各种各样的情况。请记住，可能开始的几天或者几周会非常难熬，但绝大多数的早产儿会渐渐长成强壮的小孩，和足月出生的宝宝一样健康。

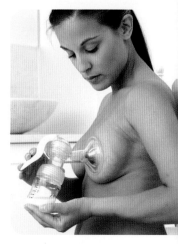

挤出乳汁 照顾早产儿的正确方法之一就是挤出乳汁，这是您可以提供给宝宝的最好的营养。

我在怀孕33周时通过紧急剖宫产，产下了我的双胞胎女儿。按照双胞胎孩子的标准，她们的大小在怀孕期间是正常的，在出生前也不存在任何问题。即便如此，她们俩在出生后也都需要呼吸辅助和喂养，在特殊婴儿监护室里待了4周。儿科医生无微不至地照顾她们，仅仅花了一两个月的时间，她们的生长发育就迎头赶上。在托儿所里，她们已经比同学们更高、更壮了。我现在已经感到非常安心了。

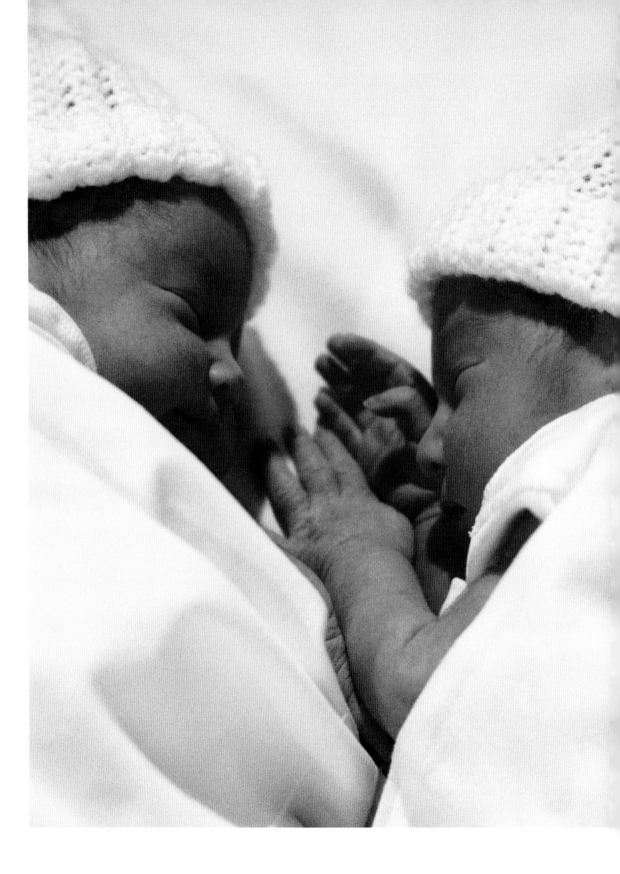

多胎分娩

过去10～20年里，双胎以及多胎妊娠的数量不断增长。目前在英国，每1000次分娩中就有15次为多胎分娩。这主要是由于辅助生殖技术得到了广泛的应用，它使人工授精时两个或多个卵子受精的机会增加。另外一个重要原因是，越来越多的女性推迟了自己妊娠的年龄，产妇年龄的提高增加了非单一受精卵（双受精卵）怀孕的概率。

多胎妊娠增加了各种并发症发生的概率，特别是早产、胎停育、先兆子痫、贫血、前置胎盘和双胎输血综合征。多胎妊娠中脑瘫的发生率也高于单胎妊娠。所以，多胎妊娠的女性需要接受更加密切的产前监护，并且通常应该计划在医院的产房实施分娩，因为在医院可以随时得到帮助。

即使在怀孕期间没有任何并发症，也大约有50%的双胞胎会早产。双胞胎的早产儿比单胎的婴儿更小，在37周前，这些早产儿更需要待在特殊婴儿监护室里。除了实际体重这个因素，他们的发育成熟度也不及单胎婴儿，因此在出生后的好几天甚至好几个星期都离不开辅助呼吸和喂养。

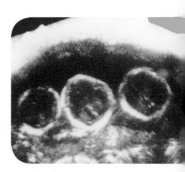

三胞胎 扫描图中可以看见三胞胎。他们需要在医院分娩，以更好地应对突发情况。

分娩双胞胎

关于双胞胎的阴道分娩，最值得担心的是第二胎的分娩。即使第一胎是头先露，分娩是自然进行的且进展顺利，我们也无法预期第二胎将会怎样下降并通过产道。任何女性都不愿意在她已经阴道分娩第一胎后，被告知第二胎需要采取剖宫产。因此，越来越多的双胎妊娠和全部的三胎妊娠（还有多胎妊娠）都会采取剖宫产分娩。如果胎儿早产或分娩时出现并发症，则剖宫产将作为一种紧急手段；如果认为阴道分娩的风险过大，那么剖宫产将作为一种稳妥的选择。如果事先决定采取剖宫产，而产妇、胎儿都没有问题，那么分娩可以被推迟至37~38周，这可以避免早产儿肺功能不全。发生以下情况时，应该优先选择剖宫产。

- 产妇要求剖宫产。
- 双胎中第一胎非头位。
- 超声波扫描已经诊断为前置胎盘。
- 已鉴定为胎停育。
- 估计第二胎的体重会比第一胎重500克左右。
- 双胎之一或两者都出现身体畸形。
- 患有双胎输血综合征。被扰乱的血液供给将会影响其中一个胎儿并带来很大危险，因为在他们共享的胎盘上，血管向一个胎儿供给较多，另一个供给较少。提前分娩可以挽救其中更小一些的胎儿。
- 双胎是连体婴儿。必须在分娩后确定是哪些器官共用，才可以实施外科手术将他们分开。

当第一个胎儿是头位时，可在大约37~38周时引产。很多女性在双胎妊娠晚期会有不适感，难以坚持很长时间。而且，在37~38周之后，并发症的概率将增加。近期的研究指出，紧急剖宫产的发生率没有显著增加，在37周左右通过引产生出健康宝宝的概率也没有下降。

阴道分娩双胎

如果您怀的是双胞胎并且计划阴道分娩，您需要在分娩的早期阶段接受细致的检查，确保您不会因意外情况而改变您的计划。医务人员会监护胎儿，并且用超声波检查他们的大小及位置。如果您的子宫之前因剖宫产或手术留有瘢痕，那么当第一个胎儿是头先露时采取阴道分娩较为合适。

双胎分娩时需要多名医务人员（一位或更多产科医生、一位麻醉师、两位助产士、两位儿科医生）共同参与，所以您将在更大的产房里分娩，那里设有许多设备，以备不时之需。医生可能会建议您接受硬膜外麻醉，这样方便有需要时能够及时进行剖宫产。在第二产程，硬膜外麻醉是很有必要的，因为可能需要通过体内或体外手段让第二个宝宝变换体位。

分娩时，需要时刻对胎儿加以监测，也需要给第一个胎儿连接头皮夹，以便可以清楚看见第二个胎儿的腹部检测记录。双胎分娩的第一产程通常比单胎分娩要快一些。如果过程缓慢，可能预示着需要立即实施剖宫产。在第一胎产出之前，第二产程实际上与单胎分娩差别不大，但产房内会多配备1～2位医务人员来应付意外状况。第一胎产出后，医生会立刻夹住脐带的两端（新生儿端和胎盘端），因为第二胎还会在子宫内停留一会儿，这样做可以避免血液从胎盘中流失。

双胎中第二胎的分娩

此时，产科医生将通过腹部触诊，确定第二胎的胎位。如果是横位，医生会从外部轻轻推动使胎儿变为纵位（平行于您的脊柱），助产士会轻柔施压来保持胎儿的体位。

如果不确定胎儿呈头位还是臀位，则会用超声波扫描来迅速定位。对于第二胎臀位的纠正，一般不会采用外头位倒转术（把胎儿从臀位转为头位），因为这常常会引起进一步的并发症，而那时可能就需要剖宫产了。借助医疗手段进行臀位分娩是可取的。

关于第二胎分娩的第二产程，并无严格的时间标准，但如果30分钟内未能完成的话就有必要实施紧急剖宫产。因为在第一胎分娩后子宫收缩能力会逐渐减弱，大多数产科医生会在宫缩减弱前在适当的位置注入宫缩素，之后马上确定第二胎的位置。

理想的情况下，在您第二个孩子进一步下降到宫颈并进入阴道之前，其周围的胎膜仍是完整的，这有助于防止宫颈闭合。如果出现胎膜破裂、分娩延迟，产科医生会通过阴道将手伸进子宫，引导胎头下降（也可能使用产钳、真空吸引器）或者抓住宝宝的臀部或腿并帮助他通

> 双胎分娩的第一产程通常比单胎分娩要快一些。

过阴道。个别情形下，体内胎位倒转术或在宫腔内把孩子从臀位转180°至头位更好一些，但是出于对产妇和孩子的健康和安全考虑，以及现在产科医生的经验普遍不足，双胎的剖宫产率已经提高了。

双胎分娩的第三产程

双胎分娩第三产程中采取主动的处理方式格外重要，因为产妇产后大出血的风险比单胎分娩时更高。一旦成功完成分娩，医生会迅速增加您的输氧量，并且给您肌肉注射麦角新碱。为了保证您子宫持续良好地收缩，这种药物需要注射一段时间。

双胎分娩需要特殊对待。我在阐述这个观点时，是从一位拥有双胞胎女儿的幸福母亲和一名产科医生的角度出发的。分娩并不总是一帆风顺，而且经常出现孩子早产，但儿科医生会精心地照顾双胞胎。孩子躺在特殊婴儿监护室里，父母固然会感到心烦意乱，但一定要明白这只是个短暂的阶段，可当作例行公事，结局总是幸福的。儿科医务人员会热心地告诉您宝宝们的情况，并且会尽力帮助你们一家早日团聚。

为多胎妊娠的父母提供支持是很重要的。您最好参加产前培训班，在那里可以了解许多详细信息和操作办法。产后参加当地的双胞胎俱乐部也会为您提供很大的帮助，在那里您可以接触到有经验的父母，向他们寻求最佳的建议。

双胎分娩 双胎分娩往往比单胎分娩更加复杂，但您终究会生下两个健康的宝宝。

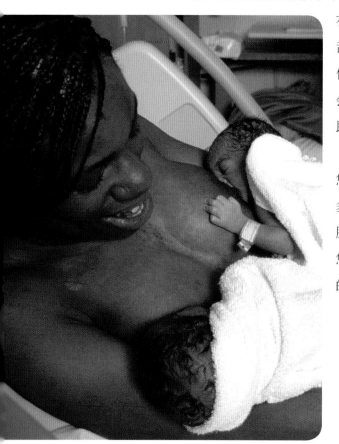

分娩故事

黛博拉，32岁，首次妊娠。

双胞胎——尼古拉斯和帕特里克，出生于第37周零5天。

尼古拉斯出生时体重2.25千克，帕特里克出生时体重3.15千克。

在孕12周接受超声波扫描时，我得知自己怀了同卵双生双胞胎。从28周开始，我的医生定期来看我，每个人都说我没有问题，可以尝试阴道分娩。

36周的扫描显示我的孩子们发育良好。但是在37周零4天的时候，扫描显示一个孩子的发育停止了。原因是与所有的双胞胎一样，他们共用一个胎盘，但是有各自不同的羊膜囊。也可以理解为，他们是单独的个体，但又是双胎。前一天下午4点扫描后，我马上就被安排在第二天进行剖宫产。医生劝我不要尝试阴道引产，尤其是从扫描中看到其中一个孩子是横位时。分娩时会发生什么，没有人能预测。之前，我

最担心的就是在阴道分娩完一个孩子后，第二个孩子需要剖宫产才能出生。我有一个强烈的意愿：只要我的两个孩子都可以平安出生，采取什么样的生产方式都无所谓。我曾经目睹我表姐阴道分娩的现场，我不明白为什么非要经历那种痛苦。总之，我欣然接受了剖宫产的决定。

分娩本身顺利且有序。我的丈夫在产房陪着我，两个宝宝没有意外地顺利出生了。小尼古拉斯是头位，他很容易就出来了，停止发育的那个就是他。帕特里克是横位，一只手还若无其事地放在耳边，他在尼古拉斯出生5分钟后出生，我猜想他还不想离开温暖的"屋

子"。我要求查看胎盘，属于尼古拉斯的一面是粗糙干燥的，而属于帕特里克的一面则是红色健康的，我意识到发生了什么。幸好医生及时发现了问题并采取了措施。

所有的医务人员都很友善，虽然四天之后因为床位空缺我被赶出医院。两个月后我能够有计划地做事了。我尝试了一个月用乳房哺乳，但非常困难，于是我改用了奶瓶喂养，两个孩子可以整夜睡觉。尼古拉斯的体重很快赶上了他更健康的弟弟，这让我非常欣慰。

 我有一个强烈的意愿：只要我的两个孩子都平安出生，怎么生都无所谓。

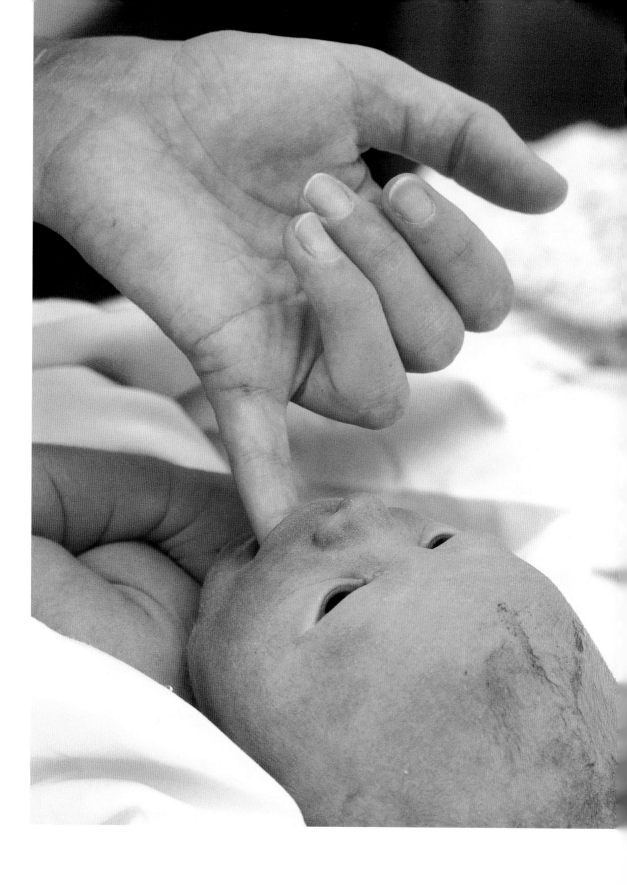

辅助分娩

辅助分娩或器械分娩这些词听起来让人不寒而栗。不过，若产程延长或第二产程不顺利，使用辅助阴道分娩或器械（如产钳或真空吸引器）分娩就非常有必要。

您需要了解，辅助分娩的目的是在您宫缩的帮助下引导孩子通过产道，而产钳或真空吸引器的使用则是通过人工手段让宝宝出生。大多数辅助分娩都是由有经验的产科医生完成的。不管是用产钳还是用吸引器，医生都会要求您以截石位躺在床上，双脚搭在架子上，以便他们能更清楚地看到孩子通过产道。是否实施外阴切开术则因人而异。一般来说，大多数产钳助产需要将外阴切开，而吸引器则不需要。

器械分娩的影响

器械分娩大多会给孩子留下疤痕，但这些疤痕在几天内就会消失，因此不必过于担心。吸引器助产后，孩子头皮上接触吸盘的位置会留有肿块，有时会出现广泛的血肿，甚至引起婴儿黄疸。产钳助产会导致婴儿的头盖骨或脸上被擦伤，或者产生轻微变形。胎儿的头盖骨原本就能够承受分娩过程中的压力，所以器械不会对孩子的长期健康造成太大危害。

"

胎儿的头盖骨原本就能够承受分娩过程中的压力……

"

吸引器助产

近年来，真空吸引器的使用越来越受到欢迎。在很多产房，当需要器械助产时，真空吸引器已成为医生们的首选，其地位取代了产钳。

怎样使用真空吸引器

真空吸引器设备由一个金属或塑料的吸盘构成，设有一个把手或者链条。吸盘置于胎儿的头部，通过接触胎儿头皮的某个部位把头皮组织吸入吸盘内，就可以牢牢吸住胎儿头部。

放置吸引器后，需要检查吸盘的边缘有无母体组织被吸附。当宫缩来临时，在产妇使劲儿的同时，抓住吸盘的链子或把手，把孩子拽出产道。只要孩子的头顶通过了产道，吸盘就可松开或取下了。将孩子的头部外旋后，肩膀及身体其他部位的分娩可以照常进行。使用真空吸引器抽出的原则是，抽出的方向应与产妇的宫颈曲度相符，因为这是孩子头部阻力最小的路径，孩子可以沿着产道下降。

优点和缺点

使用真空吸引器的最大益处是，可以帮助起初不是枕前位的孩子，在宫颈的下降过程中自动旋转，并且使胎头的直径更好地适应变化中的宫颈直径。另外一个优点是，它在产道内占用的空间比产钳小，因此对阴道和会阴的伤害更小，有些女性甚至不需要外阴切开术也可以完成分娩。真空吸引器对镇痛的要求更低，尽管在现实中，产妇往往在接受器械助产之前就进行了局部麻醉。

真空吸引器的缺点是会延长分娩时间，因为调试设备和营造良好的真空条件都需要时间，而且吸引头会松动。不过，有经验的助产士或医生能够在两分钟内就准备好真空吸引器设备和吸引头，相当于第二产程时两次宫缩的间歇时长。如果仔细确认吸引头的位置，可减少吸引头松

当需要器械助产时，真空吸引器已成为医生们的首选……

动的次数，吸引器的使用也会更加顺畅。

如果在3～4次良好的宫缩后胎头仍没有娩出，或是使用吸引器15分钟后仍没有娩出，就应该考虑其他的分娩方法了。

可能出现的并发症

真空吸引器助产后，产妇并发症通常较为少见，但新生儿却可能有很多并发症，包括头皮外伤、血肿和脑出血，有时即使从外观上看起来毫无异常，也有可能已经发生了伤害。使用真空吸引器特别是金属吸盘的一个常见症状是头皮肿胀，但它一般在几天之后就会退去，而且不会留下任何后遗症。

真空吸引器助产发生头皮表面外伤的可能性有12%，但通常不会引起长期的并发症；发生脑血肿的可能性大约是6%（头盖骨下血液淤积）。在两星期内血肿会被吸收，但如果出现广泛瘀血，就可能引发黄疸甚至导致严重的头痛。

极少情况下才会出现颅内出血（比例约为1/400～1/300），但是一旦发生就非常严重。尽管如此，近期研究表明，这一概率与使用产钳或紧急剖宫产引发颅内出血的概率相差无几，进而表明，不正常的分娩本身比真空吸引器助产更有可能造成危险。

真空吸引器 真空吸引器的吸口放在胎头上方，吸住头皮，当母亲宫缩来临时，抓住吸引器把手，把胎儿抽出产道。

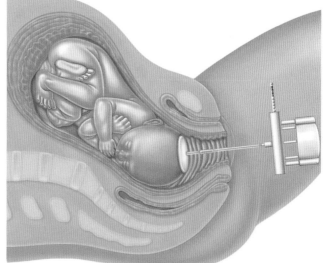

产钳助产

　　分娩时使用产钳的历史已有将近400年。20世纪后半叶之前，剖宫产仍是一种危险的操作，产钳助产挽救了无数产妇和新生儿的生命。

　　时至今日，得益于麻醉医学的重大进步，抗生素和输血的普及，以及新生儿和产妇特别监护病房的问世，剖宫产才变得相对安全，而产钳助产的并发症反而被当作产妇和婴儿更大的威胁。

　　产钳分为三类：抬起式、直接式和旋转式。根据使用产钳时胎儿的头部在盆腔中的位置，可被描述为：高位、中位、低位和出口产钳。医生放置产钳的位置取决于胎头在宫颈中的位置。高位产钳对母婴都有较大的危险，现在已经停止使用了。

　　产钳举出（出口产钳术）适用于胎头可见于母亲外阴处的情况下，这时胎儿的头部已经下降至宫颈口，阴道已经扩张，但是会阴的肌肉无法使胎儿娩出。产钳举出可以在胎儿枕前位或者轻微地向左或右扭转时使用。出口产钳术只需要麻醉会阴肌肉或者阴道神经，且不用必须使用外阴切开术。

产钳助产 用带有弯曲刀片的产钳夹住胎儿的头部，在宫缩时轻轻牵拉，使胎儿头部逐渐下降至产道进行分娩。

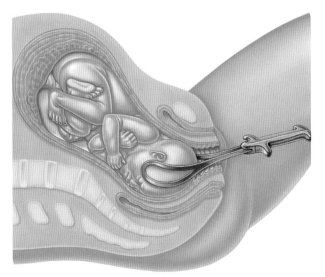

　　使用产钳直接将胎儿拉出更常见，通常用于中位和低位分娩，此时胎头衔接已完成，胎头下降超出耻骨2厘米（低位）或者刚好位于耻骨处（中位）。医生用产钳吸住胎儿的头部，在宫缩高峰时轻轻向外拉，让胎儿头部逐渐下降，但在两次宫缩之间胎头可能会略有倒退。一般发生3次宫缩后就可以分娩出胎儿，但如果这时胎头未见明显下降，就应该考虑是否还坚持阴道分娩。因为产钳在阴道内会占用很多额外的空间，需要实施外阴切开术，避免胎儿的头到达会阴时，造成会阴意外撕裂。通常实施硬膜外麻醉，以免产妇在插入产钳时和牵拉时遭受痛苦，同时也为外阴修补做好准备。

旋转式产钳现在已经极少使用了。它用于在胎儿横位或枕臀位时，旋转胎头使其变为枕前位，随后产钳长柄轻轻牵拉，使胎头在产道顺利下降，接着由直接式产钳完成分娩。旋转式产钳的使用要求操作者具备精湛技术和丰富经验，而且需要在手术室里进行，防止一旦遇到任何麻烦时可以立即进行剖宫产。产妇有必要接受硬膜外麻醉，这不仅仅是为了分娩，也是在分娩后能更好地检查阴道和子宫有无被旋转产钳撕裂或破坏的需要。

产钳好还是吸引器好

关于产钳和吸引器哪个才是更好的器械辅助方式，仍存在很大争议，尽管目前人们更倾向使用吸引器。一方面，医学界大都认为，使用吸引器会减少对于母亲阴道和会阴的损伤；但另一方面，与产钳助产相比，吸引器可能会对胎儿造成更大的伤害，因为它会在胎儿头部留下肿块。

我的观点是，两者在不同的情况下各有所长，与其说它们是对立的，不如说它们互为补充，适用于不同情形。最终选择哪种器械取决于阴道分娩时的具体情况，以及操作者个人的技术和经验。

> 产钳助产曾挽救了无数产妇和新生儿的生命……

臀位分娩

胎儿臀位的概率和产妇的孕周存在密切关系。在28周时大约20％的胎儿都是臀位，但在妊娠的第三产程时多数胎儿会自动转成头位。足月时只有不足4％的胎儿是臀位。

呈臀位的胎儿，有以下三种类型：伸腿臀位，即胎儿的臀部位于宫颈处，双腿伸直向上，先露出臀；完全臀位，即胎儿的髋关节、双膝关节均为弯曲状，先露部有臀也有足；足式臀位，即先露部分为胎儿的一足或双足。

阴道分娩时，胎儿臀位会遇到不小的风险，易出现并发症。它最大的困难在于，胎儿身体上直径最大的部位——头部在最后才娩出。另外，孩子的臀部与宫颈的契合也不及头部那样刚好，脐带随时都可能从胎儿足旁的空隙滑落，进而发生脐带脱垂。脐带脱垂是引发胎儿窘迫的常见原因，因为暴露在空气的脐带中会受到压力，导致胎儿氧的供应被阻断。

臀先露

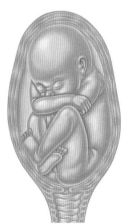 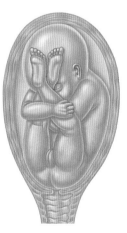 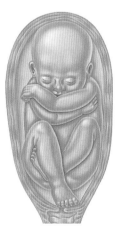

| 完全臀位 | 伸腿臀位 | 足式臀位 |

完全臀位 胎儿完全呈坐位，大腿向上且屈膝向下。

伸腿臀位 胎儿完全呈坐位，双腿紧贴身体向上。

足式臀位 双腿在胎儿的最底部，顺势下滑时很容易早破膜。

尝试分娩

如果胎儿呈伸腿臀位，骶骨位于产道上方，那么可以选择阴道分娩。不过，只有没有异常情况发生时才能进行这一尝试。医生和助产士会持续监护您的胎儿，既有外部监护，也有体内监护——将监护电极贴在胎儿臀部处。另外，医生还会建议您在分娩的早期接受硬膜外麻醉，以便在突发意外时迅速采取干预手段，同时还可以使您在宫口开大之前免受痛苦。

臀位分娩通常比头位分娩花费更长的时间，因为胎儿先露出的臀部比较软，在相同的产力下不能很好地受力。第一产程会更漫长、更煎熬，大部分产科医生不愿意在产程延长时使用催产素。您很有可能会在第一产程被建议实施剖宫产。

第二产程

如果之前的一切都进展顺利，宫口也已完全打开，胎儿马上就可以娩出了。可以将臀位分娩视作头位分娩顺序的颠倒。在臀位分娩中，先降至骨盆的是臀部和腿，然后是躯干和肩膀。有经验的医生和助产士会到场提供帮助。他们会要求您把腿放在脚镫上，呈截石位，以便他们更清楚地观察胎儿的先露部位，同时检查您的硬膜外麻醉成功与否，这是他们能旋转宫内胎儿的位置、在胎儿后出来的头上使用产钳，或者在必要的时候进行剖宫产手术的必要前提。

胎儿的臀部最先娩出，然后胎儿的双腿会在产科医生轻轻引导下娩出。医生通常会把胎儿的臀部转向左侧或右侧，这样手指就可以伸进阴道钩住胎儿的第一条腿，然后是第二条腿，接着缓缓引导他（或她）成功降生。

胎儿的臀部和双腿娩出后，背部和躯干下滑露出肩膀。肩膀需要转动到一边，然后再转动到另一边，产科医生会再一次把手指伸进阴道去钩住胎儿的上肢，以帮助手臂的分娩。臀位阴道分娩的关键在于决不能

> 臀位分娩的第一产程时间很长，母亲会感到很累……

分娩故事

娜塔莉，34岁，已有一个4岁的女儿。

第二个孩子恩佐，40周零4天，体重3.8千克。

从宫缩开始到分娩完成共经历了21小时。

我在怀孕34周扫描时得知胎儿呈横位，但在随后的检查中，医生告诉我胎儿已经转为头位。然而，胎头没有衔接，这种状态一直持续到足月。我记得，当我在分娩前一天接受触诊时，医生说孩子的臀部还在我的腹腔。

我在凌晨1点左右开始分娩，宫缩有规律地进行着，我认为自己能够忍受，所以我还睡了一会儿。到中午的时候宫缩完全停止，直到下午3点左右又重新开始。我打算跟我的丈夫去购买一些需要的食物，那时每过10分钟就会发生一次宫缩。下午5点我见红了，我给医院打电话，被告知要等到宫缩更长、更密集时才需要去医院。5点半时羊水破了，宫缩的频率增加为每5分钟一次，而且我感觉到疼痛加重了，于是我们来到医院。

到达医院后，一位助产士立刻对我进行检查和腹部触诊。接着，我被带到一个产房，在那里等候分娩。在晚上7点左右，一位医生过来给我做扫描，并且告诉我胎儿是臀位。我们原以为摸起来硬硬的部位是他的头部，结果那竟是他结实的小屁股。我们被吓坏了。医生向我们解释了臀位阴道分娩需要怎么做，有哪些风险，让我们自己做决定。宫缩在这个时候已经很强烈，而我还只是在吸氧和等待。

晚上8点，另一位医生为我进行内检，告诉我们需要尽快决定，因为我的宫口已经开到3厘米了。由于孩子很大，他强烈推荐我选择剖宫产。我们很失望，但这是一个需要妥协的时刻了。很快我们决定接受剖宫产手术，我不想因为自己错误的想法而给孩子的安全和健康造成危害。

恩佐终于在晚上10点出生了，分娩过程很顺利，但术后几天我不得不使用吗啡。我无法马上照顾他，所以有些垂头丧气，而且伤口很疼。3天后，我出院回家了，回家后我终于可以得到更好的休息，吃到更好的食物！

医生向我解释了臀位阴道分娩的困难之处，并强烈建议我选择剖宫产。

操之过急，也不要拖拽或拉扯胎儿，只需要在胎儿出来的时候轻轻给予引导和温柔的旋转。

娩出胎头

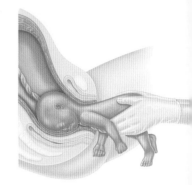

如果之前的所有步骤都一帆风顺，那么胎儿的体重会帮助自己将余下的部位娩出。在体重的作用下，颈部会俯屈，这使得胎头处于最有利的位置，能够安全地娩出。如果胎儿颈部仍呈仰伸状，面向上朝向宫腔，那么胎头娩出的过程可能会遇到一些麻烦。胎头是胎儿身体中最大的部位，已经娩出的臀部、躯干和肩膀可能还无法把宫口扩大到能够使头部通过的程度。在这种情形下，实施剖宫产对母亲和宝宝都是不利的。这也是为什么所有参与分娩的医务人员都必须格外细心地观察，臀位分娩时是否存在导致产程不顺利的早期征象。如果认为胎头在最后关头可能被卡住，医生会据此决定是否改为剖宫产。

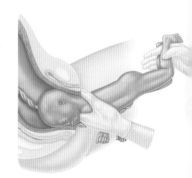

理想的情况下，产科医生会轻轻将胎儿的身体托起，使其高于您的耻骨，并把一根手指伸进胎儿的嘴里轻柔地向下牵拉，使胎儿头部更好地俯屈并顺利娩出。此时，最好备好一副产钳，胎头下降到产道最底部时，已经处于宫缩的推动范围外，这时可以用产钳帮助胎头娩出。阴道分娩臀位胎儿时，需要许多辅助技术，外阴切开术有时也是必要的。

臀位分娩过程　胎儿的臀部首先被娩出，紧接着是双腿。然后翻转胎儿使肩部娩出，利用胎儿的体重使头下降，再抬起胎儿的双腿，安全娩出胎头。

臀位胎儿是进行阴道分娩还是剖宫产

过去十多年，一些研究的发表影响了产科医生对臀位适用的分娩方式的看法。在产妇分娩足月臀位胎儿时，如果是初次分娩，并且努力试图旋转胎儿未果，医生会建议实施剖宫产。但是，约有10%的臀位妊娠女性在预约了剖宫产手术后仍进行阴道分娩，这是因为分娩会比预期中发生得早，当她们赶到医院时宫口已经开全。此外，个别产妇会在不清楚自己是臀位妊娠的情况下开始产程。

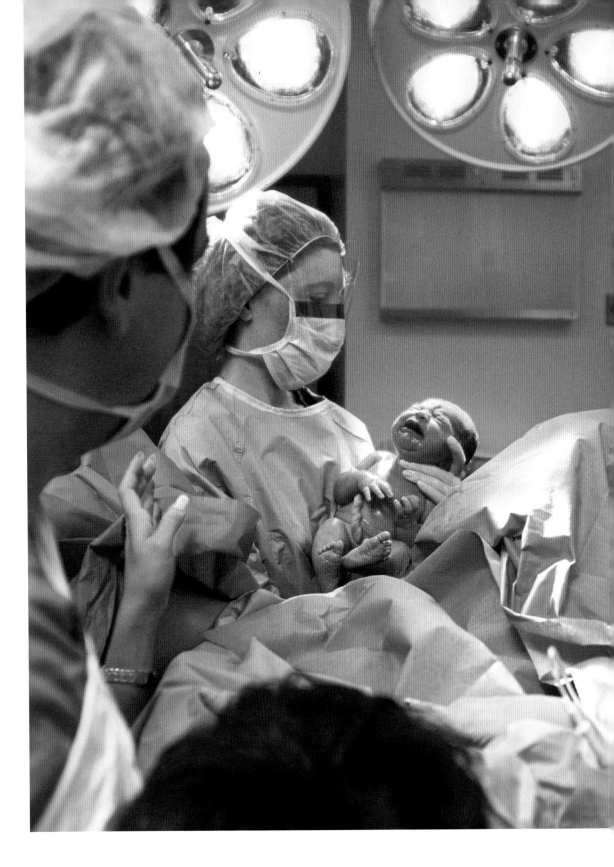

剖宫产

大部分产前课程、孕产书籍及大众媒体都把关注点放在分娩的过程上，但事实是不少女性（在英国，这一数字为1/5）选择剖宫产。这也是为什么我希望花一些篇幅详细讲一讲剖宫产。

尽管通过剖宫产出生的宝宝越来越多，现在社会上的许多人仍然把这种分娩方法视为分娩时的糟糕经历。的确，有些人把剖宫产视为一种万不得已的方法，一些需要剖宫产的女性也经常为她们无法自然分娩而垂头丧气。

我的观点是，产妇不应该为宝宝的出生方式而承受任何压力，因为再有经验的助产士或医生也无法预测到分娩时将会发生什么。或许医生会冷酷地说："如果所有办法都不奏效，您就只好进行剖宫产。"但每一次分娩都是不同的，只要您在怀孕9个月之后将一个健康的宝宝顺利带到这个世界，您就不是失败者。您以什么方式分娩是次要的，您和宝宝的安全才是重中之重。

剖宫产是可以选择的，这意味着产妇可以在分娩开始前就决定实施剖宫产，也可以在分娩开始后将剖宫产变成紧急手段。所以说，虽然手术本身都是一样的，但触发剖宫产的原因却各不相同。

> ❝
>
> 产妇不应该为她们孩子的出生方式而承受任何压力……
>
>

择期或者急诊手术

出于很多原因，孕妇可能自己选择剖宫产，或者被医生建议采取剖宫产。需要记住，只有少数是绝对需要剖宫产的迹象，大多数情况则是相对的，是否剖宫产取决于各个产妇的具体条件。

多数剖宫产手术是在阴道顺产有风险的情况下实施的，要么是母亲遇到麻烦，要么是新生儿有危险。在征得孕妇及其家人同意后，剖宫产可谓是一个安全的选择。可能引起剖宫产的问题包括胎儿窘迫或胎位不正、胎盘前置、双胞胎或多胞胎、孕妇本身有心脑血管疾病或糖尿病、妊娠期高血压综合征等。

人们对紧急剖宫产的印象是胎儿需要在很短时间内娩出，否则就会发生意外。其实这只是个别特殊情况。大多数时候，参与您分娩的医务人员会提前做出判断，并安排在之后的时间段进行剖宫产。

是否紧急实施剖宫产取决于一系列复杂的因素，分娩过程中有许多无法预知的情况，例如脐带下垂或绕颈，其他致命的危险信号，分娩过程中母体的觉知或生命体征。有时，采取剖宫产是出于务实的考虑，比如在某些情况下胎儿通过剖宫产降生会更加健康。

> 剖宫产手术是在阴道顺产有潜在危险的情况下进行的……

剖宫产手术的安全性

目前，剖宫产已被视为一种相对安全的措施。即使出现并发症，那几乎也是因为剖宫产本身就是在紧急情况下实施的，或者是因为母亲或胎儿存在根本的问题。得益于相关医学技术的进步，例如麻醉技术、抗生素的应用、输血以及成人和新生儿护理等，剖宫产对母婴，尤其是新生儿的伤害已经降得很低了。

尽管如此，任何手术都无法完全避免风险，确实存在一些因素会增加剖宫产手术的风险，例如，孕妇严重超重、吸烟、个人或家族性的血栓症、有妊娠相关疾病（如先兆子痫）、各种原因导致不能进行硬膜外麻醉，或者此前接受过骨盆手术，等等。这些因素都会增加并发症发生的概率。

剖宫产比例的升高

过去10～15年，剖宫产的数量有了显著提高，这是许多因素共同作用的结果。

基础医疗水平的提高

以前的观点认为，如果患有某种疾病就不应该生孩子，但现在通过采取特殊的医疗辅助，这些女性仍能怀孕，并且可以在分娩前保持健康。但是，如果准妈妈们有严重的糖尿病或先兆子痫，选择剖宫产是最安全的，医生也可以通过剖宫产来提前终止妊娠，以确保她们的健康。

产科护理的进步

产前及分娩期的护理变得越来越完善。定期超声波扫描的普及，可以帮助我们在并发症出现之前，筛查出那些可能在分娩时出现问题的准妈妈和宝宝。剖宫产时的局部麻醉也非常关键，成功的局部麻醉可以使孕妇在手术过程中保持清醒状态，便于孕妇在手术过程中得到伴侣的支持，同时也避免全身麻醉所带来的危险。以下三点可以解释剖宫产率上升的原因：

一是最近10年早产儿越来越多；二是高龄产妇越来越多，这些产妇在分娩时容易出现并发症；三是在最近的5～10年，已经不在第二产程使用产钳，取而代之的是急诊剖宫产术。

社会观点和理解的改变

女性应选择自己喜欢的分娩方式，这个观点也是使得剖宫产率大幅提高的重要因素之一。在产前门诊，我遇到许多对分娩方式有着明确想法的女性。一些人对阴道分娩的热情很高，其他人则明确希望自己进行剖宫产。最近，一些名人或明星普遍更倾向于剖宫产（通常在私人医院进行），因为她们希望孩子的出生时间与她们繁忙的安排相吻合，剖宫产甚至成为一种时髦的生育选择。但必须指出的是，剖宫产是存在风险的。

法医学上的考虑

在某些情况下，复杂的阴道分娩会导致婴儿颅脑损伤或其他物理损伤，医生和患者之间会为此开始昂贵而冗长的法律诉讼。因此，当医生们需要在剖宫产和复杂的阴道分娩之间进行选择时，会谨慎地做出保守的选择。

顺产与剖宫产的比较

要把剖宫产与顺产后可能发生的并发症进行直接对比是很难的。但是，最近一些报告表明，总体来看自主选择的剖宫产发生危险的概率并不高，产后出血与子宫内膜异位症及泌尿系统感染的风险仅仅小幅增加。相对而言，产妇在顺产后能够更快进行母乳喂养。至于3个月后的产后低血压与性交痛的发生率，二者没有显著区别。剖宫产后，您需要在医院待更长的时间，伤口恢复的时间也比正常分娩长。另外，经过剖宫产术的产妇需要特别护理，而且会增加二次手术的发生率，比如子宫切除术。但另一方面，顺产后发生尿失禁与子宫阴道脱垂的概率会有所增加。综合来看，两种分娩方式各有利弊。

剖宫产后，将来怀孕还能顺产吗

以往的剖宫产大多采取垂直于子宫的切口，使子宫肌束可以顺着子宫的长度恢复。现在，大多数剖宫产采用水平或横向切口，并选择从子宫比较低的位置切入。如果有过剖宫产史，则顺产时发生子宫破裂的风险更大，如果采用引产，则风险进一步加剧。总体看来，如果孕妇在经历过剖宫产之后再选择顺产，那么有70%的概率会成功。如果此前进行的是顺产，则下一次顺产的成功率可达到87%～90%。

传统的观念认为一个女人最多做两次剖宫产，但这种观念已经被推翻了。虽然因为存在疤痕，子宫不可避免地会变得脆弱，但理论上只要孕妇的个体情况允许，其进行剖宫产的次数并不会严格受限。

> 现在，大多数剖宫产都采用水平切口……

要为手术做哪些准备

一旦您决定剖宫产，助产士会帮助您做好术前准备。您需要换上宽松的病号服。

您需要摘除首饰，如果有难摘的戒指或者耳环，应该在这些金属制品上贴上厚厚的胶带防止导热。因为外科手术中可能使用电刀——使用仪器来烧灼出血的血管，如果金属没有被胶条覆盖住可能会造成皮肤烧伤。避免化妆和染指甲，这样一旦手术中发生危险情况，麻醉师可以马上分辨出您的肤色。如果您的伴侣希望手术时陪在您身边，他需要穿上手术服、戴上手术帽并套上鞋套。

如果是择期剖宫产，您可能可以自己走进手术室，躺或坐在手术台上，准备接受硬膜外麻醉。如果您即将分娩，就需要被人推入手术室，然后被抬上手术台。在手术室里，您可以见到各式各样的器械，大多都

孩子出生时将有哪些人在场

很多产妇惊讶地发现，剖宫产时手术室里竟然有那么多人。然而，每个在场的人都有自己的特定任务。他们各司其职，确保您能安全顺利地分娩。以下是参与手术的常见人员清单，如果您怀有双胞胎或者三胞胎，到场的人员会更多。

▶麻醉师

▶麻醉操作助手——协助麻醉师

▶产科医生——主刀人

▶外科助理医师

▶无菌手术室护士——向主刀人递送手术器械，缝合针线等

▶普通手术室护士

▶助产士——护理新生儿

▶儿科医生

▶护工——将您推入手术室或者送回病房

▶临床或者护理实习生——您可以要求他们出去，但是请您理解实习操作是他们唯一能接受训练的途径

您的丈夫可以陪在您身边，握住您的手给您安慰、鼓励。只有当您接受全麻时他才会被要求离开，因为全麻的状态下您会失去意识，他将没法和您交流。如果他留在拥挤的

手术室里会占用空间，而且他一定会因为自己无所事事而无比焦虑。您和您的丈夫有必要理解，请他离开手术室并非要隐瞒什么。请理解并配合医院的程序。

被放置在干净的滑轮车上。手术台边上会有麻醉机，上面摆满了各种仪器，如监测仪、操作键盘，各种气体管子和装满零碎东西的抽屉，手术室里还有新生儿复苏推车，装备有婴儿保暖设备的恒温器，氧气管以及许多儿科必备仪器。

您躺上手术台后，手术室护士或者助产士会打开已消毒的器械包，把它们放在滑轮车上，一旦需要可以马上把它们推到手术台边。手术室靠墙的架子上摆放有仪器、手术衣、针、缝线包等。

剖宫产麻醉

当您进入手术室后，麻醉师会通过您的手臂为您输入静脉点滴，以方便手术过程中的输液，接下来会对您实施硬膜外麻醉或脊椎麻醉。此时产妇可能会紧张不安，有的甚至会换气过度、头晕恶心，还有的会浑身发抖——她们所害怕的不仅仅是手术，还有麻醉师在背后所扎的针。这些紧张情绪再正常不过了。产妇甚至会担心麻醉不起作用，在手术过程中感到疼痛，但请您放心，麻醉师们对产妇的身体状况早已了如指掌。如果您感到头晕，大可说出来，他们会给您戴上氧气面罩吸氧。任何一个产科麻醉师都是经过专业训练的，不管患者颤抖与否，他们都能精准地扎针。通常他们会尽最大努力帮您减压，为您解答疑惑，让您能在整个过程中彻底放松。

如果您是择期剖宫产，麻醉在几分钟之内就会见效，但是如果需要留置一根硬膜外导管，用于术后给药，就会花费多一些的时间，大约需要20分钟。如果您是接受紧急剖宫产，您这时应当已经做了硬膜外麻醉，只需要再加些剂量即可，几分钟内就能见效。硬膜外麻醉或脊椎麻醉有时并不完全起效，为了保证麻醉百分之百奏效，麻醉师会进行一些检查：在麻醉点周围的皮肤上喷洒液体，当您确认自己感觉不到这些液体的温度时，就证明麻醉奏效了。

> "
> 麻醉师会尽最大努力帮您减压，为您解答疑惑，让您可以在整个过程中彻底放松。
> "

最后的准备

在确认您已经没有痛觉后，麻醉师会给您的膀胱插上导尿管。这么做有两个目的：第一，可以使您的膀胱在手术过程中保持排空状态，这样就不会挤占胎儿分娩的空间；第二，在产后的24小时内您将继续插着导尿管，在术后身体不适期间，它可以省去想要上厕所时上下床不方便的麻烦。

接下来需要将手术部位的阴毛剃掉。医务人员将用抗菌溶液彻底清洗您的腹部，并将消毒的手术巾从上腹部盖到腿部，只露出手术切口的部位。消毒手术巾的上端靠近您头的位置，医务人员会将其系在麻醉用的支架台上，形成一个屏风，所以您看不到手术的经过，除非您希望亲眼见证。

剖宫产分娩

一切准备就绪之后，医生会在您下腹部的皮肤上切开一个口。切口通常选在您之前长有阴毛的部位，这样待阴毛长出后就可以将疤痕遮盖。切口的形状、长度各式各样，通常约有20厘米，有直的也有弯的，弯的切口像微笑的小嘴。接着，外科医生会切开脂肪、筋膜和肌肉层，最后在子宫底部切一个口子。

子宫一旦被切开，羊膜就会破裂（除非之前已破裂），羊水会随之涌出。为便于操作，大部分羊水会在胎儿娩出之前被吸干，从而避免弄湿消过毒的床单以及医生的外罩、鞋子。医生会找到胎儿头部确切的位置，将手伸进子宫，轻轻地将胎儿从盆腔边缘移开，再从切口处娩出。有时，医生可能会吩咐助手在子宫上方施加一定压力，有时还会用到小产钳，特别是当胎头所处的位置不理想时。

如果您在第二产程紧急采取剖宫产，可能需要让另外一个助手检查您的阴道并从产道向上推移胎儿，使胎头从切口处成功娩出。在父母眼里，这一系列操作看起来相当惊险，但不必担心，这并不会对孩子造成伤害。在胎头缓缓地从子宫娩出后，需要马上吸出宝宝嘴里的黏液，孩

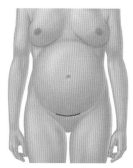

剖宫产切口 切口在您阴毛的上部（内裤腰线处），当切口痊愈后，疤痕很容易被遮盖。

子的肩部、躯干会紧跟着很快娩出。

分娩以后

大多数胎儿在腿还未娩出时就开始哭喊和反抗。通过剖宫产出生的宝宝好像突然之间闯入了这个世界一般。脐带被夹住然后切断后，婴儿总算是自由了，随后他们被抱到期盼已久的父母面前，得到第一个吻。医务人员将迅速用毛巾把宝宝包裹住，把身上的液体擦干，避免着凉。助产士或者产科医生可能会把婴儿放在保温箱中一阵子，检查他们的呼吸和心率，擦掉浑身上下的胎脂，并进行阿普加评分检查。对于产妇来说，剖宫产将会是一种惊奇的经历。在您的一生中，很少有机会在毫无痛觉却有意识的状态下，见到一群人忙忙碌碌地在您肚子里翻找东西。

初次拥抱 当外科医生为您缝合直达子宫的每层组织的时候，新生儿会被送到您身边，接受您的拥抱。

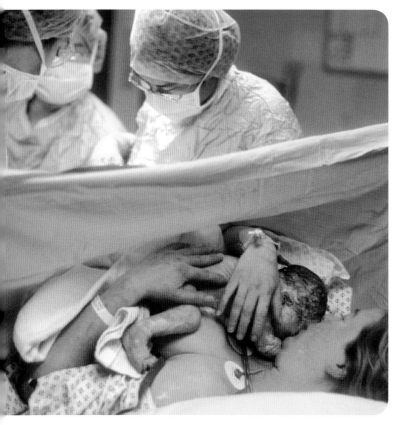

分娩完成后，医务人员会迅速为您注射子宫收缩素，帮助您的子宫收缩并将胎盘娩出。如同阴道分娩，第三产程中主动的处理方式有助于减少子宫壁和胎盘出血。随后医生会检查胎盘是否完整，并冲洗宫腔，接下来医生开始用可吸收线缝合伤口的各层组织。皮肤一般会用针缝住或者用类似胶布的东西粘贴上，而且不需要拆线。

从麻醉师实施麻醉算起，直到缝合结束，剖宫产大约用时1小时，其中真正用来分娩的时间也许只有5分钟，剩下的时间几乎被麻醉和缝合占据。

传统剖宫产手术

传统的剖宫产手术采用垂直切口，从子宫上层肌肉切开。这种方法现在已经极少使用。目前，在大多数剖宫产手术中更倾向于横切口，这有助于子宫肌肉和皮肤更快愈合，也不会留下不堪入目的疤痕。但是在某些特殊情况下还需要进行传统的剖宫产，多见于胎儿小于30周的早产。此时使用低切口对于生命脆弱且受到威胁的早产儿来说过于危险，容易对孩子造成外伤。

如果胎儿处于横位且羊膜已破，外科医生几乎不可能从狭小的低切口里完成操作，而且保证子宫和胎儿不受损伤。类似的情况还有，在筋膜和纤维密集的瘢痕子宫上使用低切口无法接近胎儿时，也需要用传统的方式进行剖宫产。一般建议已经有传统剖宫产经历的女性在以后的妊娠中尽量不采用阴道分娩，因为在未来的分娩中，造成子宫破裂的风险相对较高。

其中真正用来分娩的时间也许只有5分钟……

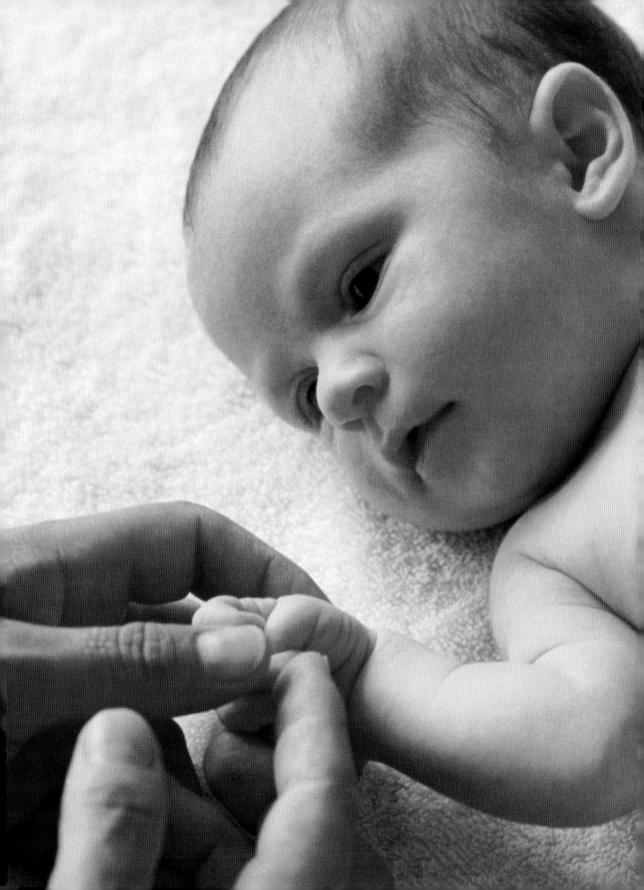

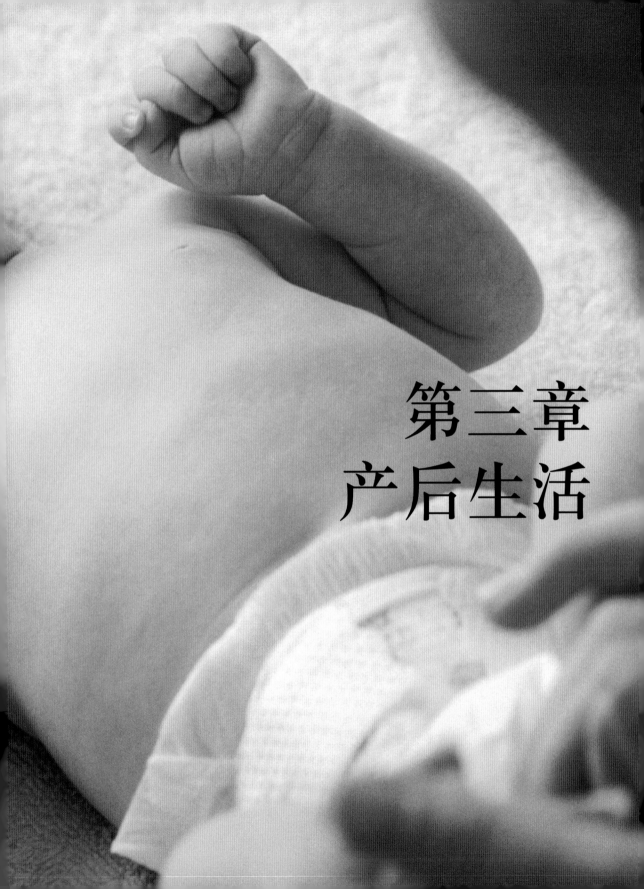

第三章
产后生活

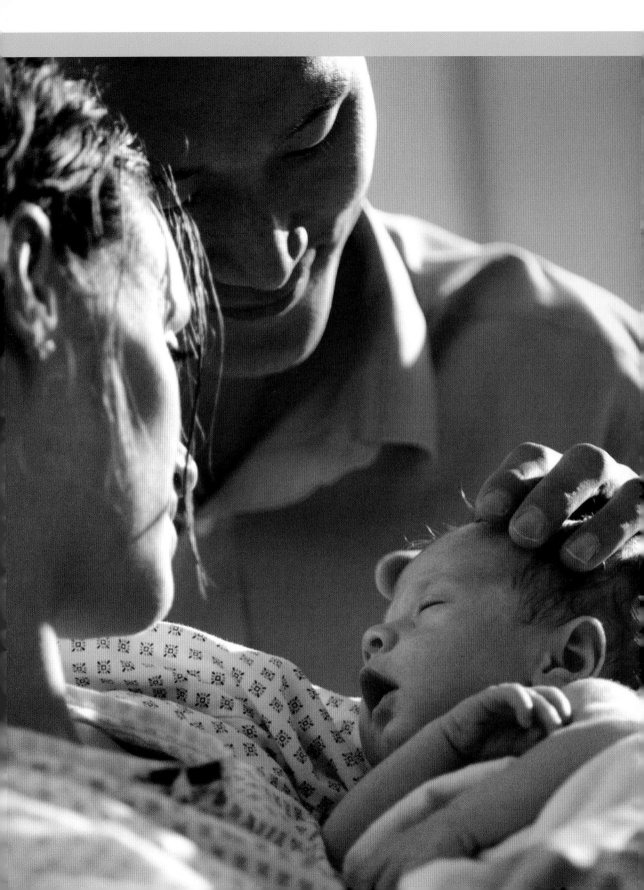

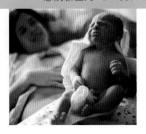

您的新生儿

经过紧张而忙碌的分娩后，您会享受短暂的平静。随着医务人员纷纷离开，您和您的丈夫终于可以仔细看看你们可爱的宝宝。这是一个激动人心的时刻：在9个月的期待后，你们终于和这个小生命见面了。

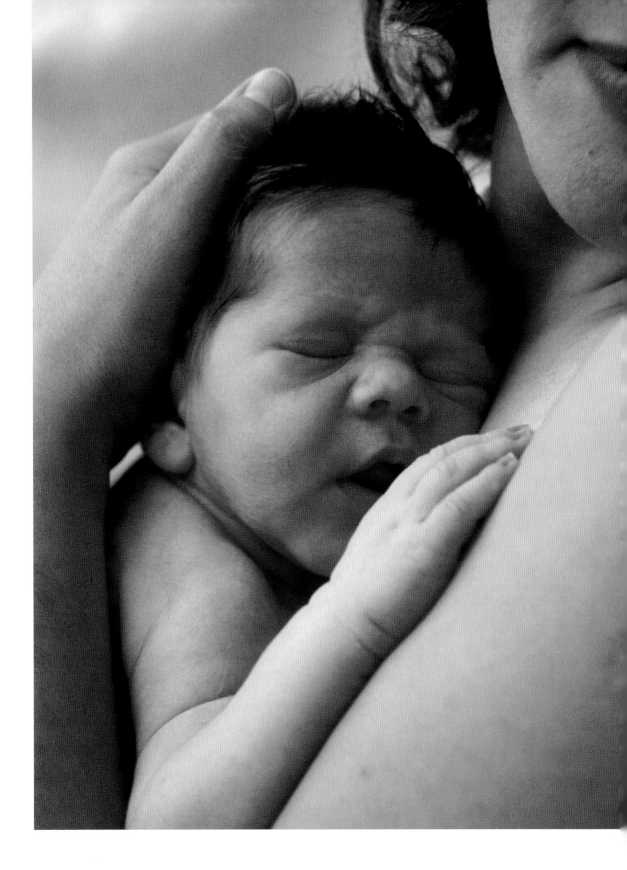

产后几小时

大多数足月胎儿自头部娩出产道后的30～60秒内，将开始他们的第一次呼吸或喘息，即使此时他们的脐带还尚未剪断。这种喘息的原因是，分娩后产房的温度、光亮和子宫内的环境不同，对新生儿造成了一定的刺激。这是很了不起的时刻，因为此时新生儿的胸部仍在盆腔中遭受着挤压，但初次喘息的强度一般对扩张新生儿的肺部来说足够了。

宝宝第一次呼吸时，助产士帮助新生儿将嘴里和鼻子中的黏液和羊水吸出，从而确保他的上呼吸道通畅。新生儿的脐带被剪断，意味着新生儿无法再通过母体的呼吸而获得氧气供应了。

新生儿肺泡或气囊表面的活性物质，决定了其肺部能否顺利扩张。在新生儿出生后，肺表面活性物质会减小肺部表面液体的张力，维持肺组织的稳定性，以便气体充分交换。肺表面活性物质缺乏，会造成每次呼吸末端肺泡中的残留气体过少，新生儿在进行下一次呼吸时，不得不竭力克服过高的表面张力。在出生后的短时间内，新生儿呼吸频率开始增加，鼻孔张开，伴有细微的喘气声，而且肋间组织会随着每次呼吸而收缩。由于缺乏肺表面活性物质导致的新生儿呼吸窘迫综合征，病情一般较轻，在新生儿中发病率为1/200～1/100。早产儿往往需要呼吸辅助，这是因为早产儿的肺表面活性物质通常还没有完全形成，有时甚至需要给予活性剂来降低肺泡表面张力。

阿普加新生儿评分

医生或助产士在新生儿出生1分钟后，以及一段5分钟的观察期后，先后两次将用阿普加新生儿评分法给您的宝宝打分。这是一种简单有效的评定手段，由美国医生弗吉尼亚·阿普加创立，并因此得名。依据胎

> **将用阿普加新生儿评分法评定您的宝宝……**

阿普加新生儿评分系统

阿普加新生儿评分	2	1	0
肤色	全身粉红色	身体粉红色，手足青色	苍白/全身发青
呼吸	规律，强烈哭泣	无规律，无力哭泣	无
脉搏/心率	大于100bpm	小于100bpm	无
运动/肌张力	活跃	中等活跃	软弱无力
刺激后的反射	哭泣或表情扭曲	中等反应或表情扭曲	无反应

儿皮肤颜色、呼吸、心率、肌肉的强度和反射分类评定，每项为2分，最高分是10分。对非裔或亚裔新生儿嘴唇的颜色、双手掌以及双足足底都要进行检查。评分高于7分的新生儿被认为达到健康，4～6分的新生儿需要辅助呼吸，低于4分则意味着需要进行抢救。对于5分钟后的评定，高于7分意味着预后良好，低于7分则需要精心监护。

阿普加新生儿评分法是评价新生儿健康情况的便捷方法，但它并不能衡量宝宝的长期发育情况。如果您的宝宝初次得分较低也不必发愁，通常第二次评分时情况会有所改善。即使事实并非如此，您的宝宝在日后通常也不会出现严重的问题。

鉴定和测量

当阿普加新生儿评分结束后，助产士将清洗新生儿皮肤上的血液和液体。新生儿出生后体温会立刻下降1℃～1.5℃，因为他们全身的皮肤都是湿漉漉的，会快速散热，所以，新生儿出生后必须快速擦干他的身体，并采取保暖措施。

紧接着，助产士将称量新生儿体重、测量头围和身长，在手腕或脚踝处戴上有身份信息的塑料手环，上面标记着姓名、医院号和出生日期。这么做是为了避免抱错新生儿的事情发生。有些妇产科会采集新生儿的脚印，贴入新生儿笔记中。还有些医院会为新生儿分配电子标签，如果宝宝被带出产房，警报将被触发。

体格检查

助产士会初步检查新生儿是否存在外观上的畸形；接着，还将检查新生儿的面部和腹部，用听诊器检查心肺功能（新生儿的正常心率为120次/分钟）；然后翻身检查背部、脊柱、手指、肛门，记录新生儿有无尿，并核对手指和脚趾数量。在您回家之前，儿科医生或有经验的助产士还要对新生儿再进行一次详细的身体检查。宝宝的眼睛在母亲漫长的分娩过程中会产生结膜炎，这是很常见的。英国通常的做法是给新生儿开一点抗生素眼药。完成所有检查后，新生儿会被裹在暖和的包被里，交到您的手中。现在，您就可以开始照顾宝宝了。

> 助产士会初步检查新生儿是否存在外观上的畸形。

维生素K

分娩后不久，助产士会询问您是否愿意为宝宝补充维生素K——如果愿意，请您选择口服还是肌肉注射。维生素K是一种食物中含有的物质，在人体肝脏和蔬菜中含量丰富，它可以帮助血液凝固并防止内出血。不管从哪方面看，如果新生儿仅靠母乳或奶粉来摄取维生素K，摄入量是远远不够的。在肝脏发育成熟之前，新生儿易患维生素K缺乏症或出血性疾病。进行维生素K补给后，新生儿可以凭借肝脏生成其他的凝血物质，所以卫生部门通常建议对所有新生儿第一时间进行维生素K补充。可通过两种方法来为新生儿补充维生素K：

● 注射法。肌肉注射维生素K（维生素K_1），预防患维生素K缺乏症。助产士会在新生儿出生后不久对其进行第一次注射。

● 口服法。口服维生素K的效果与肌肉注射无异，但是需要重复给药。无论是母乳喂养还是奶瓶喂养，新生儿都应该在出生后一周内服一次维生素K。母乳喂养的新生儿在一个月时多服用一次。

由于配方奶中增加了维生素K，所以吃配方奶的宝宝发生维生素K缺乏症的概率很低。虽然母乳中的维生素K含量不及配方奶粉丰富，但母乳的优点远多于缺点。

出生后的适应

　　整个孕期内，胎盘持续为胎儿供给氧气和营养，并带走胎儿的排泄物。在分娩后的数分钟内，新生儿需要适应变化，独立进行新陈代谢而不再依靠胎盘。

　　首先，新生儿的肺需要接受携带氧气的血液，经由左心室泵至全身各器官。胎儿在子宫中时，90%的血液会经过胎儿的肺，但不在肺部进行氧气交换，所以右心房和右心室的压力要高于左边，以确保血液可以返回心脏，血液要么直接穿过左心房和右心房之间的小洞（卵圆孔），要么经过右心室进入肺动脉。由于肺部压力很大，能够将大量的血液压入动脉导管，血液通过动脉导管进入胎儿的大动脉，进而输送到全身。

　　新生儿第一次呼吸时，气体会将肺部充满，肺部压力随之下降，动脉导管关闭，右心室的所有血液进入肺部迎接氧气。随后血流从肺部流向左心房和左心室，准备泵往全身。同时，由于脐带血管开始收缩，流向右心房和右心室的血流会随之减少。随着左心房和左心室的压力升高，右心房和右心室压力下降，血液无法再通过卵圆孔进行分流，卵圆

出生前后的血液循环

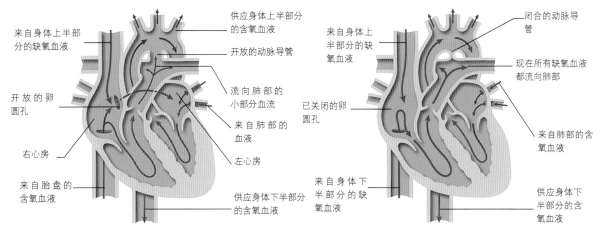

来自身体上半部分的缺氧血液

开放的卵圆孔

右心房

来自胎盘的含氧血液

供应身体上半部分的含氧血液

开放的动脉导管

流向肺部的小部分血流

来自肺部的血液

左心房

供应身体下半部分的含氧血液

来自身体上半部分的缺氧血液

已关闭的卵圆孔

来自身体下半部分的缺氧血液

闭合的动脉导管

现在所有缺氧血液都流向肺部

来自肺部的含氧血液

供应身体下半部分的含氧血液

出生前　胎儿的血液供应是通过卵圆孔从右心房向左心房分流的。

出生后　血液流经肺部，在肺部接受新鲜的氧气并开始全身循环。

孔像一扇门那样关闭了。如此一来，新生儿即拥有了"成年人"那样的血液循环（如上页图所示）。

在所有这些心血管变化发生后，新生儿的肝脏会接受更多的血液，这使得肝脏能够开始代谢食物或储存糖原。糖原储存的功能会在妊娠的最后8周形成，以满足出生之后与被喂食之前这段时间的能量需求。

大多数新生儿在出生后，体温会下降1℃~1.5℃。足月胎儿已生成了褐色脂肪，出生后他们可以用褐色脂肪产热，甚至不需要靠战栗来维持自己的体温。

新生儿的外观

不少父母在见到新生儿的长相时都会大吃一惊。他们的宝宝可能和杂志上那些天使般模样的照片相差甚远。其实您不必担心，那些斑点和分娩过程中造成的可见损伤几天之内就会消失。

见到宝宝第一眼时，您也许会百感交集。然而，并不是所有情感都是正面的。

新生儿眼睛的颜色在6个月之后才渐渐显现。刚出生时，眼睑略显发胀，这是分娩时产生的压力造成的另一个后果。新生儿在出生后的几个月里可能出现斜视或者对视，但这通常没有什么可担心的。新生儿眼睛的聚焦调节能力非常差，但是将他抱到您面前约20厘米处时，他就会看到您，并对您的面部细节产生兴趣。

经阴道分娩的新生儿，头部常呈尖形或锥形，这一现象在产程延长时尤为显著。因为新生儿的颅骨在分娩时会重叠，使得胎头在通过产道时能够承受挤压并顺利前行。新生儿的颅骨会在出生后的1周内恢复正常。有时，产道的挤压也会引起脸的半边胀肿。在不得不使用产钳或真空吸引器助产时，新生儿的脸部或头皮处可能出现瘀伤。您还会发现胎儿头顶有一块柔软的菱形区域（前囟），这是因为该区域的颅骨尚未闭合。前囟一般到婴儿18个月大时才能够完全闭合。

> 新生儿眼睛的颜色在6个月之后才渐渐显现。

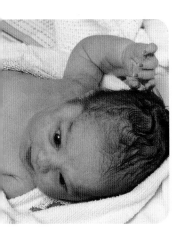

新生儿的头 阴道分娩后的几天内，新生儿的头呈锥形或尖形。

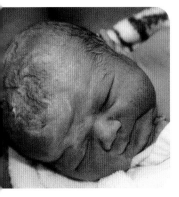

出生 新生儿出生时身上覆盖一层厚厚的白色油脂，即胎脂。这层皮脂在充满羊水的子宫里保护胎儿的皮肤。

部分新生儿出生时，身上覆盖有一层厚厚的油腻的白色胎脂，这层皮脂是胎儿在充满羊水的子宫环境下的皮肤保护层。也有一部分新生儿出生后没有胎脂，或者只有一点点。有些助产士会迅速帮新生儿洗掉胎脂，有些则不做处理，任其自行脱落。多数新生儿的皮肤上分布着一些斑块，分娩时的局部受压是发生这种情况的原因之一，此外还由于四肢需要一段时间才能构建起良好的血液循环。还有一种常见的情况是新生儿四肢的皮肤上出现干燥及脱屑。在子宫内，胎儿全身被细软、柔和的胎毛覆盖。有些出生后的新生儿在头皮和肩部还残留有许多胎毛，出生后的1～2周内，残留的胎毛也会脱落。新生儿面部长有小白斑是一种常见现象，它们称为粟粒疹或乳样斑，这是由于皮脂腺被阻塞引起的。皮脂腺即滋润皮肤的腺体。出生后，这些斑点就会迅速消退。出生后的几个月内，婴儿头皮的颜色有可能会发生改变。

一些新生儿的指甲出生时就比较长，可能在其开始探索自己身体时抓伤面部或其他部位。不要使用剪刀来剪新生儿娇嫩的指甲，这么做会对甲床造成损伤。可以尝试用嘴轻轻地咬掉新生儿的指甲，注意不要咬痛新生儿。

一些新生儿会有胎记。胎记是皮肤上的斑点，由新生儿皮肤表面下的小血管丛形成，它们通常不需要治疗。白种人的鼻子、眼睑、前额、颅底及颈部发际下通常会长出粉色皮肤斑块，大多数斑块会在一年内消失。草莓胎记（痣）最初表现为皮肤上出现的红色圆点，它们在新生儿出生后的一年里会不断变大，但大多数会在孩子长到5岁时消失。大多数有色人种的孩子会长一种叫作蒙古斑的胎记，它们长在背部或臀部皮肤上，呈蓝灰色片状。这种胎记对身体无害，几年之后可消退。葡萄酒色的痣常见于婴儿的颈部和面部，呈大块状，颜色从深红至紫色均有。这类胎记是永久性的，最好到皮肤科寻求专家意见。

不管是女婴还是男婴，出生后常会出现乳房肿胀，甚至还会分泌一些乳汁，这是一种完全正常的现象。因为新生儿需要一段时间来把体内残留的母体孕激素清除掉，所以在出生几天后，乳房肿胀及泌乳现象才会消失。新生儿出生后还会出现生殖器肿大的现象，这也是母体激素大量留在新生儿体内导致的，不久后便可恢复正常。对女婴来说，出生前胎盘产生的高水平雌激素，有可能引起其子宫内膜增厚，所以如果您发现您的女儿在分娩后有阴道出血（有点儿像少量月经）现象，大可不必担心，这是由于增厚的子宫内膜破裂所致，此类出血现象持续一两天便会消失。而有些男婴的睾丸在出生时可能仍停留在腹股沟内，但一般能够自行下降到阴囊。

给您的宝宝哺乳

宝宝出生后的1小时内与妈妈进行肌肤接触，可以带来许多好处。当您抱起宝宝时，尽量把他们抱到胸部，因为在乳头受到触摸或刺激时，身体才会分泌催产素和催乳素。催产素对子宫收缩很有帮助，所以即便您想通过奶粉喂养宝宝，也可以把出生后不久的宝宝抱在胸前。催乳素会促使乳汁分泌，虽然最初几天只会分泌初乳，但是乳汁分泌或泌乳反射建立宜早不宜晚。给新生儿喂奶，是为了让新生儿尽快习惯被抱到母亲的胸前。即使新生儿对进食并无兴趣，您也无须担心。大多数足月新生儿已经形成了吮吸或寻找反射，用一根手指或乳头碰新生儿的嘴角时，他会转向手指或乳头并尝试吮吸。

足月新生儿在出生时已经储备了能量。许多妈妈会对自己的宝宝为什么没有立即开始进食而感到焦急，事实上他们在出生后对睡觉更感兴趣。但是，早产儿在出生后最初的24～48小时内，要用小瓶母乳或配方奶进行喂养，因为他们只储备了少量的能量，更何况出生胎龄在35周之前的早产儿还没有形成吮吸反射。

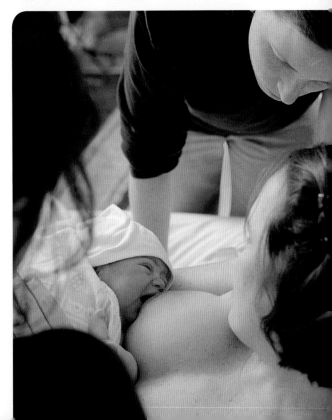

初次喂养 不仅有助于新生儿熟悉哺乳，而且能够刺激催产素释放，使子宫收缩。

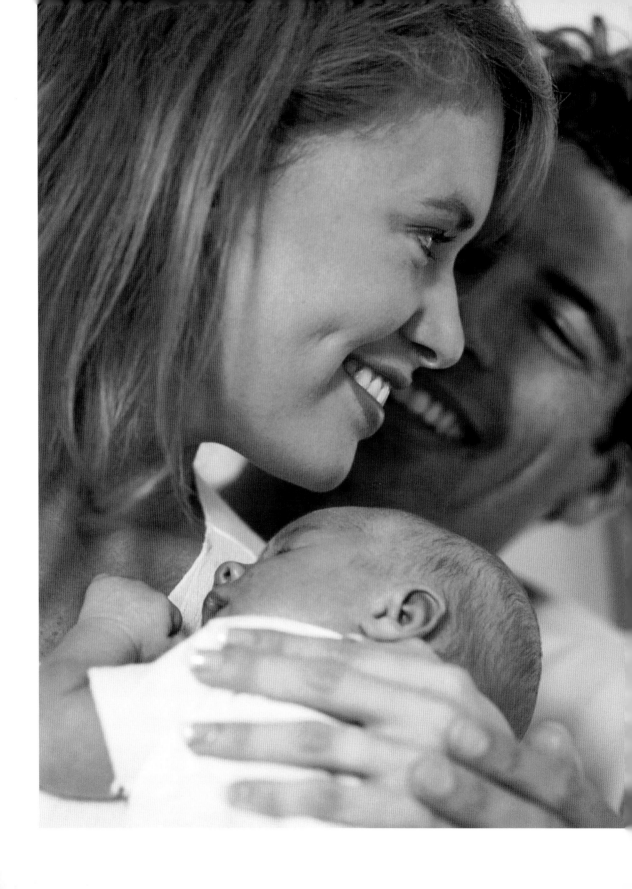

分娩后的6周

经历9个月的期盼、惊喜或者焦虑之后，您和您的伴侣将会以父母的角色，迈入你们生活的新阶段。接下来，本书将带您走进产后前几周的生活，为父母们提供指导和建议。

由于您的生活已经出现翻天覆地的变化，强烈的情绪起伏或许是难免的。您会对您创造的小生命感到敬畏，但是当您逐渐了解这个小家伙的性格后，您又会觉得很奇妙。宝宝的脆弱和对您的百分百依赖，也会让您背负巨大的压力。

此外，您将从生产的生理状况中恢复，不仅要协调与伴侣之间的关系，而且要和新的家庭成员相处。除了要把平时的家务事打理好，还要逐渐学会如何育儿这个切实难题，一切对您来说都是艰巨的挑战。

适应变化

有人把产后的生活比喻成表演抛球的杂技，一边把球抛向空中，一边要接在手里，两头应接不暇，而且一个球也不能掉在地上。可见，现在女性要承担的压力是多么大。媒体总是喜欢报道那些名人妈妈——她们在10分钟内生完孩子，用不了多久就可以把自己塞进苗条的牛仔裤里，接下来又主演了某一部大片，而且她们似乎还完全有能力做个十全十美的妈妈。我认为此类报道有失偏颇，甚至把事情变得更糟，面对这类"楷模"，许多女性不敢承认自己在最初几周内过得手忙脚乱。

刚做母亲的那段时光，对您和您的伴侣来说，既是幸福的，也是艰辛的，因为你们需要学习如何养育子女。我希望您可以坦诚对待产后生活的各类状况，这样您就会意识到您正在经历的所有生理及心理变化再正常不过了。您应当对自己有信心，不论做得如何，只要您努力，就一定能成为一位好母亲。

> "
>
> 许多女性不敢承认自己在最初几周内过得手忙脚乱……
>
>

身体的恢复

孩子出生后的前6周又称为产褥期。您的身体恢复得怎么样，由多个因素共同决定，包括分娩类型、平时的健康状况、家庭的支持及社会环境。

接下来，本书将介绍一些最常见的产后生理变化类型以及这些变化所引发的问题。

产后的前几天，子宫开始收缩并恢复到它孕前的状态，产妇会出现大量血色的阴道分泌物，称为恶露。恶露是由血液、黏液和组织碎片构成的，所有这些都是子宫需要清除的。最初几天，出血量很可能会相当大，需要使用加厚款的卫生巾以及一次性的卫生裤。第一周过后，血流量通常会稳定下来，出血颜色也由鲜红逐渐变为酱红。

> **产后痛是由催产素引起子宫收缩产生的……**

许多产妇产后出现的类似痛经的疼痛，即产后痛，尤其常发生在母乳喂养的产妇中。疼痛是在催产素刺激子宫收缩造成的，催产素可以使子宫快速地缩回到骨盆中。由于催产素是在婴儿吮吸乳房时释放的，所以产妇在哺乳时感觉产后痛或发现自己排出一些小血块都是正常现象。产后痛在产后仅会持续几天，如果疼痛难以忍受，您可以告诉助产士，让她帮您选择一种合适的镇痛方法，比如针剂、口服药片或直肠栓剂。

当乳房开始分泌乳汁时，您可能会出现某种程度的乳房肿胀炎症。乳房肿胀、坚硬以及疼痛，这一系列普通炎症通常还会使体温略有上升。令人欣慰的是，当母乳喂养形成规律后，这一问题可以在1~2天后自行消除。

如果您进行了切口缝合，缝线周围的皮肤出现肿胀，伤口开始愈合时会使得缝线处变得更紧绷。当您坐下时可能会有些不舒服。在刚开始的几天，在座位上垫一个橡胶圈会很有效果，这可以避免会阴部遭受任何直接的压力。在会阴部放置冰块或涂抹局部镇痛霜剂，也会起到缓解的作用。您或许还会发现在排尿时伤口会有灼痛感，这是因为小便接触到了伤口。如果条件允许，尽量分开双腿站立或蹲在马桶上方，这样可以让尿流直线进入马桶。便后，用一块凉纱布或面巾轻柔地清洁会阴部处擦干伤口。盆浴也是一个不错的选择，在小便后可以用温水清洗会阴部。

膀胱通常在分娩期间受到一定的压力，这可能会导致排尿困难。如果您出现了这种情况，需要使用导尿管进行辅助，这有助于肌肉的放松和弹性的恢复。分娩的物理损伤也可能使膀胱感染变严重。通过及时的抗生素治疗和大量饮水，一般就可以解决这个问题。

不少女性担心产后第一次排便可能是一次比较痛苦的经历。其实您的缝合处一般不会裂开。为预防便秘，要尽早开始饮用大量的流质（最好是水），还要食用大量高纤维食物，如谷物、新鲜的水果蔬菜和干果。适当的锻炼也会起到很大的作用。

产后尽快让腹部缩小通常是产妇重点关心的问题。如果您进行了阴道分娩，在产后最初几周，您就可以尝试适度的腹部锻炼。如果您是剖

产后锻炼

经阴道分娩的女性，很有必要加强盆底肌锻炼，尤其是在产程延长的分娩中，因为此类分娩会过度拉伸肌肉。确保自己进行规律的短时间锻炼，例如，每天在午餐时间进行简短锻炼，这比每周只进行一次大运动量的锻炼要好得多。首先，您可以从分娩当天开始，先做些骨盆挤压练习，然后逐渐形成规律、有计划的锻炼。

分娩后，您也可以做些深呼吸来拉伸背部及腹部的肌肉。

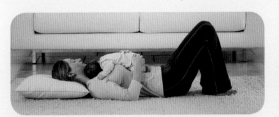

盆底肌锻炼 拉紧盆底肌肉，像您在憋尿那样，持续几秒后慢慢放松。重复10次。

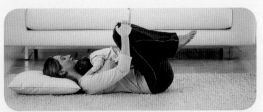

腹部拉伸 平躺，屈膝，双手抱膝。深吸气，同时将腹部肌肉向内收紧；呼气时，再将腹部肌肉向外拉伸。

宫产分娩，医生会建议您在产后6周检查结束再开始锻炼。我认为，不妨在剖宫产后不久就尝试一些适度锻炼，记住不要让这些锻炼给您造成不适感。

剖宫产后

经历剖宫产手术后的产妇通常恶露较少，因为在术中缝合子宫壁之前，医生通常会清理宫腔，将血块、黏膜块、胎盘和其他碎片移除。尽管这样，恶露仍会持续几周，会有小血块排出，而且在哺乳时伴有产后痛。

> 大多数女性在手术后的48小时内都要使用强效的镇痛剂。

大多数女性在手术后的48小时内都需要使用强效的镇痛剂。一些医院会为病人提供可控制剂量的镇痛剂——便携泵，病人可通过便携泵自行缓慢注射小剂量静脉用吗啡。肌注吗啡（让人意识模糊）、直肠栓剂（可迅速进入血液，有效缓解疼痛，同时使您的头脑保持清醒）或药片也可以用来缓解疼痛。药片的止痛效果最差，适合在产后两天之后使用。

任何接受腹部手术的患者，在术后都需要卧床休息，这就造成了形成血栓的风险。孕妇患血栓症的风险更大，一方面是由于激素，一方面是因为她们在过去几个月中骨盆和下肢血管承受了更大的压力。因此，在剖宫产手术后，助产士和医生会建议您尽快下床走动一下。初次尝试站起来走路时，您可能会感到眩晕，但不必过于担心，这种症状在几个小时后就会缓解。最初几天您的活动越多，所需的康复时间就会越短。

医务人员会用消过毒的纱布盖住产妇的腹部伤口，纱布通常在伤口上保留约48小时。手术时您并不知道缝合皮肤层的针线究竟是什么样的，当助产士揭开纱布观察伤口时，您将有机会亲眼看到。缝线通常会在约3天后被拆除，而单针或连续的缝线要保留大约5天的时间才能拆除。拆线时并不会过于疼痛，但如果有可预见的风险时，可事先采取镇痛措施。

出生后的早期体检

出院之前，您和您的宝宝都需要接受一次体检。许多医院倾向于安排儿科医生来为新生儿体检，有些医院则安排技术熟练的资深助产士来完成这项任务。

助产士会询问您恶露的量是多少，是否有排尿或排便的问题以及您的情绪如何。她还会测量您的体温、脉搏和血压，检查您的乳房以及您的子宫回缩是否良好，检查会阴，并确保您的小腿没有变细或肿胀的现象。她们也会通过血常规检查检测血红蛋白，如果数值偏低，医生会让您服用含铁的药片。您还需要注射风疹疫苗，如果您此前没有进行这项免疫。助产士会确保您带回家的止痛药足够使用一段时间。她还会同您讨论如何避孕，因为大多数女性在产后6～8周就会排卵，即使她们尚在哺乳期。

您的宝宝

宝宝的体检将包括头部、眼睛、皮肤、四肢、胸部及生殖器检查。医生会用听诊器仔细检查心、肺，检查宝宝的髋部，轻轻地将他的腿向上抬起然后外旋，查看是否有髋关节脱臼（髋部咔嗒音）的情况。医生将温柔地对腹部进行触诊，排除如肝、脾等任何脏器肿大的情况，还将仔细检查宝宝的脊椎。此后，助产士也将进一步检查常见的问题，如感染、黄疸或低血糖。婴儿的体温、肤色、肌肉的伸缩、有无呆滞或易怒的表现都是需要检查的内容。现在所有新生儿出院之前都会接受此类例行体检。

婴儿的反射

在出院体检时，将检查新生儿的几个重要反射：

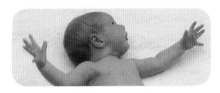

惊吓反射 当使新生儿的头部猛然后仰时，他会张开双臂和双腿。

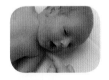

寻找反射 用手指抚摩新生儿的脸颊时，他会把头转向手指，张嘴准备吮吸。

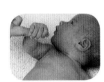

抓握反射 当把手指伸向新生儿时，他的手指和脚趾能够紧紧地握住或钩住您。

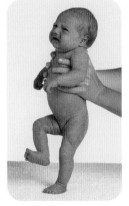

跨步反射 当用手支撑在新生儿腋下时，他能够做跨步运动。

这一阶段，手术伤口将出现红肿，触摸时会感到很痛。您可在伤口处垫一块软纱布，避免在穿衣服时触碰到。但是，伤口不应长期被遮盖，实际上，暴露在空气中有助于伤口更快地愈合。洗澡时长时间的浸泡也是非常安全的——温水具有很好的舒缓作用。每次洗完后，都要用干净的毛巾轻轻地擦干伤口。

大约1周后，伤口周围的皮肤变得又干又痒，涂抹少量润肤霜可以缓解。伤口周围的皮肤可能还变得麻木，这是由于支配这一区域皮肤的神经被切断。这种表皮的麻木是正常反应，并会持续几个月，一直到神经支配恢复为止。另一个令人担心的现象是，伤口上层边缘会肿得更为厉害，并且有些时候在您直立时会在下层伤口的边缘突出。这也是正常现象，同时也仅仅反映了一个事实，就是手术切开了几层肌层，而这些肌层需要一段时间才能愈合，重新形成平整的肌肉壁。

新生儿黄疸

黄疸是新生儿的一个普遍现象。胎儿在子宫内所需的红细胞数量巨大，这些红细胞在胎儿出生后会破裂并释放出一种被称为胆红素的黄色色素，这种黄色色素须经肝脏处理才能排出体外。当胆红素水平过高时，会在皮肤及眼睛的巩膜上沉积，导致新生儿全身皮肤及眼睛呈现黄色。

生理性黄疸较为普遍，60%的新生儿都存在这个现象，早产儿的肝脏尚未发育成熟，所以这种现象尤为常见。这种黄色会蔓延到全身皮肤，一般在出生后24小时就能看到。通常情况下，在出生后的第4天左右黄疸达到高峰，即使不进行治疗，也会在10天内消退。但是，如果胆红素水平过高，色素就有可能在脑内沉积并造成永久性伤害（脑核性黄疸）。为防止这种情况发生，可在新生儿足跟采血检测胆红素水平。如果胆红素达到某一限度，每天都要用几个小时的时间进行紫外灯照或光线疗法治疗。紫外灯可以分解皮肤里的胆红素，使胆红素能够不经肝脏处理直接从尿液排出体外。医生会鼓励您定时喂奶，因为新生儿摄入热量和水分也有助于消除黄疸。胆红素水平一旦回落到正常值，就不能再进行光线疗法。

母乳喂养时，哺乳性黄疸的发病率约为5%，这些新生儿轻微的黄疸状态会持续10周以上，造成这种情况的原因可能是母乳中的激素干扰了肝脏分解胆红素的能力。如果换成奶粉喂养，胆红素就不会造成伤害并会自动消退。如果您的婴儿其他方面都很健康，也可以不停止母乳喂养。在2～3周后，您的全科医生会建议对新生儿进行验血，以此来判断他的肝脏和甲状腺功能是否正常。

出院

　　您的住院时间主要取决于您的分娩方式。最快者在产后几个小时就能出院（产后6个小时通常是允许出院的最早时间），如果您出现并发症，那么有可能需要住院观察一周。平均而言，正常阴道分娩者需住院1～2天，剖宫产者一般是3～5天。

　　您需要明白，住院的目的是让您在照顾新生儿方面得到建议和帮助，同时确保自己的身体状态从分娩中迅速恢复。如果您选择尽早离开医院，确保自己掌握如何熟练地换尿布或给新生儿洗澡。离开医院之前，可以向助产士寻求喂养方面的建议。

　　出院之前，医院会通知您的助产士和全科医生，还会告诉您哪些问题是回家之后需要特别关注的。另外，在新生儿出生后7天，应当通过验血检查来排查苯丙酮尿（一种罕见的代谢紊乱）、囊性纤维化和甲状腺缺陷，可对新生儿足跟进行采血来获取少量样本血。

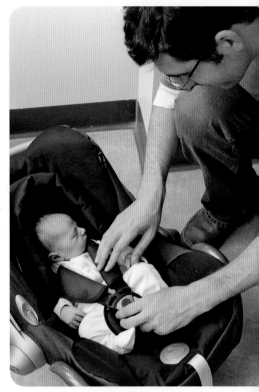

汽车座椅　如果您计划开车接宝宝回家，必须选择并安装一款合适的汽车座椅。

回家的路上

　　如果您乘车回家，根据法律规定，新生儿必须乘坐在面向车后部的特制婴儿座椅上。如果您车的副驾驶座带有气囊，则婴儿座椅必须安置在车后排座位上。应当把新生儿裹好避免着凉，因为他还不擅于保持和调节体温。根据经验，新生儿应比您多穿一层衣服，如果是冬天，需要为新生儿戴合适的帽子和手套，夏天则要佩戴遮阳帽。

　　如果您进行了剖宫产，严格地说您几周内都不能开车，您的保险公司会认为您的腹部伤口影响到了您紧急刹车的能力，更容易造成车祸而伤及第三方。相关问题可咨询您的保险公司。

情绪的恢复

宝宝出生后，母亲体内的激素水平将出现剧烈变化，进而使母亲的情绪起伏不定。在产后最初的几天或几周里，您如果发现自己会莫名其妙地大哭，不必感到惊讶。

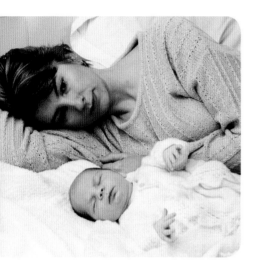

调整阶段 宝宝出生后的几天甚至前几周都是重要的调整阶段。给自己一些时间来了解宝宝，适应自己新的责任。

完成生育称得上一项丰功伟绩。攻克这项艰巨的挑战后，无论在生理还是在心理上，大多数女性都会感到精疲力竭。然而，您仍然不能弥补严重缺乏的睡眠，让身体平静地恢复，因为新出生的宝宝会随时扰乱您的生活。您的心理将经受一次冲击——意识到您将对这个无助的新生命全权负责。这是一种难以消化的情绪，尤其是第一次做母亲时。毫不意外，它让您感到自己脆弱不堪，因而时常落下眼泪。我可以肯定这些情绪和反应完全正常，都只是暂时的。几天或几周过后，随着激素水平的回稳以及您逐渐适应了母亲这个角色，一切风波都会平息。

母子亲密关系的建立

许多新手妈妈告诉我，她们很担心自己是否能够和宝宝建立密切的关系。我坚信，了解和学习爱护婴儿的方法并无对错可言。有些女性能够立即无条件地爱上自己的宝宝，另一些女性则会在巨大的分娩压力下难以平复，需要一段时间才能适应自己当母亲这个事实。正因如此，即使建立母子关系的起步略为缓慢，也不意味着自己将是一位糟糕的妈妈，或者她们的宝宝不会有好日子过。如果属于后一种情况，千万不要感到惭愧或自责。随着时间的推移，您会和宝宝建立亲密关系，现在所有担心也都是多余的。

产后初期的另一个常见的问题是，一些女性刚刚回到家，就尽其所能去实现"尽善尽美"。然而，当她们意识到自己无法面面俱到后，难免受挫。事实上，您将开始一种全新的生活方式，一切都是不可预知的。小宝宝也完全不能理解如何适应您想象中的完美生活。需要一定的时间和足够的耐心，才能达成您和宝宝之间的某种和谐。

产后忧郁

婴儿的需求是无止境且千篇一律的。许多母亲，特别是那些第一次当妈妈的女性（生多胎的女性则较少有此情况），会突然意识到自己完完全全地为一些苦差事而奔命。过去，产妇周围都有很多女性亲戚，当新生命降临时，亲戚们会给予帮助（并且在接下来的几年中都会继续帮助）。现代的产妇们通常比较独立，即使周围有一些亲朋好友，她们也必须亲力亲为，独挑大梁。

很多女性都有过在宝宝出生之后存在某种程度的"产后忧郁"的经历。产后忧郁通常始于产后约4～5天时，此时身体恰好开始泌乳，令人不适。无论您当初为产后的生活做了怎样充足的准备，也无论有多少人对可能发生的事情给过您忠告，产后忧郁都会不期而至。在顺利娩出一个健康婴儿后，您期待让自己的喜悦和兴奋之情延续下去，但没想到自己会毫无预兆地、不受控制地大哭起来。我认为对大多数女性来说，最令人烦躁的莫过于面对这些特殊的情绪波动，她们对此完全束手无策。如果有必要，您可以向助产士倾诉。

产后忧郁一般会在1～2周内自行消退，随着您身体的恢复，激素水平也稳定下来，您渐渐习惯照顾宝宝，也找到了处理问题的方法，忧郁也就烟消云散了。然而，也有一些母亲没能克服这种轻微的忧郁，进而患上了产后抑郁症。

产后抑郁症

没有精确的数字表明究竟有多少女性患过产后抑郁症。根据我们的交流，估计有5%～30%的女性在宝宝出生后的第一年曾受到产后抑郁症的困扰。这个数

产后抑郁症的前兆

如果您出现了下列某些情况，也许就是患了产后抑郁症：

▶异常疲乏，不能熟睡以及醒得过早

▶持续地焦虑和自卑

▶注意力不集中

▶哭泣

▶常常感到口干，没有食欲或便秘

▶失去性欲

▶排斥自己的伴侣

"

产后抑郁的症
状可能在产后
1年内的任何
时间出现。

"

字之所以难以统计，是因为许多女性对自己忧虑的情绪感到羞愧，因而不愿意坦承和求助他人。另外，她们的家人、朋友、医生和助产士可能也没有意识到，早期的产后忧郁经过发展，现在已经成了更为严重的问题。产后抑郁症其实是一种疾病，当您感觉不舒服时，很难客观地来看待所出现的问题。结果是，您自己甚至没有意识到已患上了产后抑郁症。

产后抑郁症的症状直到产后6周体检时才变得显著，它可能在产后1年内的任何时候出现。产后抑郁症可能仅持续几周并迅速恢复，但是如果视而不见或不予治疗，它可能持续相当长的时间，让人脆弱不堪。有难产或多产经历的母亲更易出现产后抑郁。双胞胎或三胞胎的母亲极易贻误产后抑郁症的诊断时机，因为大家都认为她们出现的症状是由于劳累过度造成的。

对于较轻微的产后抑郁症患者，可能仅仅需要周围亲友对患病女性给予精神及生活上的支持，即可达到治疗效果。严重者则需服用抗抑郁药（不属于哺乳期间的禁忌药）。心理辅导在治疗中的作用也很重要。

没人知道产后抑郁症的病因究竟是什么。或许是产后激素平衡的突然改变在作祟，但是考虑到只有一部分女性而不是所有女性都会出现产后抑郁症，必定还有其他诱因，如基因和环境因素。有抑郁症病史的女性，更容易出现产后抑郁。此外，在产后抑郁的女性当中，有1/4在再次怀孕后可能会复发。虽然甲状腺功能紊乱和产后抑郁症没有直接关系，但是甲状腺功能紊乱在产后发病非常频繁，并且会导致一些类似于产后抑郁的症状。对嗜睡或精神亢奋的女性进行甲状腺功能检查有助于及时了解其精神状态。

产后精神病

产后精神病和严重产后抑郁有所不同，尽管都属于精神疾病。产后精神病通常在产后2周内出现，并伴有精神分裂症或狂躁、抑郁的症状。约有1/500的女性在产后会出现精神病。但对于有过精神病史的女性来说，精神病复发的概率则高达25%～50%。偶尔，患病母亲会有想要自杀或伤害婴儿的倾向。这时需要将母亲和宝宝隔离。

应对措施

首先，每位母亲都应该提醒自己，自己已经尽了最大努力。不论育儿专家和您周围的人怎么说，有一件事情是确定无疑的——这个世界上没有十全十美的母亲。

如果您患上了产后抑郁症，您可以采取一些措施使病程尽可能缩短。首先，要提醒自己这个世界上本来就不存在十全十美的母亲。只要自己尽全力就好，在这个艰难的时期，人们不应对您有过于离谱的期望。

事实上，总有些人对新手妈妈期望过高，甚至不切实际，如果新手妈妈没有达到理想的标准，她们无论是精神上还是在日常照顾婴儿时都会感到愧疚、自责，甚至认为自己无法胜任母亲的角色。不难理解，这些因素有多容易致使女性出现产后抑郁的症状。

其次，新手妈妈们应当注意，在产后也需要为自己留一些时间。人们常常因为对新生儿太过关注而忽略了母亲的精神和身体健康。以下建议可以帮助您更好地从身心两方面应对母亲这个新角色。

▶别让自己孤立，每天尽量出门走一走。

▶与其他新手妈妈交流。她们中的许多人或许和您有同样的情绪，您还可以借此机会扩大您的人脉。

▶确保自己有尽可能多的家务帮手。如有必要，请一个保姆。

▶不要沉默不语。和自己的伴侣、朋友及家人交谈，让他们理解您的感受并在精神和实际行动上给予帮助。

▶尽早寻求医疗帮助。如果您情绪低落要毫不犹豫地告诉医生。您可能需要短期服用抗抑郁剂（它并不影响哺乳），或者寻求心理咨询师的帮助。

▶定期进行适度锻炼，新鲜的空气会让您心旷神怡。

▶确保饮食合理、规律。这对哺乳很有帮助。

▶女性，尤其是母亲，总是非常擅长自责和内疚。请不要这么做，要允许自己对现在的处境感到烦恼和抱怨。

▶定期安排自己喜欢做的事情。不要拒绝家人和朋友帮忙照顾小孩的请求。给自己留些空间。

▶联系那些处理产后抑郁的组织和帮扶社团。

" 产后要为自己保留一些时间。 "

回家后最初的日子

在您和宝宝回家后，各式各样的焦虑会不期而至。其实，宝宝比他们外表看起来要坚强得多。宝宝并不会受到真正的伤害，除非您不小心让他们跌落在地上。

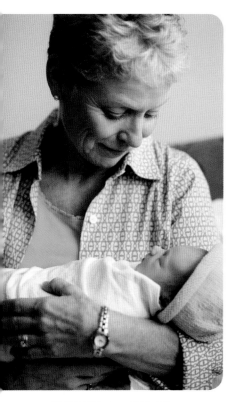

祖父母的角色　请接受他们提供的所有帮助。当您开始适应新生活时，祖父母会热情地帮助您。

在最初几周里，尽量请其他人来承担家务活儿，尤其是那些需要搬重物和弯腰的差事，因为您需要集中精力照料宝宝。要注意，您得到的帮助越多，身体就会越快恢复。当您回家后，千万不要让自己的屋子变成旅馆或咖啡馆。家人和朋友固然希望来您家里看望小宝宝，但是在拜访期间确保他们自己能解决食宿问题。

社区助产士会在您回家后的10天内来到您家里，检查您和宝宝的情况。您哺乳中所遇到的任何问题可以向她寻求帮助。一旦她认为您恢复得相当不错，就会把您托付给当地的健康访视员，访视员会登门拜访并和您保持联系。接下来，您将被安排到当地的健康诊所进行例行检查。宝宝将在那里称体重并接受体检，您可以利用这个机会提出疑惑，向访视员请教经验。同时，不要忘记您在分娩后的前几周也可以继续联系您的助产士。

生活节奏放缓

一旦回到家里，许多女性发现自己连续好几天都不想出门。实际上，对许多女性而言，照顾新生儿会占据她们所有的时间和精力，甚至从每天早晨睁开眼就要开始忙碌。因此，她们最不想做的事情就是走出家门，重新适应快节奏的生活。其实这是很正常的，我的建议是只去做您喜欢做的事情，毕竟您需要在生育后恢复身体，并尽快了解您的宝宝。在接下来的几个月，由于全天候照顾婴儿的需要，您的睡眠会被频繁打断，这会让人非常疲惫。所以，从一开始就要把生活节奏放缓，在

新生儿常见问题

脐带

脐带蒂在宝宝出生后通常会继续在身体上保留10天左右才脱落，在这段时间内每天都要清洗脐部并小心擦干，以免感染。如果肚脐处变得黏稠或发出异味，需要联系助产士或就医。

呕吐

新生儿常常会将吃进去的东西吐出来（吐奶），尤其是在胃中有气体需要排出时。如果呕吐非常严重或每次喂奶后都会吐奶，您应及时告知您的健康访视员或全科医生。

胃肠胀气

胃肠胀气可能新生儿腹部痉挛疼痛所致，所以有时新生儿会在喝奶后大声啼哭，并且怎么也哄不好。当您用简单的方法（如让新生儿伸直身体靠在您的胸部并按摩他的背部）无法消除胀气时，您可以让助产士或健康访视员推荐些药物来帮助婴儿缓解不适。

大便稀溏

最初的24小时，新生儿将排出胎粪（一种黑绿色的胆汁及黏液混合物），之后大便会变成棕黄色。一般来说，母乳喂养的新生儿排出的大便比配方奶喂养的新生儿的大便略稀，但是如果新生儿排出的是水样绿色大便，就有可能是患了痢疾。新生儿有迅速脱水的危险，所以需要马上进行处理和治疗。试着给新生儿喂一点儿凉开水，如果腹泻不止，出现口唇发干和前囟凹陷的情况，应马上送去医院。

尿布疹

尿液中的氨会刺激到新生儿敏感的皮肤，因此即便给新生儿勤换尿布，也会出现一定程度的尿布疹。此时，涂抹护肤品、药膏或霜剂反而会让尿布疹变得更严重，最好是用水和不含香料的婴儿肥皂给新生儿的屁股做清洁，然后轻轻擦干。在发红的部位涂抹含有锌或硫的护肤霜可促进皮肤愈合，帮助皮肤避免更多的刺激。

眼屎过多

这通常是由结膜炎（轻微的眼部感染）引起的。通常是由于分娩时母亲的血液或其他液体流进宝宝的眼睛里，发病会在产后立刻出现。取一块新的棉纱布蘸取凉开水，轻轻擦洗眼睛，就可以缓解这一症状。但如果眼屎一直持续出现，全科医生会给您开些抗生素药膏，您需要涂抹在新生儿的眼睛上。

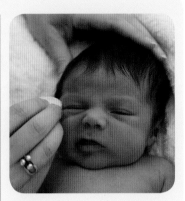

清理眼屎 始终由里向外擦眼屎。

面部斑点

许多新生儿生下来后，脸部会带有白色小斑（粟粒疹）。它们通常不用治疗即可在几周内自行消退。如果这些斑点感染发红，需要先用凉开水清洗，再涂抹抗菌药膏。

如果新生儿出现下列情况之一，请立即和医生联系：

▶持续不断地呕吐
▶排出水样绿色大便
▶嗜睡
▶急躁易怒并且无食欲
▶开始喘息或咳嗽
▶呼吸非常急促、非常缓慢或者不规则
▶发热
▶出现感染的症状或皮肤出疹

婴儿睡觉时（新生儿每天平均要睡16小时）抓紧时间休息和睡觉，而不是马不停蹄地做家务。

给婴儿喂奶

是否采用母乳喂养的方式，大多数女性在生育之前就已经有了自己的想法。这个想法完全由个人决定。而且我认为，不管出于何种原因，选择用配方奶喂养的女性大可不必认为自己不称职。

您有必要了解，即便哺乳只进行了几周，您的宝宝也可以得到长期的益处。母乳喂养的婴儿日后患感染及过敏性疾病的可能性低于配方奶喂养的婴儿。此外，如果能够进行至少两个月的哺乳，可降低女性日后患乳腺癌的风险。母乳喂养的好处之一是，它能够在任何时间和任何地点进行。建议母乳喂养的母亲每日服用维生素D补充剂（每天10微克）。

哺乳

当婴儿吮吸乳头及乳晕时，首先，母亲的垂体会受到刺激释放催乳

乳汁的分泌

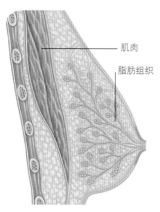

肌肉
脂肪组织

怀孕前

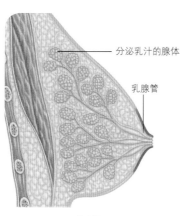

分泌乳汁的腺体

乳腺管

乳房的结构 乳房由脂肪组织和分泌组织构成，每个乳房含有15～25个小叶，每个小叶由乳腺管与乳头连接。乳腺小叶由充满乳汁的单个乳腺泡构成。

哺乳期

素，进而分泌乳汁；其次，垂体也会同时释放催产素，催产素可刺激乳房腺泡收缩，从而将乳汁挤入乳腺管，再流向乳头。这一过程被称为乳汁释放反射。

在产后最初几天，乳房只能够分泌少量的初乳（每天大约3～4茶匙的量）。这是一种浓稠的分泌物，呈亮黄色，能够为婴儿提供其所需的全部水分、蛋白质及矿物质。初乳可持续至乳汁正常分泌。初乳中含有高水平的母体抗体和一种具有天然抗生素活性的物质（即乳铁蛋白），它可以抵抗感染。如果出于某种原因，您的宝宝在出生后没能立即和您待在一起，您要尽量挤出所有的初乳，并喂给他。

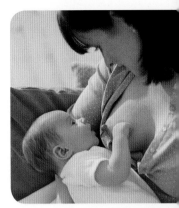

大约生产后的第3天，乳房开始分泌白色乳汁，且分泌量会逐渐增加。乳汁天然含有完美比例的脂肪、碳水化合物、蛋白质以及其他营养成分，可确保婴儿的健康成长。开始大量分泌乳汁之后，您在24小时内可能要哺乳12次以上。您很快就会形成喂奶规律，大概为每隔2～4小时喂一次奶，时长大约为20分钟。

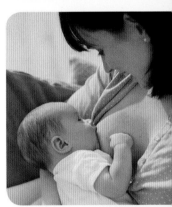

怎样哺乳

哺乳时，将乳晕整个放入婴儿口中，让婴儿含住乳头并吃奶。如果婴儿吃奶的动作正确，他的嘴可以张得很大，您会感受到整个乳晕区的抽吸感。婴儿吃奶时上唇向上翻起，他的耳朵和下颌也在有节奏地随之运动。如果婴儿吃奶的动作不正确，应调整一下再让他重新开始。千万不要让他只含住乳头，这会使乳头皲裂并引起疼痛。每次喂奶时，要让婴儿吸完一个乳房的乳汁，这样前半部分较稀薄而又解渴的乳汁，以及后半部分黏稠而营养更为丰富的乳汁他都可以吃到。

在哺乳时，很有必要找到一个自己感觉舒适的姿势。将背部适当垫高，并将一个枕头放于婴儿身下，可以省去您不必要的弯腰。婴儿应当面向您躺下，而不仅仅是让他转过头对着您的乳房。尝试让婴儿和您并排躺下也是可以的。

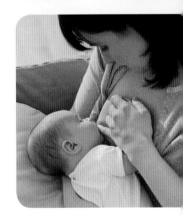

正确吃奶 婴儿用嘴含住乳头及大面积乳晕，当乳头压向婴儿的上腭时，乳汁就会流出。

哺乳Q&A

▶**我感到乳房胀满疼痛，该怎么办？**

在分娩后3~5天之内，乳房开始泌乳。由于乳汁分泌过多造成的乳房肿胀是正常现象。体温升高、乳房肿胀发硬会让您感到不舒服，但这些现象也是完全正常的，通常会在约24小时内缓解。当婴儿进食形成规律后，您的身体会分泌出符合婴儿需求的奶量。

如果您出现了乳房胀满，您需要定时将乳汁挤尽，这样可防止由于乳汁渗入乳腺周围的组织而造成的乳腺炎。以下几种方法可用来排空乳汁，防止发生更为严重的肿胀。

●给婴儿少量而多次地喂奶，这样有助于乳房定期排空。

●在开始哺乳之前，可以先挤出一小瓶奶，帮助软化乳头且便于婴儿含住乳头。

●即便您的乳头出现皲裂，也必须尽量将乳汁挤出，试着用乳头罩定期挤出乳汁。

●如果婴儿不愿意吃奶，需要将乳汁挤出，储存起来或丢掉。乳汁分泌会根据婴儿的需求自动调整，如果不定期将乳房排空，后续的泌乳量就会减少。

▶**我怎样解决乳腺管阻塞？**

如果您的乳房上的皮肤突然发红并且一碰就痛，是由于乳腺管阻塞所致。这个现象很常见，但是也要格外小心，以免发展成乳腺炎。

●每次喂奶时，先从乳腺管阻塞的乳房开始，因为婴儿的吮吸在刚开始时最有力。

●在乳罩内垫上热毛巾或一片冷的卷心菜叶，敷于红肿部位。

●随时给婴儿喂奶且要在喂奶时保持乳房下垂，以便乳房更为迅速地被排空。

●将患侧乳房乳汁排空有助于清除乳腺管阻塞。

▶**我的乳头出现皲裂而且非常痛，我该怎么办？**

●强迫自己继续用这侧乳房喂奶，避免发生肿胀。如有必要，在乳头恢复期间，挤出乳房的乳汁，同时用另一侧乳房喂奶。

●喂完奶后，在乳头上涂点乳汁或唾液并自然晾干。

●将乳房尽可能长时间地暴露在空气中，而且每次喂完奶后更换乳罩，这有助于乳头恢复。

▶**我的孩子的体重并未达到他应达到的水平。我该怎么办？**

●与配方奶喂养的婴儿相比，母乳喂养的婴儿体重增加通常慢一些。您会看到在医院的成长表中标出的所谓"正常"的体重范围很广。如果您的健康访视员也担心婴儿的体重过低，回顾以下几个问题。

●您吃的食物是否足够？产妇哺乳期间需要每天额外消耗500卡路里，双胞胎要多消耗1000卡路里，才能使身体分泌足够的乳汁。

●您是否饮用了足够的水？乳汁的分泌需要大量的水分。您每天的饮水量应在正常饮水量的基础上增加1升。

●休息是否充分？您如果十分疲惫，乳汁分泌量也会减少。

挤尽乳汁

您可以用手或吸奶器挤奶，但是用手挤奶所用的时间更长。吸奶器设有漏斗，可盖在乳晕上形成密闭的装置。吸奶器的泵可分为手动和电动两类。开始挤奶之前，应当对收集乳汁的瓶子进行消毒。之后，乳汁可在冰箱4℃的条件下保存3～5天。将乳汁放入消毒冰袋中，在零下20℃的条件下可保存超过3个月。

配方奶喂养

配方奶喂养确实有不少益处，至少您的伴侣能够帮您完成喂养婴儿的工作。婴儿配方奶成分以牛奶（如果婴儿对牛奶过敏也可用豆奶）为主，同时强化了婴儿生长必需的维生素和矿物质，而且十分接近人乳。

许多女性会先尝试母乳喂养，之后再换成配方奶喂养。如果您也如此，那么应当循序渐进地转变。起初，为了让婴儿熟悉橡皮奶嘴和配方奶的味道，可以每天用奶瓶喂奶。这种方法还可以防止乳房撑胀。如果您在母乳喂养时就已经把奶挤到奶瓶中再喂给婴儿，那么这一转变过程要相对简单些。婴儿不愿使用奶瓶喝奶时，请尝试让其他人替您用奶瓶喂他，这么做有时很有帮助。

如果您最初就使用配方奶喂养，您也许会发现自己乳汁分泌量较少，并且会逐渐停止。配方奶喂养的婴儿每天喂奶的次数和夜里醒来的次数通常会少一些。这是因为婴儿需要较长的时间才能消化和吸收牛奶形成的较坚固的凝块，所以配方奶喂养的婴儿进食的间隔时间往往较长。

用配方奶喂养时必须注意讲究卫生和合理安排。奶瓶需彻底清洗干净，然后进行消毒。奶粉需要用冷却到70℃的开水来冲，放凉一些后再喂给婴儿。为了降低肠胃疾病的风险，最好在每次需要时才冲奶粉，而不是提前冲好然后储存几个小时。由于奶粉不如母乳解渴，配方奶喂养的婴儿需要额外补充饮用水（首选凉开水）。

喝多热的牛奶是婴儿个人习惯的问题，有些婴儿喜欢喝刚从冰箱取出的冷牛奶。如果您对牛奶进行了加热，需要试一下奶的温度，可以在每次喂奶之前滴几滴到手腕内侧的皮肤上；如果是用微波炉加热的，则需要在试温度之前先摇晃奶瓶进行降温。

给婴儿顺气

婴儿学会正确含住乳头后，在吃母乳时只会吸入很少的空气。相较而言，奶瓶喂养的婴儿，由于他们的嘴不能完全贴合橡胶奶嘴形成密封，容易吸入更多的空气，所以可能会频繁打嗝。缓解婴儿打嗝的姿势主要有两种：让他靠在您的肩膀上，或者让他坐在您的大腿上。当婴儿坐在您的大腿上时，注意不要让婴儿的头部猛地朝后仰。要保持食管的相对直立且通畅，这样可使空气更易排出。对婴儿的背部进行抚摩而不是轻拍，并在其下颌的下面垫一块棉布，用来擦掉打嗝带出的乳汁。有些婴儿会比其他婴儿更容易出现打嗝的症状，所以应当尽快找到一种行之有效的办法来应对打嗝。

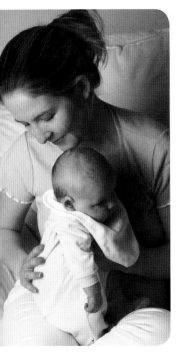

帮婴儿顺气 让宝宝坐在您的大腿上，用一只手扶住他的脖子，防止他的头向后仰，同时用另一只手按摩宝宝的背部。

家人的相互适应

如同许多第一次当父母的人，无论刚开始怎样信誓旦旦地说婴儿不会影响你们现有的生活，现实总是事与愿违。第一个孩子的出生会在情感、生活及经济上给你们带来巨大改变。

伴侣

在产后，婴儿和母亲通常会获得绝大部分的关注，而父亲往往被忽略。您的伴侣很可能也非常劳累，而您还要期待他给予您支持和理解，并让他欣然接受新生儿的到来给他的生活方式所带来的改变。关键在于，一定要确保你们两个人能坦诚地交流各自的需求。

恢复性生活

不论对新手父母还是对他们的医生来说，性一直都是一个极少谈论的话题。然而，据统计，在第一个孩子出生后的一年时间，有超过50%的夫妇并没有恢复他们怀孕前的性生活。

由此可知，在这个时期，夫妻双方普遍在性欲、频率及性生活的质量方面发生了显著改变。理解导致这一现象的罪魁祸首，有助于您和您的伴侣一起讨论对策，进而有所改变。

▶**大多数母亲都被分娩和宝宝的不断需求耗尽了精力**，所以她们躺在床上时最想做的事情就是好好睡一觉，直到下一次被婴儿的哭闹声吵醒。

▶**外阴切开术的疤痕**（或会阴撕裂伤）在分娩后会使性交疼痛持续数周。

▶**由于哺乳所导致的阴道干涩**（高水平的催乳素和低水平雌激素所致）会使性交产生疼痛。

有些女性感到她们对伴侣不再有吸引力，或是因为在怀孕期间体重增加了，或是因为乳房一被碰到就会流出乳汁，或是在剖宫产后腹部留有一个很大的红色疤痕。

▶**女性常会感到无助、孤独、担忧**，或者在生完孩子后认为这些感受是理所当然的，所有这些负面情绪都会导致缺少性欲。产后抑郁症实际上比人们想象的更为普遍，而母亲们在产后的抑郁症状几乎会持续一年，这对她们的性生活会产生负面影响。

▶**男人们同样会经历短暂的性欲丧失**，可能仅仅是因为疲劳，或者是要适应自己的新角色，但或许还有更深层次的原因。例如，一些男士认为伴侣在产后母亲的身份比爱人的身份更重要，或者是见证了伴侣艰难的阴道分娩及她所受的痛苦后内心很煎熬。

如果您发现在分娩后的几周甚至几个月里您对性都毫无兴趣，您需明白，不是自己不正常，自己也并非特殊情况。另外，您也需要尽早和您的伴侣交流您正在经历的生理及情感问题。夫妻二人需要对彼此敞开心扉，避免将敏感问题复杂化或引起潜在问题的爆发，进而对彼此产生怨恨和愤怒。

大多数夫妻会发现，如果他们经常得到宽慰，得到对方的爱和重视，那么他们就能更好地度过这一阶段。保持日常的身体接触，即使只是简单的拥抱和接吻，在产后的第一个月也有助于强调一个事实——目前的现象并不是长久的。

最终，您将会恢复性生活，但这或许会花些时间，并且频率也会发生改变。但是从长远来看，许多夫妇的关系和生活方式的改变都使得两性关系变得更为亲密了。

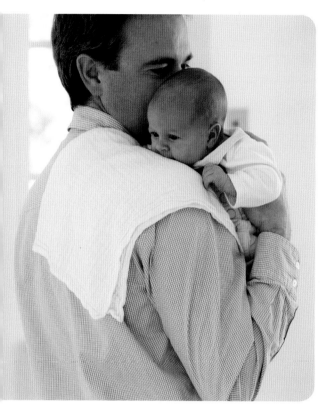

当爸爸 让您的伴侣尽量与您一起照顾新生儿——即使他做事的方式与您略有不同。

尽量让您的伴侣参与照顾宝宝，这会使他理解您所面对的困难，以免他感到自己被排斥。此时，您需要适当让步，允许他按自己的方式照顾宝宝，即便这些方式和您所习惯的有所不同。尽量不评论他给婴儿换尿布及穿衣服的方法是否合适。婴儿的适应能力是出色的，您也一定不希望削弱您的伴侣帮助您照顾婴儿的能力。

在产后最初的几周里，您的伴侣会感到您在身体上与他疏远了，尤其是当您母乳喂养时。他因此而产生不满，是可以理解的。您与婴儿形成了新的亲密关系，您似乎要给婴儿无穷无尽的拥抱和亲吻，却没有足够的精力顾及他人。这很容易使您的伴侣感到被忽视了。随着时间的推移，这种情况会有所好转，但您应当认识到，您的伴侣只是希望得到一些安慰，而您需要确保能亲自向他传递这些安慰。

哥哥姐姐们

新生儿的到来有时会使家中其他的小孩感到不愉快，他们一时间可能难以接受。因此，提前为孩子们做好心理建设，尽量让他们参与到新生儿的出生准备工作中，对他们会很有帮助。朋友们和家人也可以通过送给大孩子和新生儿小礼物，带领他们一起游戏、外出旅行等方式来改善孩子们的关系，这些办法都是有益的。

新生儿出生后的几周，请尽量保证其他大孩子的生活能照常进行而不受影响，不要使他们感到一家人都在围着新生儿团团转。尽量参加并跟进他们的幼儿园活动或课后活动，邀请他们的朋友一起玩耍。另外，应当保持他们平时的作息规律，包括给他们讲故事——只要条件允许。

消除嫉妒

许多孩子在新成员到来的最初几周会变得黏人，甚至用哭叫或更淘气的行为来求得关注。可见家里多出个婴儿常会引起其他大孩子的嫉妒情绪。您需要正视这个问题并采取措施，而不是置之不理。对于稍大些的孩子来说，鼓励他们说出自己的感受，并告诉他们您对他们的爱和之前一样，可有助于安慰他们。但是，对于年龄较小的孩子来说，更多的拥抱以及每天单独的相处时间可能对他们更有帮助。当您和其他孩子单独相处并给他们所需的关注时，您的伴侣和亲近的朋友可以帮助您照顾新生儿。

如果您其他的孩子扬言要把婴儿丢到垃圾箱里、把他送回医院或是让他回到妈妈的肚子里时，千万不要吃惊。但您应该注意的是，有时候小孩子会趁您不注意时试图伤害婴儿，如掐或踢打他，这些是完全正常且可预想到的反应。我可以确定您的大孩子会及时改变态度，并会喜欢上他们的新弟弟或新妹妹。尽管如此，确实有必要提防他们的捣蛋行为，千万不要在没有成年人在场的时候把婴儿和小孩独自留在房间里。

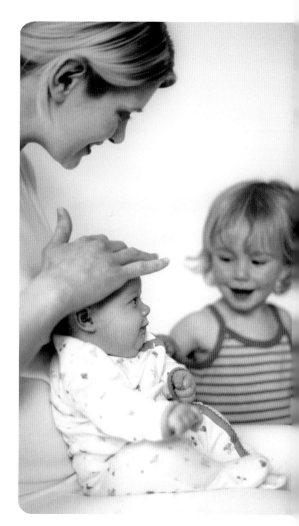

新成员 新生儿回家后的几周里，设法让宝宝的哥哥姐姐们融入新生活。

产后6周的婴儿体检

在产后约6周时，产科医生、全科医生或儿科医生将对您和婴儿进行体检。您可以利用这个绝好的机会，将您对自己及婴儿所关心的问题与他们交流。

婴儿体检将包括全面的身体检查，以及自出生以来的发育状况的评估，包括以下几方面。

- 生长发育情况——体形、身高及体重，这将会记录进生长表中。
- 测量头围及检查前后囟。
- 眼睛、耳朵和嘴巴（视力和听力在以后体检时才会得到正式的评估）。
- 心脏、胸部及呼吸。
- 腹部器官和生殖器。
- 髋关节的同轴性及稳定性。
- 反射——头部自控程度，抓握反射和肌肉紧张性。

医生会询问您一些有关婴儿健康、喂养情况和排便习惯方面的问题，还会和您讨论婴儿接种疫苗的事情，并对接种时间提出建议。如果您对此有所顾虑，告诉您的医生或访视员，寻求最符合当下情况的建议。关于接种的种种可怕传言都被证实是子虚乌有，诸如五联疫苗之类的最新成果，让接种变得更安全。尽管如此，总是有一些妈妈抵制疫苗接种，将自己的宝宝置于危险之中。

为您体检以确保您在分娩之后完全恢复，包括以下几方面。

- 测量血压。
- 检测尿液以确认其中不含蛋白质或血。
- 称量体重，如有需要会建议您节食。
- 检查乳房和乳头。
- 通过腹部检查确认您的子宫回缩良好，如果您是剖宫产，还会检查伤口。

如果您经历了外阴切开术或会阴撕裂，将检查您的骨盆，观察阴道是否愈合良好，有无疼痛及不适感。如果经历过剖宫产或难产还将进行一次内检，检查子宫是否回缩良好，有无疼痛感，有无阴道出血或排出物。

如果您有任何困扰，现在是时候和医生讨论了，不论是关于疼痛、出血、胃肠还是膀胱的任何问题。此外，医生还会提醒您注意避孕。

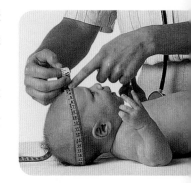

测量并记录婴儿头围。

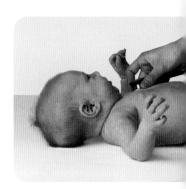

检测婴儿的心率和呼吸。

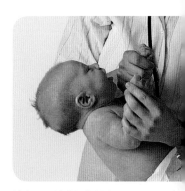

检查婴儿的头部控制力。

照料早产儿

在37周之前出生的婴儿约占10%，这些新生儿都可归类为早产儿。他们中的大多数虽然体重比足月儿低，但是我们可以像对待正常新生儿那样照顾他们，不需要对其特殊护理。足月产的婴儿有2%～3%出生体重相对于孕龄而言较轻，他们离不开特别护理。

通常情况，出生体重低于2千克的婴儿、早产儿，或是相对于孕龄来说体重较轻的婴儿，都需要在特殊婴儿监护室监护。一些早产儿可能体重达标了，但还有其他方面的问题。通常，这些受监护的婴儿所需的仅仅是多一些的时间，以便肺部发育成熟，能够自主呼吸。

特殊婴儿监护室

特殊婴儿监护室为弱小的婴儿提供了足够好的成长环境。除必要的医护人员、婴儿的父母等人外，其他人不能进入特殊婴儿监护室，避免婴儿受到感染。婴儿在这里会受到持续不断的监护，这样出现的任何问题都能够得到及时解决。医护人员会鼓励父母参与照顾婴儿，而且向他们耐心解释，帮助他们理解婴儿当前的状况并给予必要帮助。此外，所有的特殊婴儿监护室都设有育儿顾问以及婴儿喂养

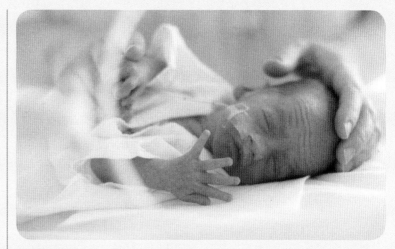

触摸非常重要 研究表明，拥抱和触摸早产儿，有助于他们的发育成长和体重增加。

顾问，能够解答产妇对母乳喂养方面的疑问。

如果您的宝宝被送往特殊婴儿监护室，他或许会被安放在保温箱中，各种各样的电线和监控器会接在他的身上，或许还会连接呼吸机来辅助呼吸。第一次到特殊婴儿监护室的父母们恐怕都会感到非常吃惊，毕竟您的宝宝躺在保温箱中

非常无助，被高科技设备和各种绕在一起的电线所围绕，这个画面势必让您忧心。医护人员会陪在您身边安慰您，并回答您提出的所有问题。他们会向您说明如何挤奶和喂奶，如何轻拍保温箱中的婴儿，还会鼓励您对婴儿说话。医生会帮您把婴儿抱出保温箱，即便是很小的婴儿，您也可以像对待普通婴儿那

样拥抱他。您可以渐渐学会如何照顾宝宝，包括换尿布、洗澡及喂养等。一旦宝宝强壮起来不再需要呼吸机后，您就能够尽可能多地抱着他。特殊婴儿监护室对探访时间通常不做规定，父母可以和他们的宝宝待足够长的时间。

安定情绪

如果您的宝宝需要在特殊婴儿监护室里多待一些日子，那么您就无法和宝宝一同回家了。这对您来说可能是一种打击，尤其是当婴儿是早产或正在生病时。但您千万不要有任何愧疚，虽然我明白这并不轻松。事已至此，您的宝宝正在得到使他能够迅速成长并早日回家的最好的照料。

您回到家中后要尽量利用这段时间恢复身体，从心理及身体上调整好自己。如果宝宝早产，或许您还没有把屋子收拾好。现在是时候做这些准备工作了。

您不必每时每刻都待在医院里，尤其是在您还有其他孩子的情况下。一旦宝宝回到家后，可能会招致他们的不满。对其他孩子来说，宝宝住院的这段时间可能是宝贵的调整时间，所以虽然您和特殊婴儿监护室里的宝宝相处的时间每天只有几个小时，但您照顾宝宝的能力丝毫不会受到相处时间长短的影响。

回家

通常认为只要符合以下情况，婴儿就可以出院回家了：婴儿可以自己吃饱——无论是母乳喂养还是配方奶喂养，体重至少达到2千克，孕龄超过34周，体重增加并能够维持自身的体温。

宝宝即将出院之前，一些医院希望母亲到医院至少陪宝宝住一个晚上，他们为此备有专门的床位。这么做是为了使母亲在回家后有信心照顾好婴儿。

早产儿通常在2～3周内可出院回家，出院时可以像对待足月的新生儿一样来对待他，除非他还有潜在的健康问题。应当多抱抱早产儿，让他们获得足够的安全感。一般，早产儿在行为方面的表现与正常足月儿无异。

早产儿的发育和体重增速是从婴儿的预产期开始计算。两岁时，早产儿在发育水平和生理指标上都会赶上足月儿。

照料特护婴儿

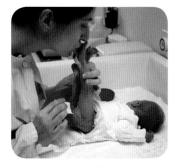

照料婴儿 医生会鼓励您照顾自己的早产宝宝，包括换尿布。

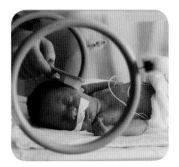

建立关系 当宝宝还在保温箱里时，您可以与宝宝进行多种互动。

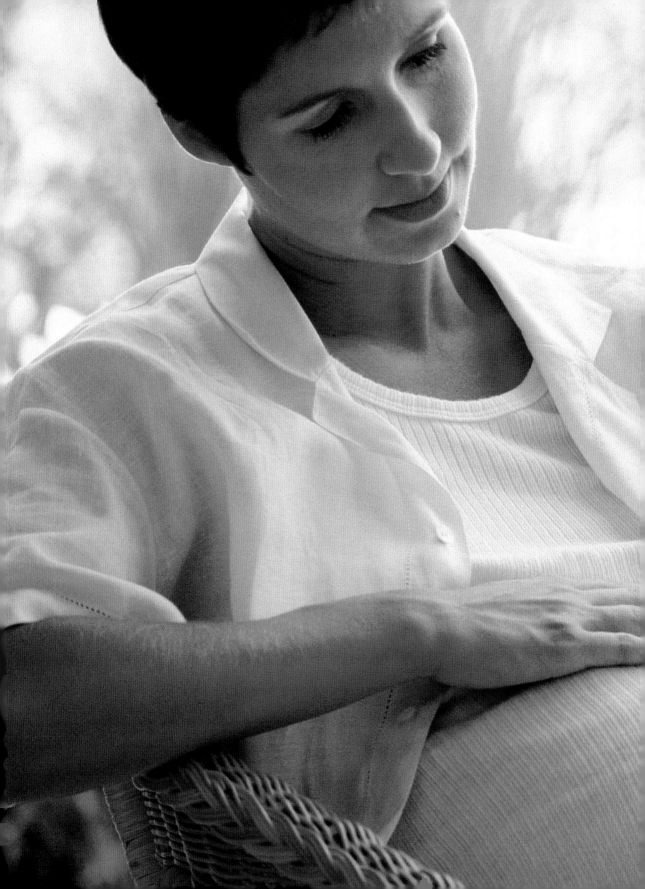

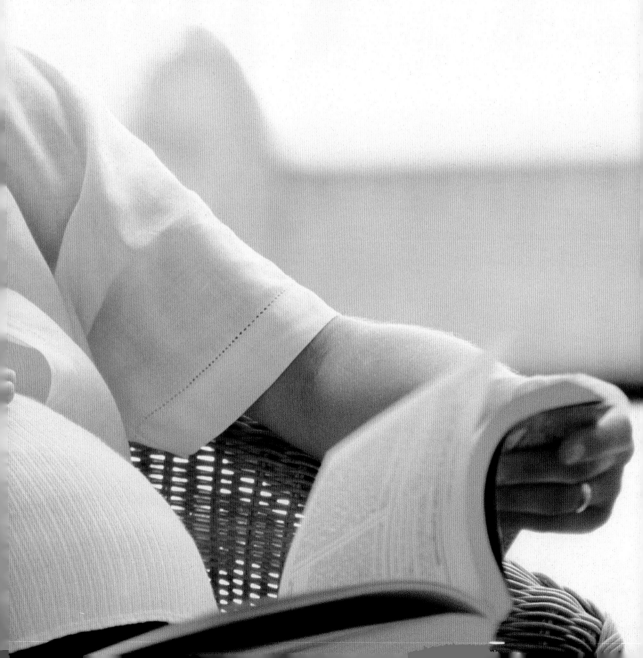

第四章
关注的问题和并发症

现有的健康问题

本节将简要介绍我在日常工作中遇到的大多数问题，而且它们也经常被人们问及。如果您知道自己的健康问题，或在怀孕时被诊断出某些疾病，您必须确保自己能够获得特别的医疗支持。

癫痫

如果您患有癫痫，必须在备孕或者在怀孕期间进行密切的医学监护。某些抗癫痫药会引起胎儿异常，如心脏和四肢缺陷、智力迟钝、唇裂及腭裂，所以在备孕或怀孕前最好咨询医生替换药物。您的医生会推荐最合适的药，而且在妊娠早期会安排您进行特殊的超声波检查，监测胎儿是否出现异常情况。怀孕会使抗癫痫药在体内的代谢速度发生改变，所以为了控制癫痫发作，您需要较高剂量的药。某些抗癫痫药会降低孕妇体内的叶酸水平，因此在怀孕前以及在怀孕最初的12周内要补充高剂量的叶酸，这样有助于将胎儿患神经管缺陷（如脊柱裂）的风险降至最低。由于一些药物会影响肝酶，所有从36周开始您将被建议服用维生素K补充剂。

女性在孕期及产后出现的任何痉挛，都需要仔细鉴别致病原因是癫痫还是惊厥。虽然某些药也会对婴儿产生镇静作用，但是仍可以进行母乳喂养。

糖尿病

怀孕时的糖尿病有两种：孕前已患有糖尿病和妊娠期糖尿病（由怀孕引起的）。全世界大约有3%的人患糖尿病，怀孕通常会使已出现的身体代谢紊乱变得更严重，所以在分娩前应给予特别护理，将母婴因妊娠期糖尿病而产生的并发症的可能性降至最低。孕前已患有糖尿病的女性应尽量在怀孕前把血糖水平控制在最理想的状态，因为高血糖症更容易导致流产，也会引起多种胎儿异常情况，包括心脏、骨骼及神经管的缺陷。所有备孕的糖尿病女性患者都应补充大剂量的叶酸，而且要一直持续到孕期第6个月。另外，还需要在第20周的超声波检查时仔细察看胎儿是否异常。

母亲的血糖水平在整个孕期内都要加以严格控制，因为母体的葡萄糖能够透过胎盘传递给胎儿，而胰岛素不能。如果您是通过口服降糖药控制糖尿病的，怀孕时您要用胰岛素注射剂来控制。怀孕使得仅依赖药物来精确控制血糖水平的难度增大，因为这些药物的作用能维持很长时间，和胰岛素相比，药物的可预测性较差且能够透过胎盘传递给胎儿。母体的高血糖症可促使胎儿的胰腺分泌过多的胰岛素，导致巨大胎儿（体形大的婴儿），新生儿红细胞增多症（红细胞过多）和肺部发育不成熟，还会引发其他各种问题，包括低血糖症、呼吸窘迫综合征、黄疸及体温调控能力较弱。胎儿血糖过高或过低还有发生宫内死亡和死产的风险。因此，应当定期通过超声波检查胎儿的生长发育及健康状况。注意，有些糖尿病患者的孩子生长是受到限制的。

患有糖尿病的女性更易出现由怀孕诱发的并发症，如高血压、子痫、羊水过多及泌尿生殖系统感染。最好定期检查视力，因为孕期内女性的视网膜病变将加剧。在怀孕后期，应采用严格的饮食控制和定期调节胰岛素用量相结合的方法，尽可能保持稳定的血糖水平。您要学习自己检测血糖水平，还要定期检测尿酮。另外，您应到一家具备新生儿监护条件的医院进行分娩，以便能够第一时间处理新生儿及母亲出现的并发症。大多数糖尿病女性在分娩时需进行静脉胰岛素注射。

哮喘

约有3%的孕妇会有哮喘症状，这个数字不一定准确，因为大多数女性只是出现某种程度的呼吸困难，所以并未被算在内。哮喘常见的致病原因是对食物、化学物质、灰尘、花粉及香烟过敏，也可继发于病毒性心肌感染。无论如何，孕妇都应避免接触这些诱发致病物。有三分之一的女性发现她们的哮喘在怀孕期间减轻，有三分之一的女性认为症状没有变化，还有三分之一的女性发现她们的哮喘变得更严重了。吸入型类固醇和支气管扩张药对胎儿并无影响，但对于在孕期需要口服类固醇的女性来说，发生先兆子痫及胎儿宫内

发育迟缓的风险会增大。有哮喘问题的产妇在分娩期间需要静脉注射类固醇，所以硬膜外麻醉是缓解疼痛最好的方法。应鼓励女性进行母乳喂养，因为这能够降低婴儿将来发生过敏（遗传性过敏症）的风险。

炎性肠道疾病

小肠炎症（克罗恩病）和大肠炎症（溃疡性结肠炎）通常会引起长期腹泻，大便中夹杂着血液及黏液且伴有严重的腹痛。患有此类疾病的产妇出现早产或胎儿体重过轻的风险也会更大。如果孕前就受到这种疾病的困扰，建议您先将这些症状有效控制后再怀孕，这样才能将孕期内所需的类固醇药剂量最小化。另外，建议您加大叶酸、维生素D和维生素B_{12}补充剂的用量。阴道分娩是最佳选择，因为患有这类疾病的女性更容易出现手术后并发症。

麦胶性肠病

这是一种常见的肠道紊乱症。患者如果吃了含麸质的食物（小麦、大麦、黑麦，但不包括燕麦），会导致小肠发炎；如果不吃此类食物，症状就会好转。患者的具体症状各不相同，大体包括疲劳、乏力、贫血、腹泻、腹痛、胀

气、体重降低、口腔溃疡以及维生素缺乏。每70位产妇中就有一位患麦胶性肠病。通常需要对患有缺铁性贫血和患有难以解释的叶酸、维生素B_6或维生素B_{12}缺乏症的产妇进行检查，发现醇溶蛋白即可被确诊。如果未进行治疗，麦胶性肠病会提高流产、宫内生长迟缓、早产和孕产妇贫血的概率。必须在孕前吃不含麸的食物，同时需要服用叶酸和B族维生素补充剂。

胆结石

胆结石常见于孕妇，会引起急性胆囊炎。每1000位孕妇中就有1位患有胆结石。较高的雌激素水平会引起胆固醇分泌，而黄体酮的升高使得胆汁在流入小肠时不顺畅。首先可采取保守的治疗方法，例如卧床休息、吃流食和使用抗生素。如果在妊娠早期做手术，可能造成流产的风险，在妊娠后期做手术则可能触发早产。不过，许多孕妇的病情总是反反复复，所以可能会在产后的某个时间进行手术。

心脏病

孕期内患心脏病并不多见，但是医院的专家们总是考虑最糟糕的情形。风湿性心脏病在过去是妊娠期心脏病最常

见的病因，但是近年来少有发生。但是，现在有众多育龄女性在童年时期曾因先天性心脏病做过手术。这些女性预期寿命的巨大改善，意味着她们中有多数人可以通过辅助手段让自己顺利怀孕。详细的处理措施本书不做过多讨论，在怀孕时主要预防突然大失血，控制血压，确保第二产程在较短时间内完成及在分娩时使用抗生素。

患有缺血性心脏病的大龄产妇现在越来越常见。通常会鼓励此类女性改变自己的生活方式，例如健康饮食、戒烟等。某些类型的心脏病有更高的致命风险，例如肺动脉高压等，不建议患此类心脏病的女性怀孕。

原发性高血压

妊娠前患有高血压（原发性高血压）的女性需要在备孕时进行良好的控制。如果您在一开始怀孕时就有高血压，那么您出现先兆子痫和其他严重疾病，如肾损伤的风险会更大。大约3%的孕妇在孕前服用降压药，但一些降压药并不适合在孕期服用，所以务必提前与医生讨论怀孕计划，或者一旦发现验孕结果为阳性就要告诉医生，为降低患先兆子痫的风险，医生会建议您降低阿司匹林的用量。

肾脏疾病

在怀孕期间首次确诊出肾脏疾病的情况较为少见，诱发原因可归结为：额外滤过负担，高血压以及子痫的伴随症状所致。如果怀孕前就患有肾脏疾病的女性在怀孕时会出现肾功能恶化，有可能提前使用透析进行治疗。如果疾病是进行性发展的，尽早怀孕为好；如果是复发性疾病，最好在怀孕前先缓解疾病。

孕前咨询时，医生需要考虑不同药物对女性受精能力、胎儿所造成的风险，提早把可改用的药物确定下来，严格控制血压，并详细讨论可能出现的产科问题，如早产、子痫、胎儿宫内发育迟缓等。经过肾移植后肾功能良好的女性，一般在专家的帮助下可以顺利怀孕。并无证据表明免疫抑制剂会使胎儿异常的风险升高，但是通常会采用剖宫产与及早分娩的方法。还应当警告做过肾移植的女性，她们在怀孕后发生移植排斥反应的风险增加。患肾脏疾病的女性在怀孕时需要肾脏科医生和产科医生团队的细心照料。

结缔组织病

随着针对患有结缔组织病的女性的医疗技术已经有所改善，许多患有此类疾病的女性现在已经能够怀孕并顺利生下了宝宝。然而，此类产妇必须接受由多学科团队所进行的专门的产前检查，因为她们发生先兆子痫、胎儿宫内发育迟缓、胎盘剥离和早产的概率更高，一些患者在妊娠期间仍需继续服用类固醇药物，因而风险更大。

系统性红斑狼疮

这是一种多系统的疾病，波及肾脏、皮肤、关节、神经系统、血液、心脏和肺部。怀孕会加剧病情，在妊娠后期和产后更加严重，特别是未痊愈或第一次患上此病的孕妇。如果母亲带有抗Ro或La抗体，母体症状在孕期及产后可能会加重，胎儿也有罹患先天性心传导阻滞及新生儿红斑狼疮的风险。对于患有抗磷脂抗体综合征的女性而言，抗磷脂抗体或狼疮抗凝血物的形成会导致复发性流产、妊娠晚期并发症、血栓。使用阿司匹林和肝素治疗，怀孕的成功率会有明显增加。

硬皮病

患有硬皮病的女性在妊娠时病情会加重，如果疾病蔓延至心脏、肺部或肾脏，可能出现严重的并发症，或者导致胎儿问题。

风湿性关节炎

风湿性关节炎的症状会在

孕期减轻，但产后极易复发。与其他结缔组织疾病不同，风湿性关节炎不会对妊娠造成影响，也不会增加流产的风险。孕期内的主要问题是，用于控制这种疾病的治疗方法是否安全。作为镇痛方法，类固醇消炎药通常比非类固醇消炎药更受青睐。

甲状腺疾病

如果您患有甲状腺功能低下或甲状腺功能亢进，不宜在甲状腺疾病被控制之前怀孕。患有甲状腺疾病的女性在孕期需被密切监护，因为妊娠会掩盖她们的甲状腺功能的变化。如果您正在服用治疗甲状腺疾病的药物，当您怀孕后医生会建议您更换药物，随着妊娠的推进，药物的剂量也会有所调整。已接受甲状腺切除手术的格雷夫斯病患者需补充甲状腺素，但一些甲状腺抗体仍会影响胎儿。另外，需要通过超声波扫描来检查胎儿是否患有甲状腺肿。

甲状腺功能低下可导致婴儿出现呆小症（智力低下的一种严重情况）。

皮肤病

湿疹

约1%~5%的孕妇患有异位性湿疹。这是孕期出现皮疹和发痒的最常见原因。其治疗方法与普通湿疹相同，都是使用润肤露。手部和乳头的湿疹是产后常见的问题。

痤疮

痤疮在孕期内通常会好转，但在妊娠后期会加重，尤其是红斑痤疮。服用含维生素A（类维生素A）和四环素抗生素的药物可能会引起胎儿异常，您在备孕时需要停药。如果您是意外怀孕，则应立即停药。口服和外用红霉素是安全的。

牛皮癣

这是一种慢性且自我免疫的紊乱症，见于约2%的成年人，但妊娠期间发生的概率难以估算。孕期内，这种皮肤病可能会好转，也可能不会改变。15%的孕妇出现症状恶化。许多治疗方法对胎儿是有害的，所以应当在孕前进行规划。外用类固醇药物是安全的。

精神障碍

影响女性的精神健康的问题可分为精神疾病和抑郁症。精神分裂症可影响到1/1000的孕妇，通常都是单身且社交困难者，而且很可能平时有大量抽烟、酗酒及吸食毒品的情况。有精神问题的女性在怀孕时存在严重的安全隐患：抗精神疾病药物对胎儿的影响，母亲在治疗过程中是否有表现知情、同意的能力，母亲产后复发的可能性。此类问题正变得越来越多，因为当前的抗精神疾病药物不再降低生育能力。双相情感障碍和躁郁症患者通过多种药物联合使用的方法来控制病情，但这些药物已经被证实会导致胎儿畸形。如果病情稳定，那么降低剂量或改用抗抑郁剂，都可能降低病情复发的风险。约一半患躁郁症的女性会出现产后复发，因此应当在分娩后立即开始用药。

至少10%的女性在一生之中会遭遇某种形式的抑郁症，病情严重者在妊娠期间或产后会继续恶化。如果此类女性的药量减少或停药，问题会更加严重。抑郁症对妊娠有负面影响，还会影响饮食、产前护理，甚至引发抽烟、酗酒、自残或家庭暴力。抑郁症还有可能导致胎盘功能障碍，进而导致胎儿宫内发育迟缓和早产。产后是精神疾病的高发阶段，有时甚至导致自杀的惨剧。大约15%~30%的女性会经历一定的抑郁时刻，其中的10%会发展成为严重疾病。虽然产后抑郁症不再是一个禁忌的话题，然而有精神疾病的女性仍会遭到污蔑并不受重视。重要的是，有抑郁症的女性在怀孕期间更需要心理健康服务。

感染和疾病

　　总有许多女性问我，感染某些疾病会对她们造成哪些影响。事实上，诸如感冒、流感之类的常见疾病不大可能造成危害，而另一些疾病则有可能导致严重的后果。下文将简要介绍这些疾病。

水痘

　　水痘带状病毒会引起水痘，面对面接触时经飞沫传播，潜伏期为10～21天，一般在潜伏期中会有发热、水泡状皮疹、瘙痒等症状出现，水泡在几天后破裂结痂。水痘患者从水痘出现前到结痂中的48小时内具有传染性。孕期感染水痘的例子并不少见，但概率仅为1/300，因为90%的儿童在青春期之前得过水痘。

　　如果您尚未免疫，可在接触病毒的10天之内接种水痘带状疱疹免疫球蛋白。如果您在孕期的0～8周第一次感染水痘，不大可能会引起流产，但是如果您在8～20周之间感染水痘，胎儿可能出现伴有身体异常的先天性水痘综合征，疾病可波及四肢、眼睛、皮肤、肠道、膀胱和脑，还会引发妊娠后期胎儿的发育问题，但这类风险仅为1%～2%。如果您孕期20周之后感染水痘，可在出现症状的24小时内使用抗病毒药阿昔

洛韦。如果感染发生在20～36周，不会影响胎儿，但是病毒会留在体内，在婴儿出生后第一年内会引发带状疱疹。如果您在36周后到分娩后21天期间感染水痘，您的宝宝也有可能会感染水痘。一旦婴儿在分娩后5日或3周内开始出水痘，则可能引发严重感染（新生儿水痘），因为此时他的免疫系统还不成熟，无法完全抵抗病毒。如果母亲在36周之后感染了水痘，或者接触过水痘带状病毒，婴儿在出生后可接种带状病毒免疫球蛋白，这有助于在症状出现之前降低危害。在皮疹出现的24小时内使用抗病毒药阿昔洛韦也能缓解症状。

风疹

　　90%的孕妇对风疹具有免疫力，有可能是因为她们以前感染过，也有可能是因为她们小时候接种过风疹疫苗。只有少数人在怀孕期间初次感染，但是这会严重影响胎儿的发

育，导致胎儿可能出现先天性风疹综合征。风疹是由飞沫经呼吸道传播的。母亲在感染风疹病毒后2～3周出现典型症状——面部及耳朵上出现扁平的粉红色斑点，这些皮疹随后会扩散至躯干，并伴有疼痛、关节肿痛、发热及淋巴结肿大。被感染的个体在症状出现之前一周及过后的几天里都具有传染性。

　　如果您在怀孕期间出现皮疹，医生会通过采血来判断您是否感染风疹，并且2周后会进行复查，确定您是否有抗体应答。如果在妊娠12周之前确诊感染了风疹，胎儿有80%的风险会发生先天性缺陷，可能是白内障、耳聋、心脏缺损或认知困难。在妊娠13～17周初次感染风疹，可致胎儿耳聋。在妊娠17周后感染则对胎儿无害。患有先天性风疹的婴儿，出生时体重低，有皮肤皮疹，肝脾肿大且伴有黄疸，而且他的感染可持续几个月。如果您疑似感染了风疹，需要在孩子出生

后立即接种风疹疫苗，并且未来三个月应当避孕。

细小病毒

对成人来说，感染人类细小病毒B19的症状与轻微流感相似，可能难以察觉。对儿童来说，这种病毒经常引发一种典型的皮疹，被称为传染性红斑。细小病毒通过飞沫（咳嗽及打喷嚏）和接触污染物（如床、衣物和毯子）传播。这种病毒并不会导致先天性发育异常，大多数被感染的孕妇足月后都能产下健康的婴儿。在工作中经常和孩子打交道的女性容易在孕期患上此病。这种病毒也可导致晚期流产及胎儿宫内死亡，通常胎儿还伴有贫血和水肿。这种异常可以通过超声波进行检查。

巨细胞病毒

巨细胞病毒是一种疱疹病毒，在儿童中非常常见，50%的成年人在30岁之前就感染过巨细胞病毒。一般情况下，人们很难察觉自己感染这种病毒，但是可能会有类似感冒的症状：咽喉疼痛、轻微发热、四肢酸痛及倦怠。通常是由于接触了被感染的血、尿、唾液、黏液或乳汁引起的。仅有少数易感女性在怀孕期间发生初次巨细胞病毒感染，而且这些女性约有40%的概率将病毒传给胎儿。这些胎儿有罹患先天性巨细胞病毒的风险，会造成智力低下以及听力、视力及发育等问题，但是这种情况很少发生。目前，还没有治疗手段可阻止或逆转先天性巨细胞病毒的影响，新的抗病毒药还在研制阶段。高危群体（医院、实验室及护理工作者）怀孕时，需要进行如洗手之类的简单的消毒预防。

弓形虫病

大多数人都会因曾经感染过弓形虫病而有了免疫力，这种病的症状十分轻微，会出现低热的感冒症状及淋巴结肿大，可能都不会引起人们的注意。在怀孕期间发生初次感染的情况十分少见（每1000位孕妇中有2例），但是一经感染却可导致胎儿出现严重问题。在妊娠早期胎儿被感染的风险很低，但遭受危害的概率却很高，包括早期及晚期流产，以及出生的婴儿伴有严重的神经系统问题（脑积水、大脑钙化及眼睛损伤）。妊娠晚期时，胎儿更易遭受感染，但是感染引起神经系统损伤的可能性很小。

在英国，弓形虫病并非孕妇的常规检验项目，但是如果血液检验提示孕妇被感染了，那么要对她进行抗生素治疗以降低传染给胎儿的风险。腹部超声可以检查胎儿是否被感染，但需要通过羊膜穿刺来确诊。一旦此病被确诊，一些女性会选择终止妊娠。

肺结核

从过往的情况看，怀孕期间感染结核病的现象极为罕见，因为在发达国家肺结核的患病率很低，而在不发达国家的患病率会更高一些。然而，英国日益增多的流动人群使大量孕妇患有肺结核。此外，有些人感染HIV后，因为他们免疫系统发生变化，更易受到结核病的感染。通常会使用异烟肼抗生素来治疗妊娠前期的活动性结核，但是在20周之后，使用利福平也是安全的。如果母体的结核病在分娩时处于非活跃状态，婴儿需接种卡介苗，无须隔离且可以母乳喂养。

李斯特菌

李斯特菌是一种经食物传染的细菌。妊娠期间感染的并不多见，一旦感染会造成严重的后果，包括晚期流产及胎儿宫内死亡。女性在妊娠期间对李斯特菌的抵抗力会下降，使这些细菌有机会在胎盘中快速繁殖。典型表现是母亲会经历一次短时的感冒样症状，身体不适、恶心、腹泻及腹部疼痛。用青霉素可迅速治愈，但是为防止此类问题的发生，最好采取严密的措施避免接触任何感染源。

乙型链球菌感染

约25%的女性在阴道内会携带这类细菌。虽然大多数人的感染并没有症状，却可能引起流产或泌尿系统感染。如果在分娩时出现感染，可能会对胎儿造成影响。仅有1%的高危胎儿是因吞咽或吸入了阴道分泌物而出现乙型链球菌感染，这种感染可能是致命的。一般新生儿在出生约2天后会出现败血病和脑膜炎的症状。如果母亲的胎膜破裂，那么早产儿感染的风险会增大。产后乙型链球菌感染不能100%准确筛查出来，而且在英国也并非常规检查。如果您之前的宝宝感染过乙型链球菌或者有可能早产，应当进行检查，在分娩期间及分娩前4小时，通过静脉注射抗生素可以保护婴儿免受感染。

疟疾

疟疾是一种由母蚊子传播的寄生感染。孕期妇女更易感染疟疾，并可能引起脑部相关的并发症，这些疾病的罪魁祸首就是恶性疟原虫。患上疟疾对您和胎儿的危害远远大于那些抗疟疾药物的危害：高热会加剧流产的风险，还有胎儿体

重低、早产或是死胎等问题。寄生虫可大量存在于胎盘中，导致孕妇红细胞溶解而出现严重贫血，进而造成黄疸、心脏衰竭和肾脏衰竭。一旦确诊，必须立刻就医，就最佳的药物治疗向专家寻求意见，需要考虑胎儿畸形的可能性，以及妥善治疗而产生的后果。

性传播疾病

疱疹

疱疹感染可分为两型。I型（HSV I）可引起口唇部的感冒疮；II型（HSV II），被称为生殖器疱疹，可引起外阴、阴道或宫颈处的疼痛溃烂。如果母亲在分娩前6周时首次感染生殖器疱疹，在分娩时新生儿被感染的概率为10%，并且会有严重的并发症，造成新生儿单纯疱疹病毒感染，这就是建议进行剖宫产及在分娩后给新生儿使用抗生素的原因。母亲初次感染后会产生抗体，当再次怀孕时抗体保护胎儿，但这种抗体并不会防止母亲再次遭受感染。在怀孕期间发生二次生殖器疱疹感染时，母亲可能会感到很不舒服，但极少给胎儿造成任何问题。阴道分娩同样可作为最佳选择。

淋病

淋病是有极强传染性的细菌感染，通常会侵袭宫颈、尿

道、直肠或咽喉部。淋病常伴有衣原体、毛滴虫和梅毒的感染发生。90%的病例都是因为感染个体进行无任何保护措施的性交。感染有可能无症状，或伴有阴道分泌物增多、疼痛和排便不适。淋病是引起盆腔炎的一个重要原因，它会使输卵管受到损伤，进而导致异位妊娠及不孕症。如果在孕期发生淋病感染，极易引起胎膜早破和早产。产后盆腔炎以及全身扩散（关节疼痛及皮肤皮疹）的风险性也会更大。对宫颈分泌物涂片进行培养是淋病的最佳诊断方法，可用青霉素进行治疗。虽然胎儿在妊娠期间不会受感染，但是在分娩时接触细菌则会导致新生儿患上结膜炎，偶尔还会患上败血病，这些都需要进一步的治疗。

衣原体

沙眼衣原体感染是英国最常见的性传播疾病。40%的男性感染者会出现阴茎排泄物、睾丸炎及排尿不适的症状，但是仅有15%的女性感染者会出现如阴道分泌物增多、盆腔疼痛或排尿不适的症状。即便毫无症状，在阴道、宫颈、子宫、肛门、尿道或眼部仍可能出现感染并造成严重后果。没有症状的输卵管损伤会增加异位妊娠的风险，甚至导致不孕。如果母体在分娩时遭受感染，有40%

的新生儿会被感染。导致新生儿结膜炎的首要原因就是衣原体感染，而新生儿结膜炎可导致失明或肺炎。早期诊断尤其重要，因为这种感染用抗生素治疗能起到很好的效果。

梅毒

梅毒感染是由苍白密螺旋体引起的。在英国，感染梅毒的女性并不多，但最近十年来在少数群体中有抬头的迹象。早期使用青霉素治疗梅毒感染能够预防对胎儿的伤害，这也是所有怀孕女性都要进行梅毒筛检的原因。在梅毒感染的Ⅰ期阶段，会出现与疱疹相似的溃疡（下疳），可持续3～6周但无疼痛感。

如不进行治疗，梅毒感染在几个月内可发展到Ⅱ期阶段，出现发热、皮疹发痒、淋巴结肿大、体重减轻和疲乏感的症状。如果仍不进行治疗，几年后可发展到Ⅲ期阶段，会造成大脑、神经及心脏的损伤。在妊娠15周后，梅毒就可通过胎盘感染胎儿。70%的感染女性会传染给胎儿，其中有30%的概率会出现死产。如果胎儿在感染的Ⅰ期阶段存活下来，出生时会发展到Ⅱ期阶段，其中30%的胎儿出生时会患有先天性梅毒，并出现发育迟缓、骨骼感染、黄疸、贫血及头小畸形。通常只用青霉素一种药就能够有效治愈母体的梅毒感染，并可预防胎儿感染。出生后的婴儿要接受进一步的抗生素治疗。一旦确诊梅毒，要积极检查是否感染其他传染病，如衣原体、淋病、HIV、乙肝及丙肝。

HIV感染

HIV感染最常见的传播途径是性接触、使用被污染的注射器或输入了受感染的血液及血制品。在西方国家，大多数HIV感染病例为男性同性/双性恋者和异性吸毒者。在伦敦中部，孕妇HIV感染的患病率不足1%，但是在一些非洲国家，妊娠期HIV感染的患病率已超过了40%，是胎儿死亡的重要原因。

常规的产前筛查以及对HIV阳性孕妇给予治疗，可以显著降低HIV的母婴传染率，同时降低母亲发展为AIDS的风险，因此可增加母亲寿命。通过使用抗病毒药复合疗法治疗HIV阳性孕妇，选择剖宫产分娩，避免母乳喂养以及对新生儿进行4～6周的主动治疗等措施，可使婴儿HIV的感染率从25%降到1%。令人遗憾的是，对于大多数感染HIV的孕妇来说，他们所在国的医疗及药物费用非常昂贵，她们无法得到可以挽救生命的治疗。

滴虫病

这种感染由一种叫阴道毛滴虫的微生物引起，阴道毛滴虫寄生在尿道及阴道中，这种感染常伴有衣原体和淋病的感染。阴道毛滴虫病可能不会有症状，也可能会有稀薄、呈黄绿色泡沫状的分泌物在阴道出现，分泌物有腐臭味，同时伴有阴道及尿道疼痛、炎症。妊娠期间出现感染，偶尔会导致新生儿肺炎。通过宫颈或阴道分泌物涂片即可诊断此病。感染毛滴虫病应使用甲硝唑治疗，在妊娠晚期及哺乳期使用这种药都是安全的。

细菌性阴道病

这是引起阴道分泌物增多的常见原因，它困扰10%～20%的女性，发病后也可能不出现症状。阴道分泌物通常呈灰白色的稀薄水样，伴有恶臭，但并没有瘙痒感。经阴道涂片检查，若出现相关的提示细胞，就可以确诊。妊娠期间，多变的激素环境使阴道的酸性减弱，滋生了引起细菌性阴道病的多种微生物。

妊娠期间细菌性阴道病的感染与晚期流产及早产存在高度关联。虽然使用抗生素氯洁霉素或甲硝唑能够在几天后清除感染，但感染常常在妊娠期间复发。筛查并治疗所有感染的孕妇并不能降低早产率。有早产史的孕妇极易发生这种感染，所以常规筛查和抗生素治疗是很有必要的。

胎儿异常

先天性发育异常通常是基因问题引起的，但有一些是妊娠期间的环境因素导致的，部分先天性发育异常甚至没有明确的原因。关于胎儿异常的形成，您可以参见本书相关内容。

染色体异常

这类异常的原因是婴儿的23对互补染色体出现了差错，可能是染色体出现了增多或减少，也可能是某条染色体出现了异常。唐氏综合征是最典型的染色体异常病。

三体

巴多综合征

巴多综合征的发病率仅为1/10000，是因为13号染色体复制了3条染色体引起的。大多数有此问题的胎儿在怀孕早期便会流产，能够活产的占20%，但大多数婴儿会在出生后几天内死亡。存活的婴儿会患有严重的智力障碍。巴多综合征的特征表现为：头小畸形，严重的面部异常发育，多指及多趾，脐突出和心肾缺损，一般通过孕期超声波检查便能确诊。

爱德华兹综合征

爱德华兹综合征的病因是18号染色体被额外复制了1条。活产婴儿的发病率为1/7000，胎儿异常包括宫内发育迟缓、草莓状头颅、脉络丛囊肿、心肾缺损、膈疝、脐突出、下颌变小后缩、低位耳、四肢缩短、双手及双足蜷握。在20周

超声波检查时，上述症状都可以观察到。通过使用多种方法复合筛查，检出率可以达到60%。该病症常出现严重的智力迟钝，大多数患儿会在出生后1年内死亡。

3倍体（69XXY或XYY）

3倍体即23条染色体额外多出1组，出现这种情况可能是不止1个精子和1个卵子结合或受精卵分裂失败。约2%的妊娠会出现这一情况，这些妊娠通常以流产告终（所有因染色体异常的流产中，3倍体占20%）。如果额外的一组染色体是父亲提供的，胚胎将无法发育，但是胎盘组织会不受控地迅速生长，而且孕期很少能够持续20周以上。如果额外的染色体是母亲提供的，胎盘生长正常，胎儿会坚持到妊娠晚期，但是通常会出现不对称性生长迟

缓。3倍体并不会因母亲的年龄而有所改变。

易位

当染色体的一个片段移动到另一个染色体的末端时，便会有易位发生。携带染色体平衡易位的人是正常的，这是由于他的细胞内的染色体总数不变，只是某一条染色体上的一段"搬"到另一段染色体上。如果这位平衡易位染色体的患者即将成为父母，其孕育的婴儿会有3种可能性：婴儿具有完整的正常染色体，婴儿继承了平衡易位染色体，婴儿遗传到一种非平衡易位染色体。第三种情况常会导致胎儿流产或胎儿严重发育不良。易位有相互易位的情况，也有端点着丝粒易位的情况，易位是复发性流产的一个原因。当然，非遗传的新染色体易位也可能发生。

性染色体异常

特纳综合征（45X）

活产婴儿患该病的概率为1/2500，是因为2条X染色体中

有1条完全缺失所致。这些女孩智力正常，但成长会受到严重影响，没有月经也无法怀孕。其他身体特征还包括蹼颈及臂外偏角增加。但通过产前检查即可确诊只有一条X染色体的胎儿，并且这种胎儿的流产率很高。利用超声波扫描可查出的异常包括：颈部水囊瘤，尤其是心脏缺损、主动脉缩窄、囊胚积液和马蹄肾。特纳综合征还能以染色体嵌合的形式存在，也就是说患病女孩具有两种不同的细胞系，即46XX和45X。如果她的卵子包含一组正常的染色体，她有可能怀孕。

克兰费尔特综合征 (47XXY)

克兰费尔特综合征指男性的细胞内多出了一条X性染色体，它的发病率为1/1000。这些男孩成年后，往往变得身高较高且腿长，头围缩小且智力水平较低，但通常尚不至于智力迟钝。患有克兰费尔特综合征的男性成年后没有生育功能，并且更易患上恶性自身免疫性疾病及心血管疾病。

3个X (47XXX)

女性细胞内多出一条X性染色体，这类女性生育能力正常，但智力较常人有一定程度的差异。一些人的智力可能低于正常水平，但智力迟钝的情况极少出现。此病的发病率为1/1000。

超雄性 (47XYY)

男性多出一条Y染色体。他们有正常的外形、正常的智力和生育能力。但成年以后，他们语言能力较弱、阅读困难、过度活跃，易有冲动及攻击性的行为发生。这种异常的发病率为1/1000。

显性基因缺陷

家族性高胆固醇血症

这是一种在英国很常见的显性基因病，其发病率为1/500，男性受到的影响似乎比女性更大。血胆固醇水平过高及主要血管狭窄的患者，会在年轻时患上心脏病，且眼睑周围会出现脂肪沉积。如果父母有心脏病史，可以检查他们的孩子出生时的脐血，就会发现新生儿脐血中胆固醇水平也过高。这样可以在出生时确诊，也使得为减轻病情，让孩子选择一种主动预防性的生活方式成为可能。

马凡氏综合征

马凡氏综合征的发病率为1/5000，通过常染色体的显性遗传使婴儿遗传的概率为50%。15号染色体上的原纤维蛋白基因发生变异，导致结缔组织过于脆弱且有伸展性，波及眼睛、心脏、血管、关节和皮肤等。马凡氏综合征患者的典型特征是又高又瘦、脚趾过长、平足、脊柱弯曲、关节过度活动，以及心脏主动脉瓣异常。患此病的女性在孕期需要专家的特别照顾，最大的问题是，扩大的主动脉瓣根部可能破裂或脱落。在所有病例中，50%的病例是致命的，还有可能出现流产、宫颈功能不全、早产和产后大出血。

血管性血友病

这是一种常见的出血性疾病，发病率为1/100，是由于血液中血管性血友病因子的数量减少和质量异常而引起的。虽然孕期内，这种因子的水平通常会增加，但是在严重病例中仍难以弥补损失，孕妇容易出现产后大出血。对此，应该采取静脉注射去氨加压素IV治疗。

亨廷顿氏病

这是一种显性基因病，发病率为1/20000，到中年时病情会开始恶化，最初表现为性格的改变：渐进性轻易不运动，具有攻击性行为以及痴呆。亨廷顿氏病的特点几乎全部外显，所以遗传的概率有50%，这种疾病不会隔代遗传。患病个体和他们的家属常常努力隐藏发病的早期症状，但是患者通常会过分在意即将要出现的问题。近期相关研究表明，这种病在第4号染色体上存在异常基因，通过采用绒毛膜取样进行胎儿DNA分析后，会得到准确的产前诊断并可以预测疾病的发生。患者家庭必须进行基因方面的咨询。

隐性基因缺陷

泰－萨病

这是一种隐性基因缺陷疾病，在德系犹太人及法裔加拿大人中较为常见。氨基己糖苷酶A的缺乏会导致脂类在脑部的神经细胞内贮积，也是引起该病的原因。患者在刚出生时表现是正常的，但到6个月大时就会开始出现渐进性运动减弱以及智力缺陷。随着时间的推移，婴儿会失明、耳聋、丧失吞咽功能并逐渐出现严重肥胖，一般在3～5岁前就会死亡。携带本病的人在怀孕前或怀孕期间通过血检可以确诊。如果父母双方都是携带者，每次怀孕都有25%的可能把这种病遗传给孩子。羊膜穿刺或绒毛膜取样同样可用于诊断本病。许多夫妇会选择终止妊娠，因为本病尚无治疗方法。

囊肿性纤维化

这是白种人中最常见的隐性基因病，活产婴儿的患病率为1/2500。钠离子转运异常会导致本病的发生，这会导致肺部、消化系统及汗腺的分泌物过于黏稠。积聚在肺部的黏液会使胸腔受到严重的感染，同样胰腺和肝脏也被严重影响，排入肠道的消化酶也会因为这些变化而减少。如果无法及时补充日常所需的酶，长期下去会出现营养不良。这种疾病的严重性因人而异，有的人在出生1年后就会死亡，有的人活到中年时身体才出现问题。定期接受理疗对改善肺部问题有帮助。男性囊肿性纤维化患者无生育能力，这是由于他们的输精管被阻塞。

每22个白种人中就有一个是该病隐性基因的携带者，大多数导致囊肿性纤维化发生的常见基因突变位于第7号染色体。通过筛查携带致病基因的父母，并对有患病风险的胎儿DNA样本进行产前诊断可确诊是否患病。但是，在囊肿性纤维化基因中有多种不同的突变，现有的诊断技术仅能识别出85%的携带者。下列人群需要进行囊肿性纤维化携带者检测：有囊肿性纤维化病史的个体、已确诊的囊肿性纤维化携带者的配偶，超声波检查时胎儿肠部有回波的父母，以及精子捐赠者。筛查时，夫妻需要进行详细的遗传咨询，同时也要意识到检查的局限性。

苯丙酮尿症（PKU）

在英国，这种隐性基因病的发病率是1/12000。它是由缺陷性基因导致的一种酶类物质缺乏，这种酶可将必需的氨基酸苯丙氨酸转化成酪氨酸。高数值的苯丙氨酸蓄积在血液中会对脑部发育产生毒性。如果在婴儿出生几周后就开始食用不含苯丙氨酸的特殊食物，可避免不可逆的脑损伤及学习障碍出现。所有婴儿在出生后6天都会进行相关检测。

镰状细胞贫血和地中海贫血

如果您有地中海或非洲血统，您将会通过特殊的电泳测试，以此确定您是否患有镰状细胞贫血或地中海贫血。如果您携带镰状细胞，必须在妊娠初期确定您配偶的镰状细胞状态，因为您的孩子有可能遗传你们两人的镰状细胞特性，从而出现镰状细胞贫血病。这种病会使婴儿患严重的贫血、感染、疼痛，最终出现心肾衰竭。如果您是地中海贫血的携带者，同时血型是A型或B型，那么您的配偶也需要进行检测。患有地中海贫血的婴儿有严重的贫血和铁超载情况，这会导致多脏器衰竭。如果父母双方都是镰状细胞贫血携带者，可以采用侵入性诊断技术（如羊膜穿刺或绒毛膜取样）来检测婴儿是否遗传了这个种病。当父母双方都是A型或B型地中海贫血的携带者时，同样需要进行产前诊断。

性连锁基因缺陷

杜兴氏肌营养不良（DMD）

这是最常见的性连锁缺陷，男孩的发病率为1/4000。婴儿时期没有异常表现，但在4～10岁时会发生肌肉萎缩，从而丧失行走能力，这种病会使他们最后只能坐在轮椅上。在过去，女性杜兴氏肌营养不良携带者的诊断标准是检测血液中的肌肉酶肌酐激酶水平是否增高，但这种方法并不可取，对大多数怀上男性胎儿的夫妇，医生则会建议终止妊娠。杜兴氏肌营养不良基因目前已得到确定，约2/3有此病的家庭中，在X染色体的短臂上发生了基因的缺失。因此，大多数女性携带者在怀孕前就可以确诊，也可以在怀孕期间通过检测胎儿的DNA样本，以诊断胎儿是否患有杜兴氏肌营养不良。

血友病

这是一种X连锁隐性缺陷，男性的发病率为1/10000，其病因在于，凝血因子缺乏导致了血液凝固过于缓慢。血友病可分为两型。A型血友病是最常见的，是由于缺乏凝血因子Ⅷ。B型血友病是因为凝血因子Ⅸ的缺失（也称为圣诞病）而导致的。两者的症状表现为，在轻微损伤后伤口处出血不止，关节、肌肉和其他组织也会出血。血友病的严重程度取决于血液中的凝血因子还剩多少。

如今，A型和B型血友病都可通过注射或输入含有缺失凝血因子的血浆来治疗，在医疗辅助下，患者有可能会过上较为正常的生活。确定血友病类型应该得到重视。由于女性携带者的凝血因子可能是正常水平或不及正常水平，所以无法通过DNA检测之前的诊断进行确定。目前，在有血友病史的家族中，女性携带者在怀孕前可以得到准确的诊断，而且孕期中对胎儿进行DNA检测可以确定男性胎儿是否受到影响。

脆性X染色体综合征

这种X连锁缺陷是遗传性智力迟钝最常见的类型（男性发病率为1/1500，女性发病率为1/2500）。女性携带者的智力缺陷因人而异。目前已经可以通过DNA检测来确认本病的疑似患者或携带者的状态。所有曾有智力障碍史的女性及其家人，医生都建议进行遗传咨询，因为有多达1/200的女性携带者有突变基因发生。

其他先天性发育不良

下文介绍了众多胎儿异常，尽管有些如神经管缺损这样的异常，倾向于家族性发病，但没有已知的特定遗传因素。以下列出了大多数导致发育不良的疾病，这些疾病有时在超声波下即可被明确识别。

神经管缺损（NTDs）

这是最常见且最严重的先天性发育不良的疾病之一，是基因和环境因素共同作用的结果。在没有进行产前诊断的婴儿中，患病率大约为1/400。在怀孕的最初4周中，由于胚胎的神经管尚未完全闭合，从而导致脑、脊髓的不完全发育，以及神经系统受到不同程度的永久性损伤。最严重的情况是无脑畸形（颅骨不完整及脑部发育不完全）和脑膨出（脑组织通过颅骨上的洞突出来）。这些婴儿活产的情况很少。脊柱裂（脊髓脊膜突出）患者，由于脊髓缺乏脊柱内骨类物质的保护，可能是封闭的（由保护性脊膜覆盖），也可能是开放的（无脊膜覆盖）。残疾、体弱和感官障碍的严重性因人而异，取决于脊柱缺陷的程度。患者有的需要坐轮椅，有的完全丧失膀胱和肠道功能，有的只出现轻微的行走困难。

患有开放性脊柱裂的婴儿出现严重残疾的概率很大，需要长期住院来接受频繁的手术治疗。大多数病情严重的病例会出现脑积水，并导致智力迟钝及认知困难。神经管缺损最轻症的情况是隐性脊柱裂，脊柱在骶骨最下端的部分出现损伤，且通常不易被发现，健康婴儿出现本病的概率为5%。得益于常规的超声波检查，开放性脊柱裂的长期筛查率已有很大提高。除了脊柱骨缺陷外，大多数患有脊髓脊膜突出的婴儿，前颅骨会呈扇贝形（在超声波扫描下呈柠檬状），并且小脑看起来也不是正常的哑铃状结构，更像一根香蕉。闭合性脊柱裂的预后较好，因为这一问题在分娩后较容易通过手术治疗，但产前却较难诊断。

脊柱裂可呈家族性发病，但95%患这种病的婴儿的母亲并无家族史。不良饮食可能与其有关系，而且在生过患病婴儿的女性中有1/20的复发率。在怀孕前3个月及孕期的前3个月持续服用叶酸可预防75%的病例。生过神经管缺损婴儿的女性及服用抗癫痫药的女性在妊娠前应补充大剂量的叶酸。

脑积水

这种状况（常指水在脑中）是由脑脊液过多引起的。通常产生的原因是脑脊液循环障碍，脑脊液生成过多，或脑脊液吸收减少。脑积水常伴有脊柱裂或者继发性早产儿脑出血。如果在出生前这些问题就形成了，可以进行超声波扫描。在扫描中会发现胎儿头部肿胀，脑组织受压，颅骨变薄，颅缝变宽，前囟隆起。出生后，如果脑积水是由于阻塞所致，可

以尝试将一根导管插入脑中，把脑室的脑脊液引流到腹腔或心脏中。男性患者中，脑积水偶尔会作为一种性连锁隐性基因缺陷病而被遗传，这些患者家庭需要进行遗传咨询。

小头畸形

患病婴儿的骨性颅腔及大脑比正常婴儿小，而且严重的智力损伤几乎不可避免。已确认的致病原因包括妊娠早期风疹感染、巨细胞病毒、弓形虫及梅毒的感染以及严重辐射，母亲吸食海洛因以及酗酒。一部分小头畸形病例是隐性的基因缺陷导致的，但多数情况无法找出明确的病因。最近有专家猜测小头畸形发病的原因是寨卡病毒引起的，但还没有被证实。

脉络丛囊肿（CPC）

这类囊肿发生在胎儿脑室，通常是双侧发病，在第20周的超声波检查中可以发现，有1%的患儿会出现超声波回声异常。目前认为大多数的脉络丛囊肿是良性结构组织，且通常会在24周时消失。但由于本病常伴有3体性18综合征，如果检测到其他的异常，需要进行详细的遗传咨询，进而帮助父母决定是否采用具有风险性的侵入性诊断。

肠道发育不良

十二指肠闭锁

在这一缺陷中，胃下端和

回肠之间有一小段肠道先天性缺失，超声波检查中出现双气泡征即可确诊（气泡1是正常的胃；气泡2是由十二指肠无法排空所致，也是引发羊水过多的原因之一）。肠道阻塞能够在出生后立即通过手术治疗解决，但有1/3的此类病例会伴有唐氏综合征。

食管闭锁

在这一缺陷中，咽部与胃之间的通道存在部分缺失，这会使婴儿出生后立即出现呕吐、唾液分泌过多的症状，并且常伴有气管食管瘘。在超声波检查中，羊水过多和双泡征可能并不明显。一旦发现伴有瘘管，就说明存在食物进入肺部的可致婴儿死亡的严重风险。食管闭锁需要在产后立即手术干预，而且有时需进行多个手术。如果是无伴随性并发症的单一问题，手术纠正后预后的效果良好。

胎儿肠道超回声

如果在产前超声波检查中可见肠部回声很强（像骨头一样亮），就会怀疑是继发于主要染色体的异常，例如囊肿性纤维化、肠梗阻、胎儿感染或发育受限。完全正常的胎儿或者女性在妊娠早期经历了一些出血，也可见到这一现象。

膈疝

这一严重的先天性异常的发病率为1/3000，通常在第20周的超声波检查时确诊。膈肌是将胸腔脏器（心脏和肺脏）

和腹腔脏器（肝脏、胃、脾脏、肠道）分开的肌肉。如果膈肌在发育的过程中出现缺陷，有或多或少的腹腔脏器会进入胸腔形成膈疝。约有50%的该病患者伴有染色体异常、遗传综合征及其他结构的异常。婴儿出生后，需立即进行密切监护及吸氧，接着再进行复合手术以归位腹腔脏器及修补膈肌。尽量在专科医院进行剖宫产手术，这样受影响的肺部正常发育的可能性会有所提高。

腹壁缺损

脐突出

脐突出的发病率为1/5000，它是由于缺失脐部下层的腹壁而引发，数量不等的肠道及肝脏通常无法被仅有的腹膜完全覆盖，会透过缺损处突出。在怀孕期间，通过超声波可以诊断出大部分患病胎儿，而且其中约有50%的胎儿会伴有染色体、心脏或膀胱的发育不良。染色体组型鉴别（染色体分析）及超声波检查可以评估疾病的程度。如果仅有一个缺损症状，出生后进行手术修补的预后良好，除此之外的情况就需要进行多个手术。

腹裂畸形

在这种情形下，肠道通过腹壁缺损处突出且无腹膜覆盖。在大多数病例中，畸形是单独出现的，而通常腹壁缺损的范围很小且易于修补。提前分娩有助于避免肠道损伤和相关并发症。

心脏发育异常

对新生儿来说，最常见的严重先天性发育异常就是心脏结构缺陷，发病率为8/1000。本病是围产期胎儿及幼龄儿童夭折的重要原因。对于早产儿、唐氏综合征患者、感染风疹病毒者，或母亲患有先天性心脏病、糖尿病、癫痫或有心脏发育异常家族史的人，心脏发育异常的发病率较高。30%的心脏缺陷婴儿还伴有其他结构异常，20%的心脏缺陷婴儿伴有染色体异常。

在妊娠期间，通过超声波可以诊断多种心脏缺陷。这就是需要在第20周的非常规超声波检查时观察心脏4个腔的原因。如果出现了疑似异常，必须进行进一步的超声波检查。胎儿染色体组型鉴别（染色体分析）是需要父母去做的，因为鉴定结果可影响到对分娩的处理安排。某些心脏缺损需要在婴儿出生后立即进行手术纠正，而另一些则可以等婴儿长大一点儿后再做干预。

膈膜缺损

在所有的先天性心脏病中，"心脏上有孔"占到50%。心脏中膈将心脏上面两个腔（左心房和右心房）和下面两个腔（左心室和右心室）分隔开，如果中膈上出现孔洞，会导致含氧丰富的血液和含氧少的血液混合在一起。心房膈膜缺损引起的症状较轻，心室膈膜缺损却能引起心音增强，并且由于心脏负荷加重而致使心脏增大。如果不予治疗，将引发严重问题，特别是出现发绀（青紫婴儿）。

发绀缺陷（青紫婴儿）

这类缺陷占所有先天性心脏病的25%，需进行专科手术及医疗监护。婴儿的外观通常很难看，这与疾病的严重性有关。法洛氏四联症（复合性先天性心脏缺损最常见的形式之一）的缺损范围很大，主动脉异常且肺动脉瓣狭窄。当主动脉和肺动脉被异常连接后，大多数血液无法从肺部获得氧气，而有些含氧血液不是被送往全身，而是会返回肺部。

动脉导管未闭

有10%的先天性心脏病是由心肺之间的导管在婴儿出生后无法正常闭合引起的。此类情况在早产儿中更为常见。动脉导管通常能够在特定的时间自动闭合，如果其无法自动闭合，可能需要通过药物进行治疗，极少数情况下还需手术治疗。

左心发育不全

患有先天性心脏病的婴儿中有10%会出现此病。25%的新生儿心脏病死亡都与之相关。由于左心没有完全发育，婴儿在出生时动脉导管闭合后无法获得含氧血液。这种疾病通常很难在出生后进行预后诊断，因此产前确诊后一些父母会选择终止妊娠。

胎儿水肿

胎儿水肿在胎儿、母体及胎盘的多种缺陷性疾病中均可出现。借助产前超声波检查可诊断本病，当胎儿细胞外液体广泛积聚于体内时可导致皮下水肿，甚至积液从心肺和腹部脏器周围渗出（液体蓄积）。免疫性水肿可见于严重的Rh因子过敏病中。非免疫性水肿常伴有以下症状：胎儿染色体、心肺、血液及代谢缺陷，某些先天性感染、脐带和胎盘畸形。胎儿的外观会非常难看，死亡率高达80%～90%，取决于病因。除使用超声波检查外，还可进行入侵性胚胎检验，但其中1/3的异常病例仍找不到原因。

肾脏发育不良

胎儿的肾和膀胱在第20周可以通过超声波检查看到。由于尿液分泌降低，严重的肾脏问题常伴有羊水过少或羊水减少的情况。

波特综合征

波特综合征即胎儿的肾脏缺失（发育不全）或没有成形，由于缺少羊水，会导致胎儿肺部也发育不全。婴儿常存在面部异常，包括双眼间距增宽、鼻子下降、低位耳及小下颌。婴儿出生后，如果没有排出尿液，将在数小时内呼吸衰竭，最后死亡。该病较为罕见且多见于男孩。

肾盂积水

在妊娠中期，通过超声波检查可以发现2%的胎儿肾脏增大。这一般是由于一侧或双侧的尿道狭窄或阻塞造成的。如果只存在肾脏增大则不会有太大的问题。但是，肾盂积水意味着存在染色体异常的可能，特别是唐氏综合征。严重的肾盂积水会导致肾损伤，这是因为肾盂中储存了过多的尿液，压迫了正常的肾，因此，为防止肾衰竭需插入尿管进行尿液引流。

多囊肾

这是一种表现多样的隐性基因缺陷。有些胎儿在产前超声波诊断中肾脏看似发育正常，但到了青春期就发生肾衰竭。其他一些胎儿会在第20周的超声波检查中因肾脏明显增大及没有尿液而回声异常。通常患儿的双亲中有一人是多囊肾。

🤰 胎儿手术

一些胎儿发育不良的病症，会在出生前就进行治疗矫正。这类治疗只能在专门机构中，由胎儿外科的一线科研医生实施。在超声波引导下将针或细管通过母体腹部插入宫腔或胎儿，是目前为止最成功的技术之一。通过此项技术，可以对严重的Rh不相容胎儿进行宫内输血，以矫正胎儿心跳不规则的问题；破坏致命性肿瘤的药物可以直接注射给胎儿；少数情况下，可获得诊断罕见的基因异常病的胎儿组织样本，超声波引导的胎儿手术还可以对严重的脑积水或肾盂积水病例实施引流管插入。

开放性胎儿手术尚处于实验阶段，一般只有在孤注一掷的情况下才会考虑。打开母体的腹部，在子宫做个切口，对胎儿进行手术。手术中要特别注意胎儿的保暖。即使手术成功，胎儿仍存有早产、感染及羊水外渗的风险。膈疝和胎儿肿瘤可以通过这种方式进行治疗。

妊娠和分娩过程中的问题

尽管大多数妊娠和分娩都能够顺利进行，但并非所有事情都是称心如意的，意外情况总是不可避免。下面概括了妊娠和分娩过程中您可能会遇到的问题以及相关处理方法。

异位妊娠

异位妊娠是指在子宫外的妊娠。英国每200次妊娠就有一例异位妊娠。尽管在无并发症的情况下，有些异位妊娠会自动发展为"流产"（输卵管流产），但仍然有胚胎继续在输卵管中生长，并穿过输卵管壁出现异位妊娠破裂的风险。绝大多数的异位妊娠发生在输卵管，偶尔也发生在卵巢或腹腔内。

异位妊娠的症状一般与早期妊娠相似：妊娠试纸呈阳性或伴有下腹部疼痛，而且疼痛几乎总是在阴道出血之前发生。如果医生怀疑您有异位妊娠的情况，会建议您进行超声波检查。如果超声波提示虽然可观察到子宫内膜增厚，但宫腔内无妊娠囊胚便可确诊。异位妊娠可以通过腹腔镜手术治疗。越来越多的医院都用这种手术方式替代了开放性手术。如果异位妊娠并没有破裂，但是人绒毛膜促性腺激素水平却下降了，可尝试使用甲氨蝶呤进行治疗。但如果病人没有其他症状，并且人绒毛膜促性腺激素水平持续下降，那么也有可能采取保守的治疗。

葡萄胎

葡萄胎是最为常见的胎盘肿瘤，包括完全性和部分性两类。完全性葡萄胎在白种女性中很少见（1/2000～1/1200），常见于东南亚女性。

胎块完全来源于父系细胞，这种问题是因为受精时出现异常。孕囊中没有胚胎，但是胎盘组织却不受控地迅速增生，在超声波下可以看到类似一串葡萄状的物体。这类妊娠常伴有持续的阴道出血和严重的呕吐，且子宫体积通常比相应停经月份的正常妊娠子宫大。少数完全性葡萄胎病例会发展成扩散性癌症，需进行专门治疗。

部分性葡萄胎较为多见，并且常常和流产或不完全流产的表现有些相似。部分性葡萄胎含有胚胎，胚胎常有3组染色体（3倍体），而不是正常的2组，此外胎盘细胞也会出现增生，但没有完全性葡萄胎严重。通过对子宫组织进行病理检查，才有可能区分部分性葡萄胎和先兆流产。

子宫肌瘤

宫肌层可生成大小不等的良性纤维瘤，有的小如花生米，有的大如柠檬。子宫肌瘤的发病原因尚不明确，但易倾向家族性发病。大多数女性在妊娠期有子宫肌瘤并不会出现任何问题，但如果胚胎恰巧植入肌瘤上，就会增加早期流产的风险。

在妊娠期间，雌激素水平升高以及子宫供血量增加，肌瘤通常随之增大。如果肌瘤出现红色病变（肌瘤血管破裂导致颜色变红并坏死），可能引发晚期流产或早产。较大的肌瘤压迫宫腔，还可导致胎位异常或胎先露困难，少数情况下甚至可能阻塞产道，造成难产，但是在产后肌瘤通常会萎缩变小。

宫颈功能不全

一般情况下，整个妊娠期间宫颈都是紧闭的，而且有黏液密封。宫颈功能不全时，宫颈在妊娠4～5个月时开始缩短，宫口扩张，进而加剧了羊膜破裂和流产的可能性。这种情况较少见，造成这种情况的原因有可能是以往分娩、宫颈手术或终止妊娠的过程中宫颈受到了损伤。如果您被诊断有宫颈功能不全，医生会建议您在下次怀孕的第12～14周时接受宫颈环扎术或缝合术，这可以帮助宫颈保持闭合状态至妊娠结束。在分娩前几周将线拆掉，这样不会影响正常的阴道分娩。

静脉血栓栓塞

女性在盆腔静脉及腿静脉处较易生成血栓，这是因为血液中的凝血因子水平升高，同时抗凝血因子水平下降。血栓这样可以保护女性在妊娠期间及产后不会出现子宫大量失血。静脉血栓栓塞（VTE）的发生率低于1/1000，但是有一些重要的危险因素会让静脉血栓栓塞的风险增加，包括缺乏运动、抽烟、肥胖、手术分娩、静脉血栓栓塞病史、静脉血栓栓塞的家族病史、严重的静脉曲张、子痫、脱水、镰状红细胞贫血、母体患病及其感染。

血栓通常在腿下部的深静脉处形成，但是可能已经延伸至股静脉或盆腔静脉处才能被发现。部分血凝块会脱落破碎并进入肺，如果阻塞了肺部的任何一条主要的血管，就会形成情况十分危险的肺栓塞（PE）。尽管肺栓塞的发病率仅约为1/6000，但非常危险。任何孕妇一经发现有静脉血栓栓塞或肺栓塞的先兆，即使没有确诊也会被视为紧急情况，进而使用抗凝药物进行治疗处理。

深静脉血栓形成的症状常常表现为大腿及小腿部疼痛肿胀，局部发红及触痛，通常在进行诊断性行走时，脚跟不敢与地面接触。深静脉血栓一经确诊，应穿着适合的紧身弹性长袜，卧床休息并抬高双腿，一直到血栓全部溶解且腿部触痛感消失为止。

肺栓塞表现为呼吸急促、胸痛、咳血、虚弱及虚脱，并伴有静脉栓塞的所有症状。如果胸部X线检查出栓塞的迹象，应紧急进行肺通气及双腿部多普勒超声波检查，因为肺栓塞出现后，有2/3的人会在2～4小时内死亡。确认患肺栓塞的孕妇需要在分娩后3～6个月使用华法林进行治疗。如果您此前在妊娠期间或产后患静脉血栓栓塞，或有其他风险因素，则需要在分娩前和分娩后使用预防性的肝素注射液。

产科胆汁淤积

这一疾病虽然罕见，却能导致包括死产在内的晚期妊娠并发症。它的主要症状是皮肤严重瘙痒但没有皮疹，一般手掌及足底部比其他位置严重，这是由于胆盐沉积在皮肤下引起的。少数女性还会出现黄疸。肠道胆汁水平下降会导致对维生素K吸收能力的下降，进而增加母亲及婴儿出血的可能。

使用熊去氧胆酸可帮助缓解瘙痒及肝功能异常，服用维生素K片可改善凝血。如果患有此病，医生会建议您在第37～38周时进行引产，从而降低晚期妊娠并发症的风险。

贫血

血液中含有血红蛋白（带有铁离子的4条蛋白链的复合物）的红细胞是体内氧气的携带者。妊娠期间，女性总是会出现轻微贫血，这是为了满足胎儿成长的需求，导致血红蛋白水平降低造成的，即母亲的血容量增加后"稀释"了血红蛋白。在生产之前，要检测多次血红蛋白。如果您的血红蛋白水平较低，会出现面色苍白、疲乏、气短或头晕，这种情况需要补充铁和叶酸。妊娠期间轻微的缺铁性贫血对胎儿没有影响，胎儿能够从您体内储存的铁中获得全部所需。但如果有严重贫血发生，则有可能出现早产或胎儿体重过低。因此，若经过几周的治疗后，血红蛋白的水平并没有改变，要进行进一步的血液检查确定是否另有原因。偶尔还需注射铁剂，甚至输血来改善贫血。

镰状细胞贫血

镰状细胞贫血是一种遗传性缺陷，表现为组成血红蛋白的蛋白链在生成过程中出现异常，这种异常可导致生成的红细胞形状发生改变，致使红细胞在血管中很难顺利移动，使得红细胞极易受损。损伤的红细胞破裂后则会引发溶血性贫血。细胞碎片黏附在血管中可引发中风，使骨骼、四肢、胸部或腹部出现感染和疼痛。患有镰状细胞贫血的孕妇，会一直处在持续的风险中，这会对母亲的生命造成威胁，并削弱胎盘的功能、影响胎儿成长。患有该病的孕妇需在医院中被专门监护。

地中海贫血

地中海贫血是另一类遗传性血红蛋白缺陷病。A型地中海贫血在东南亚比较常见，而B型地中海贫血在地中海周围、中东地区、印度和巴基斯坦的人群中比较常见。该病的携带者在妊娠期间很可能出现较为严重的贫血。B型地中海贫血会导致严重的贫血，并且引发一个终身问题：如何尽量去除循环中过量的铁。这就是为什么地中海贫血患者经常需要叶酸治疗，但不能服用铁补充剂的原因。

ABO溶血

ABO溶血可发生在母亲是O型血，胎儿血型是A型、B型或AB型情况下。O型血女性通常带有抗A和抗B的抗体，但是这些抗体由于体积太大无法从胎盘中通过。在妊娠期间，一些胎儿的红细胞可进入到母亲的血液循环中，刺激生成较小的抗A或抗B抗体，这些较小的抗体能回到胎儿的血液循环中，并对胎儿的红细胞进行攻击。如果大量红细胞遭到破坏，会导致胎儿在出生后出现黄疸，需要对其进行光线疗法或交换输血治疗。

母亲红细胞抗体

在产前定期检查中，会对您再次进行血型鉴定，任何红细胞非典型性抗体都会被记录下来，而且您会得到一张载有关于抗体详细信息的卡片。红细胞抗体的出现通常是由以往输血或妊娠造成的，但也不排除自发出现的可能。它们与任何疾病或感染无关，也不会影响健康。重要的是在妊娠期间要明确这些抗体，因为一旦您需要输血，不但要考虑Rh血型，其他血型在交叉配血中也应该考虑到。此外，红细胞抗体偶尔也会攻击胎儿红细胞导致黄疸（见"ABO溶血"）。

Rh病

Rh因子位于红细胞表面。它由成对的3种抗原组成，即C抗原、D抗原和E抗原，其中可导致Rh同种免疫的D抗原最为重要。约有85%的白种人带有D抗原，即Rh阳性，而Rh阴性就是剩余15%没有D抗原的人。如果您是Rh阴性血型且怀有Rh阳性血型的胎儿，就会出现问题。因为您的血液可能会产生通过胎盘攻击、伤害胎儿的红细胞的抗体。虽然这一情况在初次怀孕时很少见到，但是在分娩时，胎儿的Rh阳性血可进入母体，从而使母体产生抗体，这些抗体会在母亲再次怀孕时造成危害。

在怀孕期间以及产后，Rh阴性女性可以注射抗-D抗体，这种抗体可以清除掉已进入母体循环中的任何Rh阳性胎儿血细胞，并阻止生成具有破坏性的母体抗体，这样就能够预防大多数的Rh病。但是，如果您在下一次怀孕时在血中检测出

血压疾患

妊娠期间，未经控制的高血压会给胎儿和母亲带来严重危害。最常发生的情况是妊娠高血压综合征，即PIH（先兆子痫），这对高血压患者或因肾病引起的高血压的患者来说也非常危险。从怀孕12周起直到36周，医生可能会给您开低剂量的阿司匹林和钙补充剂，具体取决于您的既往病史和风险情况。高血压可能是一种未确诊的慢性疾病，然而妊娠高血压是当蛋白质在尿液中被检测出来并且有高血压的情况下确诊的。

先兆子痫

妊娠期发生先兆子痫（PET）或妊娠高血压综合征的概率为5%～8%。大多数病例的情况不严重，且通常出现于妊娠后期初次怀孕的女性身上，病情在生产后就会消失。严重的病例可见于怀孕早期阶段。其他的则是在分娩时出现高血压，或是在分娩后首次表现出高血压且先前并无任何预兆。

每次产前检查、分娩期间及分娩后这些重要时间点，都应当检查孕妇是否有即将发生子痫的症状。先兆子痫最为典型的症状是血压升高、外周水肿（手足及腿部肿胀）和尿蛋白。将胎儿生出来是该病的唯一治疗方法。但是，如果胎儿尚未发育成熟，可以通过对母亲进行治疗，让胎儿在子宫内再多待一些时间。

轻度妊高征或许对胎儿的生长及健康不足以构成威胁，但是当胎盘血流及功能下降时，胎儿不可避免出现宫内发育迟缓及缺氧的风险。目前定期超声波检查以及多普勒监测已得到普遍应用，这些检查可以观察胎儿的发育情况，并为最佳的分娩时间提供参考。母亲患有重度妊高征时，胎儿很可能出现早产、胎盘剥离及宫内死亡。

妊娠女性的正常血压应该低于140/90毫米汞柱。但是，血压值在孕期的不同阶段及不同个体中不尽相同。因此，在评估先兆子痫的风险时，需要综合比较历次产前检查所记录的血压值。

轻度先兆子痫——血压升高到140/100毫米汞柱，并出现轻度水肿，但无蛋白尿。通常孕妇无不良感觉，如果血压持续上升，需要口服降压药。

中度先兆子痫——血压超过140/100毫米汞柱，并伴有蛋白尿及明显水肿。大多数孕妇需通过住院治疗控制血压，同时对胎儿的健康状况进行观察。

重度先兆子痫——血压超过160/110毫米汞柱，并且出现严重的蛋白尿。短期内在头部及四肢出现严重水肿，并伴有显著的体重增加。此时需立即进行降压治疗，同时防止发生抽搐，这时的治疗通常需要静脉注射降压药和镇静药，而且要在紧急分娩后进行治疗，一般会采取剖宫产。

先兆子痫并没有十分明确的病因。但可以肯定的是，发病具有遗传因素，因为该病的发生都具有家族倾向。先兆子痫常见于初次怀孕的母亲、双胞胎孕妇、糖尿病孕妇、患有高血压或肾脏疾病的孕妇。它似乎还与母亲的营养不良及维生素缺乏密切相关。有越来越多证据表明，先兆子痫与母亲的免疫系统和胎盘及胎儿之间的异常反应有关。患有先兆子痫的女性在日后患心血管疾病的概率更高。

原发性高血压

原发性高血压可影响1%～3%的孕妇，更常见于35岁以上的孕妇。如果持续性血压升高，且在20周内超过140/90毫米汞柱，就可以诊断为原发性高血压，孕前确诊或第一次产前检查中可以诊断该问题。大多数有这种问题的女性怀孕前会服用降压药，在孕期内则需要遵从内科医生的指导调整药量。

子痫

子痫的症状有昏迷、抽搐，通常在未予治疗的严重性先兆子痫的末期，或原发性高血压与先兆子痫并发时出现。目前很少在发达国家出现子痫病例，但它仍是潜在的对母子生命构成威胁的产科急症，因为母体出现的所有血管痉挛都可导致肾脏、肝脏及脑部功能紊乱，且供给胎儿的血液及氧也会随之急剧下降。紧急治疗方法有：使母亲应激的大脑镇静下来，稳定血压并娩出胎儿，这种情况不可避免地需采取剖宫产。

了抗体，那么需要孕期专业护理。医生会建议您每4周进行一次血检，同时监测胎儿是否出现了贫血及心衰症状。受到严重影响的胎儿需多次进行宫内输血，从而维持妊娠直到安全分娩。出生时，需检测胎儿的血红蛋白、胆红素水平，并进行ABO或Rh血型鉴别以及抗人球蛋白试验（检测母体的Rh抗体）。新生儿出生48小时后常出现黄疸，一旦发现应立即进行治疗。

羊水方面的问题

羊水过多

羊水量过多，特别是当羊水量超过2升时会有特别明显的症状出现。孕妇会出现腹部紧张，难以通过腹部触诊来检查胎儿。病情严重的还会出现心慌、呼吸困难以及腹部不适。以下原因有可能引起羊水过多：胎盘表面较大（双胞胎），胎儿排尿增多（控制不当的糖尿病），胎儿畸形无法吞咽羊水。孕期羊水过多的孕妇几乎总会伴有水肿。水肿可由胎儿心衰或严重贫血导致，也有许多情况找不到特定的发病原因。羊水过多可使早产、脐带脱垂及异常先露的风险提高，通过羊膜穿刺术放出一些羊水或许有助于缓解症状。

羊水过少

羊水量减少很可能是因胎儿宫内发育受限或羊膜破裂引起的，但健康的过期产也容易出现这种情况。在妊娠晚期，羊水量是衡量胎儿健康与否的重要指标，这也是接近分娩时只要超声波检查提示羊水减少就会立即实施分娩的原因。在第20周检查时出现明显的羊水过少情况比较少见，这通常意味着胎儿泌尿系统发育不良。如果羊水过少发生在早期妊娠阶段，会导致胎儿肺部发育不良及四肢肌肉畸形。

妊娠期糖尿病

孕妇患妊娠期糖尿病（不能耐受葡萄糖）的概率为1%～3%。对有下列情况的女性来说，患病的风险更大：肥胖、年龄超过30岁、曾有妊娠期糖尿病、胎儿巨大、有宫内死亡或死产病史、有糖尿病家族史。在妊娠期间，胎盘分泌的激素有可能将胰岛素的作用削弱。通常从20～24周开始，胰岛素发生抵抗并持续加重，直至分娩。如果您的胰腺无法分泌足够的胰岛素抵消这一效应，就会使血糖升高，从而被诊断为妊娠期糖尿病。如果您自身还有其他潜在疾病，或不止一次被诊断有糖尿，则应当在妊娠24～28周进行糖耐量检

测。大多数被确诊为妊娠期糖尿病的女性只能通过饮食控制病情，但仍有10%～20%的孕妇在妊娠结束前需要使用口服降血糖药或胰岛素进行治疗。

由于在妊娠中后期才会开始出现糖耐量异常，因此妊娠期糖尿病并不会增加流产或先天畸形的概率。但是，由于胎儿的胰腺需分泌更多的胰岛素来应对母体渗透胎盘的高水平血糖，在妊娠晚期并发症发生的概率很大。一旦发病会导致异常的胎先露、巨形胎儿（肥胖儿）及羊水过多，而上述所有症状又是导致早产及分娩并发症高发的风险性因素。因此，您需要定期观察胎儿的生长状况并进行羊水量检测，医生可能建议您在足月前进行引产。妊娠期糖尿病患者日后出现重度糖尿病或高血压的概率为50%。

产前出血

产前出血指的是在妊娠24周后出现的严重的阴道出血。在24周之前的出血被称为先兆流产。24周后胎儿仍有可能存活，所以非常重要的一点是及时确诊或排除是否发生了胎盘出血（前置胎盘或胎盘早剥），一旦发生这种情况，可能需要立即分娩，这样才能保护您和您的胎儿。有时，宫颈糜烂或宫颈息肉也会引起出血。您在

孕期一旦发生了出血，需要马上去医院检查。

胎盘早剥

胎盘早剥是指胎盘开始与子宫壁分离。这一状况是由什么原因导致往往不明确，但是更常见于经产妇、吸烟者、吸食可卡因者、营养不良的女性、有高血压或血栓形成倾向的女性中。胎盘早剥所引起的出血是"显性"的情况下，会有一部分血从子宫流入阴道，从而被看见，但是如果出血蓄积在无法看见的胎盘和子宫壁之间，则出血是"隐性"的。

胎盘早剥时会出现疼痛，这是由于血液渗入到子宫肌层引起了肌肉的收缩。如果您只是轻度早剥，并不会出现胎儿宫内窘迫的情况。另外如果您的身体状况良好，那么只需在医院观察几天后即可出院。如果出血非常严重，胎盘后的血液阻塞会引发严重疼痛及胎盘进一步剥离，腹部检查时可见子宫硬如板状，并且有触痛感，在这种情况下就需要进行紧急分娩，通常会采取剖宫产。

前置胎盘

前置胎盘是指胎盘附着于子宫下段，其位置低于胎先露部。足月时，胎盘前置的发生率是1/200。如果宫颈内口被胎盘完全覆盖了（完全前置），那么就只能实施剖宫产。但在部分性前置胎盘中，胎儿的头部能够通过胎盘的下部边缘，此时可进行阴道分娩。第20周的超声波检查常会报告胎盘位置较低。但是到32周时，子宫下段会开始朝下延伸，从而使得前期较低位的胎盘现在处于子宫偏上的位置。有20%的产前出血病例是由于前置胎盘引起的，而且在经产妇中更常见。前置胎盘具有无痛性、反复出血的特点，一旦发生可能十分严重，必须进行紧急分娩和输血。

异常的粘连胎盘

胎盘通常在分娩数分钟后会与子宫壁分离。但胎盘植入子宫内膜和子宫肌层过深（植入胎盘，占分娩的1/1500），甚至穿过肌层并延伸至子宫外（侵入性胎盘，占分娩的1/2500）的情况也会发生。在这些病例中，胎盘无法自动分离，如果尝试进行人工剥离，可能导致产后出血甚至子宫破裂。如果不能及时止血，那么就必须接受子宫切除手术。胎盘植入子宫下段或有子宫疤痕的女性，更容易引发胎盘植入或侵入现象。如果胎盘无法用手术取出，需要将其留下，待其自行脱落。

子宫破裂

子宫破裂常见于难产、催产素使用不当的情况，经历剖宫产或子宫肌瘤切除手术也可能引发这种问题。对于子宫有疤痕的女性而言，子宫破裂可能发生在产前。与子宫低段疤痕相比，典型的剖宫产疤痕在分娩时出现子宫破裂的可能性更大，这就是为什么会在足月前建议这些女性选择剖宫产。子宫破裂可能毫无征兆，也不疼痛，但腹内出血加之急性胎儿宫内窘迫可能引发严重的疼痛或休克，进而可能需要进行急性子宫切除。

脐带方面的疾病

脐带脱垂

如果脐带位于胎儿的下方且羊膜出现破裂，脐带会从宫颈处滑出或脱垂。脐带脱垂的发生率是1/300，在早产儿、臀先露、横产式或斜产式以及羊水过多的病例中更为常见。脐带脱垂是产科急症，因为脐带一旦被暴露在较冷的空气中会发生痉挛，胎儿的氧气供应也随之切断，因此需进行紧急分娩。

脐带压迫

在宫缩过程中，约有10%的分娩会出现轻微的间歇性脐带压迫。脐带压迫意味着胎儿出现轻度窘迫，但此时的胎儿

妊娠期内的胎儿发育

宫内发育迟缓（IUGR）

胎儿宫内发育迟缓的发生率为3%～5%，包括胎儿生长延迟、对于胎龄或胎盘来说体积小或胎盘功能不足几种情况。宫内发育迟缓最准确的划定是，胎儿出生体重低于同孕龄正常体重两个标准差。宫内发育迟缓是围产期致死的第三大重要因素，仅次于早产和先天性畸形。这就是为什么确认胎儿是否有宫内发育迟缓风险已纳入常规的产前保健项目的原因。

宫内发育迟缓的原因

● 一般性因素有：遗传因素，较低的社会经济地位，多产，产前教育不够，以及曾有过不明原因宫内发育迟缓的胎儿。

● 产妇健康因素包括：妊娠前体重太低，妊娠期体重增加小于10千克以及营养不良。吸烟是引发宫内发育迟缓的重要原因，这也意味着宫内发育迟缓可以预防。对胎儿生长有严重的副作用的物质还有：酒精、苯丙胺、海洛因及可卡因。宫内发育迟缓极易复发，这也表明这一问题是家族性的。

● 约有5%的宫内发育迟缓胎儿会出现染色体异常，如唐氏综合征或心、肾及骨骼结构的先天性异常。如果宫内发育迟缓呈对称型，应高度怀疑胎儿是否感染了风疹、巨细胞病毒、梅毒或弓形虫。在孕期可通过抗生素治疗来降低梅毒及弓形虫对胎儿的损伤程度。

● 任何可削弱胎盘功能或血流的疾病都会使得胎儿的氧气及营养供应减少，从而导致宫内发育迟缓。胎盘在早期发育阶段出现异常，以及妊娠晚期继发于胎盘出血或早剥导致的胎盘功能减弱也可能造成宫内发育迟缓。胎盘功能不足更常见于营养不良或有潜在疾病的女性发生。在双胎妊娠的孕妇中，宫内发育迟缓的发生率是20%，而且同卵双生的发生率更高，这是由于其中一个胎儿的胎盘血供减少所致。

筛查宫内发育迟缓

明确宫内发育迟缓的原因并确定哪些高危孕妇是筛查宫内发育迟缓的重点。约30%的宫内发育迟缓胎儿会被腹部检查漏掉，而且至少有1/4的孕妇提供的月经日期并不准确。这就是妊娠早期用超声波检查确定孕期的重要性，确定孕期对日后出现并发症的孕妇尤其重要。后续妊娠中期、晚期的超声波检查是诊断胎儿发育问题的最有效方法，在此基础上还可区分出对称型和不对称型宫内发育迟缓。

如果想要确诊胎儿有染色体异常或感染性疾病，医生会建议母亲进行羊膜穿刺或感染筛查。检查主要包括使用多普勒检查胎儿大脑、脐带及子宫的血流，有助于评估宫内发育迟缓的严重程度。结合其他有关胎儿健康的检查，可为您如何顺利度过余下的孕期提供帮助。

处理妊娠期宫内发育迟缓

如果连续超声波检查提示胎儿的生长处于静止状态，或羊水以及供给胎儿的血流减少，可以考虑提前分娩。当然，这只是一种方案，此方案的立足点是您的胎儿在子宫外可成活，或您的医生认为胎儿在子宫外比在宫内能得到更好的照顾。

宫内发育迟缓的胎儿在分娩时更有可能发生胎儿窘迫或窒息，而且出生后的新生儿获得的阿普加评分会较低，因此您可能会在分娩前被要求使用类固醇药物。对于严重病例，剖宫产不失为最好的分娩方法。中度宫内发育迟缓胎儿可能需进行引产，尤其是在羊水量减少时。但如果处理得当，轻度宫内发育迟缓胎儿通常可以正常分娩。

宫内发育迟缓新生儿更易出现产后并发症，所以分娩时最好让儿科医生在场，这样不仅能够及时评估宫内发育迟缓的严重程度，而且能及时护理新生儿。一般情况下，宫内发育迟缓婴儿在出生后可以赶上正常的发育水平，除非宫内发育迟缓是因先天性异常引起的，或者在妊娠早期时宫内发育迟缓情况就非常严重。

通常已有充足的能量储备，可从暂时的缺氧状态中快速恢复。脐带压迫常在第二产程发生，脐带过短或脐带绕颈时更为常见。对于已有宫内发育迟缓或过期产的胎儿，以及羊水过多者，脐带压迫更有可能导致胎儿窘迫或窒息。

单条脐动脉

脐带通常含有3条血管：两条动脉和一条静脉。但约有5%的胎儿仅有一条动脉血管和一条静脉血管，这种现象通过超声波可观察到。此类胎儿中约有15%还伴有其他先天性异常或宫内发育迟缓，因此一旦发现就要立即进行进一步检查。单条脐动脉在双胎妊娠中更常见。

脐带帆状附着

脐带在进入胎盘之前穿过胎膜时，可能引起胎膜破裂，此时可能对脐带血管造成损伤，进而导致胎儿出血。这种情况在足月产的婴儿中发生的概率有1%，并且在双胎妊娠中更多见。

异常的胎位和先露

经产妇更容易出现横产式、斜产式或肩先露，原因是她们的子宫较松弛。这些异常先露通常还伴有早产、多胎妊娠、子宫肌瘤、子宫畸形、羊水过多及前置胎盘的情况。妊娠中可尝试实施轻柔的胎头倒转术

（前提是已排除前置胎盘）进行矫正，但胎儿常常还是会回到原来的位置。如果在妊娠晚期发现胎儿有脐带脱垂的风险，则需住院待产，且必须进行剖宫产。

面先露的发生率为1/500，通常是偶然的，但也有可能是因为胎儿患有无脑畸形或颈部出现肿物，又或是因颈部肌肉过短。想要在分娩前或进行提前分娩时确诊胎儿是否面先露的概率不高，因为当胎儿通过骨盆时，面先露可能会被自行纠正。面先露的产程一般较长，而且面部会出现严重变形，需要恢复一段时间。

额先露最为罕见，发生率仅为1/1500，而且由于先露的部分太过宽大而不能通过阴道分娩，额先露在所有异常先露中预后最差。这种情况可能与胎儿发育不良——尤其是脑积水有关。

肩部难产

肩部难产是一种产科急症，即胎儿头部已经娩出而肩部被卡在骨盆中，发生局部难产后为防止胎儿出现窒息需迅速处理。具体方法是，将母亲的腿部置于产床的脚镫上，让助产士或医生能够顺利、牢固地牵引住胎儿的头颈部，从而促使耻骨联合下的前肩娩出。让助

产士实施扩大的外阴切开术和对耻骨进行按压也有助于分娩。肩部难产更常见于肥胖女性、糖尿病患者、体重超过4千克的胎儿以及宫缩良好但产程延长的女性。对于有肩部难产史的孕妇，在之后的分娩过程中需资深产科专家到场。

流产

流产是指胎儿在成功娩出母体子宫之前，发生的自发性妊娠终止的现象，它是妊娠最常见的并发症。在所有确诊的妊娠中，流产的发生率是15%，但事实上受精卵停止发育概率约有50%，其中许多受精卵还没来得及做超声波扫描就已经不存在了。绝大多数随机性流产发生在妊娠早期，且多是由于胎儿染色体异常导致的发育终止。妊娠12周之后的流产并不常见，只有1%～2%的妊娠会受到波及。

流产是一个过程，而不只是一个单独的事件，妊娠期间如果有阴道出血或疼痛，会有如下可能。先兆流产在超声波观测下并无明显的异常，出血会在几天后停止或反复出现，但是宫颈口未开。如果这个过程一直持续下去，宫颈口开始扩张，还时常伴有腹部痉挛性疼痛，则流产就不可避免了。这一状态继续发展可能导致完

全流产，即子宫完全排出妊娠产物；或发生不完全流产，即宫腔内还有残留组织。

为预防出血和感染，一般会建议孕妇使用药物或进行手术排出子宫内的残留组织。有时，虽然胚胎已停止了发育，但母体无明显症状出现（稽留流产），直到通过超声波确认胎儿已经死亡或在早孕囊胚中无明显的胚胎核。

流产的风险随着母亲年龄的增大会有所增加。有过流产经历的人，再怀孕时流产的风险也会加大。反复流产通常是指3次或3次以上连续的流产，这种情况很少见，只会困扰1%的女性。大多数有过这一痛苦经历的夫妇都渴望尽快查明原因，确定是否还存在潜在的风险，但大多数病例并不无明确原因。这些夫妇有必要到专业机构就诊，那里可以为他们提供最先进的检查，并有机会参加新的治疗实验，更不用说他们在心理上所得到的益处，毕竟这表明他们已经尝试了一切可能来阻止反复流产的发生。

我不能夸大参加研究计划的价值，但是研究已反复表明，在专业机构中专家组的监护下，再次怀孕的成功率会大大提高。

恢复和辅导

妊娠的任何阶段失去胎儿都是非常痛苦的经历。我们应对和处理痛苦的方式各不相同，但是对于流产患者来说，极度悲伤、痛惜及恢复的过程会很漫长，而且往往没有捷径可走。最开始会觉得震惊、怀疑、麻木、精神错乱及有时拒绝承认事实；接下来就会产生愤怒，常伴有内疚、绝望、抑郁和焦虑的情绪，还会产生生理症状，如失眠，睡眠不佳及无食欲。

随着时间的推移，极度悲伤逐渐变成了深深的悲痛，随后又会经历哀悼、遗憾和想念等情绪。最终，您会顺应并接受已发生的事实，尽管您在情绪上的痛苦无法完全消散，但是您可以更为理智地面对这件事。

在恢复阶段，您需要来自方方面面的支持，如家人、朋友、医院的医疗团队、其他有类似经历的父母以及当地或全国的互助机构。多数产科机构会帮助您和辅导专家取得联系。这些专家经验丰富，可以为早期及晚期流产的夫妇们提供帮助。

死产和新生儿死亡

妊娠20周后，胎儿在宫内死亡并产出被称为死产。如果在妊娠期间诊断出了严重先天性发育异常，则这个结果是可以预料的，但是50%的死产并无先兆。

如果母亲感觉胎儿缺少胎动，应当有所警惕。超声波提示无胎儿心脏搏动即可确诊死产。胎儿死亡几天后，分娩通常会自行开始，但是您需要抓住最早的时机进行引产，特殊情况下一些女性会选择剖宫产娩出胎儿。如果在7天内仍未娩出，医生会建议您进行引产，因为这个时间段一过，胎儿组织残留在子宫内就会引起凝血异常。

高危妊娠会增加死产的风险。但是，随着母体健康、营养的改善，加之高血压、糖尿病、发育受限、胆汁淤积及Rh病等疾病都能得到产前监护，死产的发生率已显著下降（1/1000）。尽管如此，死产偶尔还会继发于广泛的胎盘早剥。父母往往在详细的尸检后也未必能发现，这会使他们感到格外沮丧。

新生儿死亡是指新生儿在出生后4周内死亡，每1000个新生儿中会出现3～4例，其中大多数新生儿是死于出生后的一周内。在新生儿死亡的病例中，25%的新生儿患有严重的基因或染色体异常，或是器官不健全的问题，通常是影响到了心脏所致。新生儿死亡和早产也有关系，少数病例继发于妊娠期感染、分娩期间胎儿窘迫或窒息。

突发性婴儿死亡综合征，之前也被称为婴儿猝死综合征，是较为罕见的情况，发生率为1/1600，更常见于早产儿、生长严重受限的婴儿、男孩及多胎分娩的婴儿。

终止妊娠（早期及晚期）

因胎儿异常而决定终止妊娠，这必定不是一件容易的事。如果您自己陷入了这个艰难的境地，那么您需要清楚您手头拥有的选项，了解接下来会发生什么，但遗憾的是，大多数孕产书籍中都不曾涉及这一问题。在孕12周之前，可通过手术或药物来终止妊娠；但是在12周之后，使用药物引产并进行阴道分娩是更为安全的做法。此方法的优点是过程迅速且无疼痛：在母亲全身麻醉且无意识的状态下，用吸引器对宫腔进行清理。手术后阴道会有少量出血，但最多持续一周。为避免感染，还可以进行一疗程的抗生素治疗。

药物方法是对两种药物的联合应用：先用单剂的口服黄体酮拮抗药（拮抗激素的药片），通常在48小时后以阴道栓剂的形式使用前列腺素。口服前列腺素也是可以的，但经常引发恶心、反胃感。定时更换阴道栓剂，直到终止妊娠的过程结束，所需的具体剂量取决于妊娠的进展。但是，首个阴道栓剂放入之前或刚放进时，通常会发生阴道出血及腹部痉挛性疼痛。通常情况下，胎儿会在24小时内排出。医生会给您开止痛药帮助缓解您的不适。您还会出现少量的阴道出血，这种情况在终止妊娠后最多会持续一周。

如果医生怀疑仍有某些妊娠组织留在宫内，会建议您在麻醉状态下进行手术清宫，但绝大多数情况下，没必要进行手术。

分娩后关注的问题

分娩后的几天甚至几周总是伴随着种种小问题，我已经在分娩后的章节里对大多数相关问题提供了一般性建议。因此，此处仅讨论母亲可能出现的并发症，以及一些新生儿可能会出现的问题。

关于母亲的问题

如果您注意到有以下任何的并发症，有必要立即寻求建议。这些症状可能在分娩后几天发生，也可能在几周之后发生，但大多数的问题是暂时性的，经过适当治疗后即可迅速治愈，少数问题则需要专家帮助。

产后发热

产后发热是指分娩后1~10天内母亲体温升高到38℃及以上，这往往是由感染引发的。得益于卫生条件、产后护理及医院内感染控制的改善，产后感染的发病率现已降至约3%，并且少有危及生命的情况发生。宫腔或会阴部是最易发生感染的部位，此外尿道和乳腺感染也较为常见。血栓栓塞也会引起产后发热，常见于剖宫产后。胸部和伤口的感染也可引起发热。

子宫感染

大多数是由宫颈或阴道的上行感染所致，胎盘剥离面以及任何残留在宫腔内的胎盘碎片或黏膜都可能遭到微生物感染。如果恶露开始发臭或下腹部发生疼痛及触痛，则患子宫内膜炎的风险会很大。必须及时确诊并治疗，避免出现例如输卵管受损一类的并发症，导致再次怀孕困难。

医生将进行内检及一些阴道涂片检查。检查结果如果提示宫腔内有残留组织（宫颈口半开，子宫增大，触痛及有炎性渗出液），医生会让您使用一疗程的抗生素，并建议进行宫腔引流以清除残留物。除非迫不得已，否则没有哪位医生希望刚分娩后的女性接受全身麻醉，所以常会使用超声波对检查结果进行确定。

尿道感染

分娩中使用过导尿管的女性或出现难产的女性常常会发生尿道感染。产后无论出现何种原因的体温升高，都需要马上让您的助产士进行尿样送检，一般情况下会立即开始使用抗生素治疗。疗程完全结束后有必要再次检测尿样，以确定尿道感染是否得到有效治疗。

乳腺炎

几乎所有的母亲在乳房开始分泌乳汁时，都会出现不同程度的乳房胀满。乳房变得肿胀、坚硬且疼痛，并且常会引起轻度的体温升高。所幸一旦哺乳开始，这一问题可在一两天后自行解决。但是，如果您出现发热且开始感到不适，就需检查您的乳房是否有局部或大片的发红、硬化症状（凹陷并发硬），出现上述情况就可诊断为乳腺炎。乳腺炎是由于部分乳管阻塞，乳汁淤滞不畅导致的局部组织感染，通常是您和婴儿皮肤上的葡萄球菌引起的感染。葡萄球菌可从裂开的或有伤口的乳头进入，进而扩散到整个乳房组织。

抗生素和一般的止痛剂对治疗乳腺炎有很好的效果，母亲可继续喂奶以保持乳汁通畅，也可将乳汁挤出以减小压力。但是，如果乳腺炎未得到及时诊断和治疗，会引起整个乳房的脓肿。除了体温升高、身体不适外，一侧乳房还会出现含脓的、坚硬发热的肿块，需要到医院进行手术切开（打开）引流。

会阴问题

经阴道分娩的女性中，大约69%需要会阴缝合。如果在分娩后几周，您的会阴开始有抽搐性的疼痛、发炎或出现某种分泌物，请您向助产士或全科医生咨询，您的伤口可能出现了感染。使用抗生素通常就可以轻松、有效地治愈，必要时最好除去缝合的一两针，从而帮助发炎的部位减小压力，并使伤口更容易彻底清洗。少数女性阴道分娩后会出现外伤或血肿，这会使阴道壁膨出，需要手术清除以减轻疼痛，并结扎出血点以防感染。

在分娩后几周，一些女性的会阴切开术或会阴的伤口处仍未愈合，您不需要默默忍受，医生和助产士可以帮您检查，并诊断是否感染。您可能会被建议进行专业的会阴治疗来缓解不适。妇产医院也会配有产科理疗师，为您产后出现的会阴、肠道、膀胱和阴道问题提供专业的帮助、服务。

压力性尿失禁

阴道分娩的女性经常被轻微且暂时性的尿失禁所困扰，这是由于胎头通过产道时，膀胱颈遭到了拉伸和下移。压力性尿失禁的表现是，在您大笑、咳嗽、打喷嚏或快速活动时会有尿液漏出。

盆底练习有助于您恢复对膀胱的控制，练习开始得越早，恢复就越快。有时，尽管您开始规律地练习，仍然会感到您的生活被小便失禁打乱了（长期漏尿，因为害怕紧急情况或担心不能及时找到洗手间而不敢出门）。您需要去看全科医生，预约进一步的专科检查。

大便失禁

阴道分娩后，会在一定程度上遭遇大便失禁的问题，尤其常见于第二产程延长，进行扩大的会阴切开术，以及会阴撕裂的女性。为此，在分娩后应尽快进行盆底练习。然而，极少的女性会发展为完全性大便失禁，这通常是因为肛门括约肌和直肠撕裂所致，这时就需要专业医生的协助。

贫血

产后贫血的症状可能是因为急性失血（尤其常见于产程延长、手术分娩和产后大出血时），也可能因为妊娠时缺乏营养、铁吸收困难、双胎妊娠或短时间内多次妊娠，导致母体中的铁消耗太多所致。严重的患者需要输血，但一般来说补充铁和叶酸就足够了。此类治疗必须立刻进行。

关于新生儿的问题

新生儿的很多问题可在出生后医院体检或6周后复查时发现。通过超声波扫描检查，可以证实对妊娠期间胎儿的生长问题、唇裂、上腭缺损以及对胎儿酒精综合征的怀疑。

脑瘫

大脑的一个或多个区域损伤可引起脑瘫，脑瘫表现为一系列的幼儿运动、音调、姿势、表达、视觉和听觉方面的异常。发生脑瘫的概率为1/400，在妊娠并发症合并早产、宫内发育迟缓和感染的病例中更为常见。脑瘫分为3种不同的类型，而患脑瘫的孩子通常合并有两种或两种以上的病症。目前脑瘫无法在任何产前检查中被诊断出来。

胎儿酒精综合征

如果产妇在妊娠期间饮酒过度，会导致胎儿畸形（早期）或中毒（晚期），病情严重程度取决于酒精的摄入量。胎儿酒精综合征的主要表现为：宫内发育迟缓、产后发育不良、神经系统损伤以及儿童期生长缓慢。随着孩子发育，注意力不集中、语言延迟和轻到中度的智力发育迟缓等问题会越来越明显。该病的特征性面容为：小头畸形、低鼻梁、脸的中央不完全发育、鼻子短而上翻，上唇薄。新生儿会有躁怒、多动、肌张力差等特征。胎儿酒精综合征在英国的发病率为1/750，它是学习困难的一个重要病因且可预防。

病理性黄疸

新生儿黄疸可以看作下列严重疾病的表现：比如因血型不合引起的贫血，肝或甲状腺疾病以及遗传性酶功能紊乱。这些疾病会对红细胞造成破坏，使它们更易破碎。此类黄疸即病理性黄疸，需要使用光线和输血疗法进行治疗。对于严重的病例，或者当胎儿早产时，需要用药物刺激肝脏，除去多余的胆红素。

唇裂和上腭裂

胎儿上唇和上腭（口腔的上壁）的发育涉及脸上中线部位组织的连接。当其不能完全发育时，就会发生唇裂（兔唇）和/或上腭裂，发病率为1/750。产前超声波检查中可发现此类缺陷。一些患有上腭裂的胎儿，会因为口腔缺少参与吸吮和吞咽的骨性支撑，导致进食困难，甚至容易引起窒息。他们还有可能遭遇反复的耳部感染和听力困难。在出生后可进行手术矫正。通过手术闭合唇裂需要3个月，而闭合上腭需要12个月之久，才能使其发育完全。

幽门狭窄

新生儿幽门狭窄的发病率为1/500，男孩更易发病。该病是因为胃底和小肠之间的幽门肌过厚而引起的，当食物通过时，食物会在胃的强烈收缩作用下被迫进入肠道。症状可表现为，婴儿出生后，长期在喂奶时或喂奶后突发呕吐，继而变得饥饿且烦躁不安，长期发展会出现脱水和体重减轻。幽门狭窄的诊断和确诊可以通过能触到收缩的肌肉的腹部检查，超声波扫描或X线下钡剂造影。立即进行手术松弛肌肉是根治此病的方法。

脐疝

脐疝的常见原因是腹壁肌肉薄弱，使得脐带进入了腹部。常见的表现是一段肠道在脐带周围膨出，大约有10%的新生儿会患该病，脐疝在非洲加勒比地区的孩子中的发病率更高。脐疝通常会随时间的推移而自行愈合。

腹股沟斜疝

腹股沟斜疝在新生儿中的发病率为3%，且通常为双侧发病。胎儿出生后腹股沟管没有闭合，且腹股沟区域的腹壁薄弱是造成该病的原因。在妊娠期间，男胎的睾丸要通过腹股沟管到达阴囊；女胎虽然没有阴囊，但她们同样有腹股沟，所以男、女婴儿都有患腹股沟斜疝的可能。

腹股沟斜疝多见于早产儿、膀胱纤维化的胎儿以及睾丸没有降到阴囊的男胎身上。只要膨出可以被推回腹腔，就无须太过担心。但是极少数的情况中，会出现一段肠道卡在斜疝的位置，从而引发肠梗阻，此类卡嵌式的腹股沟斜疝需要急诊手术，以挽救肠道、修补腹壁。

尿道下裂

尿道下裂常见于男胎异常情况，发病率为1/500。他们尿道的出口位于阴茎的下方而不是末端，可能出现阴茎向下形成曲线，包皮呈垂兜状。有时尿道的开口甚至在阴囊的后面或阴茎的上方（尿道上裂）。手术治疗通常在男孩1岁时进行。

睾丸未降

新生儿睾丸未降的发病率为1/125，其中双侧睾丸未降发病率为15%。大多数男孩在出生后9个月时，睾丸会自动降至阴囊内；如果9个月后睾丸仍未下降，就需要进行儿科手术。睾丸未降会导致睾丸癌、精子异常和不育。

无孔肛门

无孔肛门指肛门是封闭的，有些病例是一层薄薄的皮肤封住了肛门，另一些病例则是直肠和肛门之间的管道未发育（肛门闭锁）。在妊娠后期，患此病的胎儿会发生下端肠道的膨胀或肿胀，使用超声波扫描即可观察到。所有婴儿在出生时都会被检查此项，如有需要会立刻手术。

髋部脱位

常规产后体检时发现这种先天异常的概率是1/200。脱位多发生于左边髋骨，在女胎、多胎妊娠、臀位分娩，或合并其他如唐氏综合征或神经管缺损的婴儿中更常见。

当膝盖向髋关节弯曲和腿外旋时，出现"咔嗒咔嗒"声就是髋关节不稳定的表现。这种疾病通常是可以治愈的，方法是在出生后的几个月里，使用矫形手段和夹板将其固定在正确的位置上。有时可能需要手术治疗。

畸形足

畸形足常见于婴儿的足内翻（马蹄足），即脚掌相对，偶尔也可见足外翻（剪刀足）的现象，但较不普遍。畸形足具有家族遗传性，而且可在妊娠期间通过超声波扫描发现。

最轻症的畸形足是由于妊娠时足部体位异常造成的，通常可在出生后几个月自行纠正。假如不能自行纠正到正常的体位，就需要常规的物理治疗——用矫形夹板将婴儿固定几个月，以确保其可以正常地行走。严重的畸形足需在今后几年的特定时间点进行手术矫正。

索引

致谢

Author's acknowledgments

Updated edition 2019
Revising and updating this new edition of *Your Pregnancy Week by Week* has been a labour of love. Above all, I want to thank my colleague at St Mary's, Miss Shankari Arulkumaran, the hospital's lead consultant obstetrician and gynaecologist for antenatal services. Her help has been invaluable and this revised edition benefits especially from her expertise and research in pre-term labour, high-risk obstetrics, and postnatal care.

First edition 2005
Writing this book has been an exciting and rewarding challenge. It had a lengthy gestation period, during which I enjoyed the pleasure of working with some very talented individuals. I want to acknowledge their contribution and thank them for their expertise, encouragement, guidance, and practical support. There are too many to include each by name but few need a special mention. Maggie Pearlstine persuaded me to embark on the original project and convinced me that it could, should, and would be written. Debbie Beckerman, author and mother devoted many hours ensuring that we included all the issues that other pregnancy books had failed to address. Esther Ripley contributed more than editorial skills to the project. Her enthusiasm for the subject matter was only surpassed by her ability to remain calm, patient, and encouraging at all times, even when I was late meeting a deadline. Additional thanks must go to the creative teams at Dorling Kindersley who have guided me. I am also grateful to my medical colleagues May Backos, Lorin Lakasing, and Lorna Phelan who read through and sense checked the original and revised manuscripts. Thanks also to my experienced midwifery colleagues at St Mary's for their help and advice and the many enthusiastic patients who have so generously shared their feelings, thoughts, anxieties, fears, and triumphs with me over the years. I hope I have done justice to their requests for a comprehensive and fresh pregnancy bible.

Publisher's acknowledgments
DK would like to thank Arunesh Talapatra and Vikas Sachdeva for design help; Devangana Ojha for editorial assistance; Vishal Ghavri for image research; and Umesh Rawat and Anurag Trivedi for technical checks.

For the 2005 edition
Project editors Esther Ripley, Angela Baynham
Art editor Nicola Rodway
Designers Briony Chappell, Alison Gardner
DTP designers Karen Constanti, Jackie Plant
Picture researchers Sarah Duncan, Anna Bedewell
Illustrator Philip Wilson
Production controller Shwe Zin Win
Managing editor Liz Coghill
Managing art editors Glenda Fisher, Emma Forge
Art director Carole Ash
Publishing manager Anna Davidson
Publishing director Corinne Roberts

Thanks to the following for their editorial support: Julia Halford, Katie Dock, Isabella Jones
Additional photography Ruth Jenkinson
Additional illustrator Debbie Maizels
Additional DTP design Julian Dams, Grahame Kitto
Picture Research Administrator Carlo Ortu
Additional picture research Franziska Marking
Picture librarian Romaine Werblow
Proofreader Constance Novis
Indexer Hilary Bird

Picture credits
Most of the images in this book are of the embryo and fetus live in utero, pictured using endoscopic and ultrasound technology. When this has not been possible, images have been taken by reputable medical professionals as part of research or to promote educational awareness.

Dorling Kindersley would like to thank the following for their kind permission to reproduce their photographs: (abbreviations key: a=above, b=below/bottom, c=centre, f=far, l=left, r=right, t=top)

1 Prof. J.E. Jirasek MD, DSc.: CRC Press/Parthenon. **2–3 Getty Images:** Blend Images - KidStock. **4 Corbis:** LWA-Dann Tardif (b); **Mother & Baby Picture Library:** Paul Mitchell (t); **OSF:** (m). **7 Photonica:** Henrik Sorensen. **8 Science Photo Library:** Edelmann (tl). **9 Corbis:** Susan Solie Patterson (tr). **10–11 Getty Images:** David Oliver. **12 Getty Images:** Bill Ling. **13 Mother & Baby Picture Library:** Ian Hooton. **14 Science Photo Library:** Prof. P. Motta/Dept. Of Anatomy/University "La Sapienza", Rome (cla); D. Phillips (crb); VVG (clb). **15 Science Photo Library:** Edelmann (c); Prof. P. Motta/Dept. Of Anatomy/University "La Sapienza", Rome (cra). **Wellcome Library, London:** Yorgos Nikas (cfr). **16 Science Photo Library:** Richard Rawlins/Custom Medical Stock Photo. **18 Science Photo Library:** Professors P.M. Motta & J. Van Blerkom (bl); Prof. P. Motta/Dept. Of Anatomy/University "La Sapienza", Rome (br). **19 Science Photo Library:** Dr Yorgos Nikas (bl); D. Phillips (br). **20 Science Photo Library:** Edelmann (all). **24 Mother & Baby Picture Library:** Ruth Jenkinson. **26 Alamy Images:** Camera Press Ltd. **31 Mother & Baby Picture Library:** Ian Hooton. **33 Science Photo Library:** CNRI (tr); Moredun Scientific Ltd (crb); Dr Gopal Murti (cr). **36 Bubbles:** Lucy Tizard. **37 Mother & Baby Picture Library:** Ian Hooton. **38 Mother & Baby Picture Library:** Ian Hooton. **44 Getty Images:** Tom Mareschal (bl). **46 Getty Images:** Chris Everard (bl). **Prof. J.E. Jirasek MD, DSc.:** CRC Press/Parthenon (br). **47 Alamy Images:** foodfolio (bl); **Science Photo Library:** Ian Hooton (tl); TISSUEPIX (br). **51 Getty Images:** Anthony Johnson. **57 Mother & Baby Picture Library:** Ruth Jenkinson. **58 Dreamstime.com:** Kiriill Ryzhov. **60 Punchstock:** Blend Images **64 Getty Images:** Chronoscope. **66–67 Prof. J.E. Jirasek MD, DSc.:** CRC Press/Parthenon (all). **68–69 Prof. J.E. Jirasek MD, DSc.:** CRC Press/Parthenon (both). **70–71 Prof. J.E. Jirasek MD, DSc.:** CRC Press/Parthenon (all). **74 Science Photo Library:** Zephyr. **75 Getty Images:** Peter Correz. **76 Corbis:** Ariel Skelley. **80 Professor Lesley Regan. 84 Science Photo Library:** Ian Hooton. **88 Depositphotos Inc:** SimpleFoto (l). **89 Science Photo Library:** Eddie Lawrence (r). **90 Mother & Baby Picture Library:** Ian Hooton. **92–93 Prof. J.E. Jirasek MD, DSc.:** CRC Press/Parthenon (both). **Life Issues Institute** (bl); **Science Photo Library:** Edelmann (bc) (br). **96 Bubbles:** Jennie Woodcock (cl); **Mediscan:** Medical-On-Line (bl). **99 Getty Images:** Ericka McConnell. **105 Mother & Baby Picture Library. 106–107 Science Photo Library:** Edelmann (both). **108 LOGIQlibrary** (cl). **109 Science Photo Library:** GE Medical Systems (b). **110 LOGIQlibrary. 111 Science Photo Library:** BSIP (cla). **115 Getty Images:** Daniel Bosler. **118 Mother & Baby Picture Library:** Ian Hooton. **121 Mother & Baby Picture**

Library: Ian Hooton. **123 Science Photo Library:** Garo / Phanie (br). **124 LOGIQlibrary. 125 LOGIQlibrary** (cl) (cr); **Patients and staff of St Mary's Hospital, Fetal Medicine Unit** (br). **126 Dreamstime.com:** Roman Kosolapov (tl). **127 Getty Images:** Jose Luis Pelaez Inc (br). **135 Getty Images:** Terry Vine (r). **136 Alamy Stock Photo:** Lakov Filimonov (t). **138 Dreamstime.com:** Alexander Raths (crb). **139 Professor Lesley Regan** (both). **140 Alamy Stock Photo:** Phanie (l). **141 Science Photo Library:** Saturn Stills (cra). **142 Science Photo Library:** Dr. P. Boyer (crb); Saturn Stills (cb). **148 Mother & Baby Picture Library:** Ian Hooton. **149 Mother & Baby Picture Library:** Paul Mitchell. **150 Getty Images:** Steve Allen (l); **Prof. J.E. Jirasek MD, DSc.:** CRC Press/Parthenon (b). **150–151 Getty Images:** Ranald Mackechnie. **151 Prof. J.E. Jirasek MD, DSc.:** CRC Press/Parthenon (br); **Life Issues Institute** (tr). **152–153 Getty Images:** Steve Allen (both). **154 Science Photo Library:** Professor P.M. Motta & E. Vizza (cl); VVG (tl). **155 Science Photo Library:** GE Medical Systems (b). **158 Science Photo Library:** CNRI (bc); Edelmann (bl). **159 Alamy Images:** janine wiedel (bc); **Photonica:** Henrik Sorensen (bl). **162 iStockphoto.com:** Voyata (clb). **163 Alamy Images:** Camera Press Ltd. **166–167 Science Photo Library:** Neil Bromhall (both). **168 OSF:** (bl); **Science Photo Library:** Neil Bromhall / Genesisi Films (br). **171 Science Photo Library:** DR P. Marazzi (cr); **Science Photo Library:** (crb). **175 LOGIQlibrary** (l) (tl); **Professor Lesley Regan** (cr) (c). **176 Mother & Baby Picture Library:** Ian Hooton. **177 Alamy Images:** Camera Press Ltd. **179 Alamy Images:** Bubbles Photolibrary. **180–181 Prof. J.E. Jirasek MD, DSc.:** CRC Press/Parthenon (both). **182–183 Prof. J.E. Jirasek MD, DSc.:** CRC Press/Parthenon (all). **185 iStockphoto. com:** Dirima (c). **187 Corbis:** Cameron. **189 LOGIQlibrary. 190 Mother & Baby Picture Library. 193 Alamy Images:** Bill Bachmann. **195 SuperStock. 197 Alamy Images:** Dan Atkin. **198 Corbis:** Jim Craigmyle. **199 Science Photo Library:** Ian Hooton. **200 LOGIQlibrary** (l) (c); **Science Photo Library:** Dr Najeeb Layyous (b). **200–201 Getty Images:** Jim Craigmyle. **201 LOGIQlibrary** (tr) (br). **202–203 Life Issues Institute** (both). **204 Science Photo Library:** BSIP, MARIGAUX. **205 Professor Lesley Regan** (cr). **211 Mother & Baby Picture Library:** Ian Hooton. **218 Oppo. 221 Mother & Baby Picture Library:** Ian Hooton. **223 Mother & Baby Picture Library:** Ian Hooton. **225 Alamy Images:** Camera Press Ltd. **227 Corbis:** Roy McMahon. **228 Getty Images:** Ross Whitaker. **230–231 Science Photo Library:** GE Medical Systems (both). **232 LOGIQlibrary** (br); **Science Photo Library:** GE Medical Systems (bl). **233 Alamy Images:** Nick Veasey x-ray. **236 Mother & Baby Picture Library:** Ian Hooton. **243 Alamy Images:** Stock Image.

246 Science Photo Library: Colin Cuthbert. **248 Getty Images:** BSIP (bl). **249 Alamy Stock Photo:** Lev Dolgachov (tr). **253 Dreamstime.com:** Vadimgozhda (br). **256 Mother & Baby Picture Library:** Caroline Molloy. **257 Professor Lesley Regan** (both). **260–261 Science Photo Library:** GE Medical Systems (both). **263 Science Photo Library:** Mehau Kulyk. **265 Mother & Baby Picture Library:** Ian Hooton. **271 Mother & Baby Picture Library:** Ian Hooton. **278–279 Alamy Images:** plainpicture/Kirch, S. **280 Alamy Stock Photo:** Science Photo Library. **281 Corbis:** Jules Perrier. **282 Mother & Baby Picture Library:** Ian Hooton. **290 Science Photo Library:** BSIP, Laurent. **291 SuperStock:** Science Photo Library (tr). **293 Mother & Baby Picture Library:** Ruth Jenkinson. **297 Mother & Baby Picture Library:** Ruth Jenkinson. **309 Mother & Baby Picture Library:** Ian Hooton. **314 Alamy Images:** Janine Wiedel. **322 Wellcome Library, London:** Anthea Sieveking. **324 Angela Hampton/Family Life Picture Library. 329 Wellcome Library, London:** Anthea Sieveking. **332 Mother & Baby Picture Library:** Moose Azim. **334 Science Photo Library:** CNRI. **336 Alamy Images:** Peter Usbeck. **337 Corbis:** Annie Griffiths Belt. **342 Corbis:** Tom Stewart. **344 Corbis:** ER Productions. **345 Professor Lesley Regan. 348 Mother & Baby Picture Library:** Indira Flack. **360 Alamy Images:** Yoav Levy. **368 Alamy Images:** Janine Wiedel. **370–371 Getty Images:** Kaz Mori. **372 Getty Images:** Rubberball Productions. **373 Alamy Images:** plainpicture/Kirch, S. **374 Alamy Images:** Bubbles Photolibrary. **380 Alamy Images:** Shout (cl); **Mother & Baby Picture Library:** Ruth Jenkinson (tl). **381 PunchStock:** Brand X Pictures. **382 SuperStock. 390 Bubbles. 394 Getty Images:** Logan Mock-Bunting (cl). **399 Bubbles:** Loisjoy Thurstun. **402 Mother & Baby Picture Library:** Ian Hooton. **404 Alamy Images:** Janine Wiedel. **405 Alamy Images:** Peter Usbeck (l); Science Photo Library: Joseph Nettis (r). **406–407 Corbis:** Norbert Schaefer.

Cover images:Front &Spine: 123RF.com: Natalia Deriabina; Back:123RF.com:CathyYeulet(tl);Alamy Stock Photo: Science Photo Library(clb);Science Photo Library: Neil Bromhall/Genesis Fims(clm)

All other images © Dorling Kindersley
For further information see: www.dkimages.com

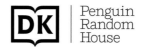

图书在版编目（CIP）数据

DK怀孕圣典：从受孕到分娩全程指南 ／（英）莱斯莉·瑞根著；王先哲译． —— 北京 ：中国妇女出版社，2021.8（2021.10重印）
　　书名原文：Your Pregnancy week by week
　　ISBN 978-7-5127-2012-1

Ⅰ.①D… Ⅱ.①莱…②王… Ⅲ.①妊娠期－妇幼保健－基本知识 Ⅳ.①R715.3

中国版本图书馆CIP数据核字（2021）第137008号

Original Title: Your Pregnancy Week by Week: What to Expect from Conception to Birth
Copyright © Dorling Kindersley Limited, 2005, 2010, 2013, 2019
Text copyright © Professor Lesley Regan, 2005, 2010, 2013, 2019
A Penguin Random House Company

著作权合同登记号　图字：01-2018-3120

DK怀孕圣典——从受孕到分娩全程指南

作　　者： 〔英〕莱斯莉·瑞根 著　王先哲 译
特约策划： 刘　宁
责任编辑： 李一之　张　于
特约编辑： 金　姗
封面设计： 李　甦
印制总监： 王卫东
出版发行： 中国妇女出版社
地　　址： 北京市东城区史家胡同甲24号
邮政编码： 100010
电　　话： (010)65133160(发行部)　　　　65133161(邮购)
网　　址： www.womenbooks.cn
法律顾问： 北京市道可特律师事务所
经　　销： 各地新华书店
印　　刷： 北京中科印刷有限公司
开　　本： 183×235　1/16
印　　张： 27.75
字　　数： 472千字
版　　次： 2021年8月第1版
印　　次： 2021年10月第2次
书　　号： ISBN 978-7-5127-2012-1
定　　价： 168.00元（精装）

版权所有·侵权必究（如有印装错误，请与发行部联系）

混合产品
源自负责任的
森林资源的纸张
FSC® C018179

FOR THE CURIOUS
www.dk.com